现代疾病护理常规与临床应用

主编◎李玉美 张明丽 刘 梅

王晓宁 任 娜 王海燕

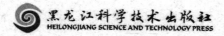

黑龙江科学技术出版社
HEILONGJIANG SCIENCE AND TECHNOLOGY PRESS

图书在版编目（CIP）数据

现代疾病护理常规与临床应用 / 李玉美等主编. --
哈尔滨：黑龙江科学技术出版社，2023.10（2024.3 重印）
ISBN 978-7-5719-1830-9

Ⅰ. ①现… Ⅱ. ①李… Ⅲ. ①护理学 Ⅳ. ①R47

中国国家版本馆CIP数据核字(2023)第188463号

现代疾病护理常规与临床应用
XIANDAI JIBING HULI CHANGGUI YU LINCHUANG YINGYONG

作　　者	李玉美　张明丽　刘　梅　王晓宁　任　娜　王海燕
责任编辑	蔡红伟
封面设计	张顺霞
出　　版	黑龙江科学技术出版社
	地址：哈尔滨市南岗区公安街70-2号　邮编：150007
	电话：（0451）53642106　传真：（0451）53642143
	网址：www.lkcbs.cn
发　　行	全国新华书店
印　　刷	三河市金兆印刷装订有限公司
开　　本	787mm×1092mm　1/16
印　　张	18.25
字　　数	427千字
版　　次	2023年10月第1版
印　　次	2024年3月第2次印刷
书　　号	ISBN 978-7-5719-1830-9
定　　价	68.00元

《现代疾病护理常规与临床应用》
编委会

前　言

护理学的任务是促进和恢复患者健康,减轻患者痛苦。无论是在医院中抢救患者的生命,有效地执行治疗计划,进行专业的生活照顾、人文关怀和心理支持,还是在社区、家庭中对有健康需求的人群进行保健指导和预防疾病,护理学都发挥着越来越重要的作用。随着社会经济的发展、医学技术的进步,以及人民群众对健康和卫生保健需求的日益增长,人们对护理学科的地位有了新的认识。为了使临床工作者能够及时学习和应用最新的临床护理技术,也为了使患者得到最全面的护理,编者结合多年临床护理经验,并参阅大量文献编写了本书。

本书对临床常见疾病的诊疗与护理技术进行了全面且详细的讲解,每章节对相应疾病的护理要点、护理措施及健康教育等内容均做了较为具体的阐述,最后还论述了消毒供应室护理、手术室护理等内容。本书旨在让读者更直观形象地了解现阶段护理学的最新进展,为临床护理提供科学依据。本书内容丰富、详略得当、通俗易懂、条理清晰,具有很高的实用价值,是一本集权威性、前沿性和可操作性于一体的护理学专著。

编者在编写过程中虽然尽了最大努力,但由于知识水平所限,书中难免有不足、疏漏之处,敬请广大读者予以批评指正。

编　者

目 录

第一章　呼吸系统疾病的护理

第一节　慢性支气管炎

慢性支气管炎是感染或非感染因素引起的气管、支气管黏膜及其周围组织的慢性非特异性炎症。临床以咳嗽、咳痰或伴有喘息反复发作为特征，其症状每年持续 3 个月以上，且至少连续 2 年发病。

一、病因和发病机制

慢性支气管炎的病因极为复杂，迄今尚有许多因素还不够明确，其发病往往是多种因素长期相互作用的综合结果。

（一）感染

病毒、支原体和细菌感染是本病急性发作的主要原因。病毒感染以流感病毒、鼻病毒、腺病毒和呼吸道合胞病毒常见，细菌感染以肺炎链球菌、流感嗜血杆菌和卡他莫拉菌及葡萄球菌常见。

（二）大气污染

化学气体如氯气、二氧化氮、二氧化硫等刺激性烟雾，空气中的粉尘等均可刺激支气管黏膜，使呼吸道清除功能受损，为细菌入侵创造条件。

（三）吸烟

吸烟为慢性支气管炎发病的主要因素。吸烟时间的长短与吸烟量的多少决定发病率的高低，吸烟者的患病率较不吸烟者高 2～8 倍。

（四）过敏因素

喘息性支气管患者多有过敏史。患者痰中嗜酸性粒细胞和组胺的含量及血中 IgE 明显高于正常值。此类患者实际上应属慢性支气管炎合并哮喘患者。

（五）其他因素

气候变化，特别是寒冷空气对慢性支气管炎的病情加重有密切关系。自主神经功能失调、副交感神经功能亢进、老年人肾上腺皮质功能减退都可导致慢性支气管炎的发病率增加，维生素 C 缺乏、维生素 A 缺乏也易使人患慢性支气管炎。

二、临床表现

（一）症状

患者常在寒冷季节发病，出现咳嗽、咳痰症状，尤以晨起显著，白天多于夜间。病毒感染痰液为白色黏液泡沫状；继发细菌感染，痰液转为黄色或黄绿色黏液脓性，偶可带血。慢性支气管炎反复发作后，支气管黏膜的迷走神经感受器反应性增高，副交感神经功能亢进，可出现过敏现象。

（二）体征

本病早期多无体征。急性发作期可有肺底部闻及干、湿性啰音。喘息性支气管炎在咳嗽或深吸气后可闻及哮鸣音，发作时，有广泛哮鸣音。

（三）并发症

（1）阻塞性肺气肿：慢性支气管炎最常见的并发症。

（2）支气管肺炎：慢性支气管炎蔓延至支气管周围肺组织中，患者表现为寒战、发热、咳嗽加剧、痰量增多且呈脓性；白细胞总数及中性粒细胞增多；X 线胸片显示双肺下野有斑点状或小片阴影。

（3）支气管扩张症。

三、诊断

（一）辅助检查

1. 血常规

血常规显示白细胞总数及中性粒细胞数可升高。

2. 胸部 X 线

单纯型慢性支气管炎，X 线片检查阴性或仅见双下肺纹理增多、增粗、模糊、呈条索状或网状；继发感染时为支气管周围炎症改变，表现为不规则斑点状阴影，重叠于肺纹理之上。

3. 肺功能检查

本病早期病变多在小气道，常规肺功能检查多无异常。

（二）诊断要点

凡咳嗽、咳痰或伴有喘息，每年发作持续 3 个月，连续 2 年或 2 年以上发病者，排除其他心、肺疾患（如肺结核、肺尘埃沉着病、支气管哮喘、支气管扩张症、肺癌、肺脓肿、心脏病、心功能不全等），慢性鼻咽疾患后，即可诊断。如每年发病不足 3 个月，但有明确的客观检查依据（如胸部 X 线片、肺功能等）亦可诊断。

（三）鉴别诊断

1. 支气管扩张

支气管扩张多于儿童或青年期发病，常继发于麻疹、肺炎或百日咳后，并有咳嗽、咳痰反复发作的病史，合并感染时痰量增多，并呈脓性或伴有发热，病程中常反复咯血。在肺下部周围可闻及不易消散的湿性啰音。晚期重症患者可出现杵状指（趾）。胸部 X 线上可见双肺下野纹理粗乱或呈卷发状。薄层高分辨 CT（HRCT）检查有助于确诊。

2. 肺结核

活动性肺结核患者多有午后低热、消瘦、乏力、盗汗等结核中毒症状，患者咳嗽痰量不多，常有咯血症状；老年肺结核的中毒症状多不明显，常被慢性支气管炎的症状所掩盖而误诊；胸部 X 线上可发现结核病灶，部分患者痰结核菌检查可获阳性。

3. 支气管哮喘

支气管哮喘常为特质性患者或有过敏性疾病家族史，多于幼年发病，一般无慢性咳嗽、咳痰史。哮喘多突然发作，且有季节性，血和痰中嗜酸性粒细胞常增多，治疗后可迅速缓解；发作时双肺布满哮鸣音，呼气延长，缓解后可消失，且无症状，但气道反应性仍增高。慢性支气管炎合并哮喘的患者，病史中咳嗽、咳痰多发生在喘息之前，迁延不愈较长时间后伴有喘息，且咳嗽、咳痰的症状较喘息更为突出，平喘药物疗效不如哮喘等可帮助鉴别。

4. 肺癌

肺癌多发生于 40 岁以上男性，并有多年吸烟史的患者，刺激性咳嗽常伴痰中带血和胸痛。X 线胸片检查肺部常有块影或反复发作的阻塞性肺炎。痰脱落细胞及支气管镜等检查，可明确诊断肺癌。

5. 慢性肺间质纤维化

本病表现为慢性咳嗽，咳少量黏液性非脓性痰，进行性呼吸困难，双肺底可闻及 Velcro 啰音（爆裂音），严重者发绀并有杵状指（趾）。X 线胸片见中下肺野及肺周边部纹理增多紊乱呈网状结构，其间见弥漫性细小斑点阴影。肺功能检查呈限制性通气功能障碍，弥散功能减低，动脉血氧分压（PaO_2）下降。肺活检是确诊的手段。

四、治疗

（一）急性发作期及慢性迁延期的治疗

本病的治疗以控制感染、祛痰、镇咳为主，同时解痉平喘。

1. 抗感染药物

抗感染药物在使用时应及时、有效、足量，感染控制后及时停用，以免产生细菌耐药或二重感染。一般患者可按常见致病菌用药。可选用青霉素 G 80 万 U 肌肉注射；复方磺胺甲噁唑（SMZ），每次 2 片，2 次/d；阿莫西林 2～4g/d，分 3～4 次口服；氨苄西林 2～4g/d，分 4 次口服；头孢氨苄 2～4g/d 或头孢拉定 1～2g/d，分 4 次口服；头孢呋辛 2g/d 或头孢克洛 0.5～1g/d，分 2～3 次口服。亦可选择新一代大环内酯类抗生素，如罗红霉素 0.3g/d，2 次口服。抗菌治疗疗程一般 7～10d，反复感染病例可适当延长。严重感染时，可选用氨苄西林、环丙沙星、氧氟沙星、阿米卡星、奈替米星或头孢菌素类联合静脉滴注给药。

2. 祛痰镇咳药

刺激性干咳者不宜单用镇咳药物，否则痰液不易咳出。可给予盐酸溴环己胺醇 30mg 或羧甲基半胱氨酸 500mg，3 次/d 口服。乙酰半胱氨酸（富露施）及氯化铵甘草合剂均有一定的疗效。α-糜蛋白酶雾化吸入亦有消炎祛痰的作用。

3. 解痉平喘

解痉平喘主要为解除支气管痉挛，利于痰液排出。常用药物为氨茶碱 0.1～0.2g，8 次/h 口服；丙卡特罗 50mg，2 次/d；特布他林 2.5mg，2～3 次/d。慢性支气管炎有可逆性气道阻塞症状者应常规应用支气管舒张剂，如异丙托溴铵（异丙阿托品）气雾剂、特布他林等吸入治疗。阵发性咳嗽常伴不同程度的支气管痉挛，应用支气管扩张药后可改善症状，并有利于痰液的排出。

（二）缓解期的治疗

缓解期患者的治疗应以增强体质，提高机体抗病能力和预防发作为主。

（三）中药治疗

中药治疗采取扶正固本原则，按肺、脾、肾的虚实辨证施治。

五、护理措施

(一) 常规护理

1. 环境

保持室内空气新鲜、流通，环境安静、舒适，温湿度适宜。

2. 休息

急性发作期患者应卧床休息，取半卧位。

3. 给氧

患者持续低流量吸氧。

4. 饮食

给予高热量、高蛋白、高维生素的易消化饮食。

(二) 专科护理

（1）解除气道阻塞，改善肺泡通气状况，及时清除痰液，神志清醒患者应鼓励其咳嗽，痰稠不易咳出时，给予雾化吸入或雾化泵药物喷入，减少局部淤血水肿，以利痰液排出。危重体弱患者，定时更换体位，叩击背部，使痰易于咳出，餐前应给予胸部叩击或胸壁震荡。方法：患者取侧卧位，护士两手手指并拢，手背隆起，指关节微屈，自肺底由下向上，由外向内叩拍胸壁，震动气管，边拍边鼓励患者咳嗽，以促进痰液的排出，每侧肺叶叩击 3～5min。对神志不清者，可进行机械吸痰，需注意无菌操作，抽吸压力要适当，动作轻柔，每次抽吸时间不超过 15s，以免加重缺氧。

（2）合理用氧，减轻呼吸困难。根据缺氧和二氧化碳潴留的程度不同，合理用氧。一般给予低流量、低浓度、持续吸氧，如病情需要提高氧浓度，应辅以呼吸兴奋剂刺激通气或使用呼吸机改善通气。患者吸氧后如呼吸困难缓解、呼吸频率减慢、节律正常、血压上升、心率减慢、心律正常、发绀减轻、皮肤转暖、神志转清、尿量增加等，表示氧疗有效；若呼吸过缓，意识障碍加深，需考虑二氧化碳潴留加重，必要时采取增加通气量措施。

第二节 急性上呼吸道感染

急性呼吸道感染是具有一定传染性的呼吸系统疾病，要了解其发病的常见诱因，能识别急性上呼吸道感染和急性气管支气管炎的临床表现，能找出主要的护理诊断及医护合作性问题，并能采取有效的护理措施对患者进行护理。

急性呼吸道感染通常包括急性上呼吸道感染和急性气管支气管炎。急性上呼吸道感染是鼻腔、咽或喉部急性炎症的总称。常见病原体为病毒，仅有少数由细菌引起。急性上呼吸道感染全年皆可发病，但冬、春季节多发，具有一定的传染性，有时引起严重的并发症，应积极防治。急性气管支气管炎是指感染、物理、化学、过敏等因素引起的气管、支气管黏膜的急性炎症。可由急性上呼吸道感染蔓延而来。多见于寒冷季节或气候多变时，或气候突变时多发。

一、护理评估

(一) 病因及发病机制

1. 急性上呼吸道感染

急性上呼吸道感染有 70%～80% 由病毒引起，其中主要包括流感病毒、副流感病毒、呼吸道合胞病毒、腺病毒、鼻病毒等。感染病毒类型较多，又无交叉免疫，人体产生的免疫力较弱且短暂，同时在健康人群中有病毒携带者，一个人可多次发病。细菌感染占本病的20%～30%，可直接或继病毒感染之后发生，以溶血性链球菌最为多见，其次为流感嗜血杆菌、肺炎球菌和葡萄球菌等，偶见革兰阴性杆菌。当全身或呼吸道局部防御功能降低时，尤其是年老体弱或有慢性呼吸道疾病者更易患病，原先存在于上呼吸道或外界侵入的病毒和细菌迅速繁殖，通过含有病毒的飞沫或被污染的用具传播，引起发病。

2. 急性气管支气管炎

（1）感染：由病毒、细菌直接感染，或急性上呼吸道病毒（如腺病毒、流感病毒）、细菌（如流感嗜血杆菌、肺炎链球菌）感染迁延而来，也可在病毒感染后继发细菌感染，亦可为衣原体和支原体感染。

（2）物理、化学性因素：过冷空气、粉尘、刺激性气体或烟雾的吸入使气管、支气管黏膜受到急性刺激和损伤，引起本病。

（3）变态反应：花粉、有机粉尘、真菌孢子等的吸入及患者对细菌蛋白质过敏等，均可引起气管、支气管的变态反应。寄生虫（如钩虫、蛔虫的幼虫）移行至肺，也可导致本病。

（二）健康史

询问患者有无受凉、淋雨、过度疲劳等使机体抵抗力降低等情况，应注意询问本次起病情况，既往健康情况，有无呼吸道慢性疾病史等。

（三）身体状况

1. 急性上呼吸道感染

急性上呼吸道感染主要症状和体征个体差异大，根据病因不同可有不同类型，各型症状、体征之间无明显界定，也可互相转化。

（1）普通感冒：又称急性鼻炎或上呼吸道卡他，以鼻咽部卡他症状为主要表现，俗称"伤风"。成人多为鼻病毒所致，起病较急，初期有咽干、咽痒或咽痛，同时或数小时后有打喷嚏、鼻塞、流清水样鼻涕，2～3d分泌物变稠，伴咽鼓管炎可引起听力减退，伴流泪、味觉迟钝、声嘶、少量咳嗽、低热不适、轻度畏寒和头痛。检查可见鼻腔黏膜充血、水肿、有分泌物，咽部轻度充血。如无并发症，一般经5～7d痊愈。

流行性感冒（简称"流感"）则由流感病毒引起，起病急，鼻咽部症状较轻，但全身症状较重，伴高热、全身酸痛和眼结膜炎症状，而且常有较大或大范围的流行。

流行性感冒应及早应用抗流感病毒药物：起病1～2d应用抗流感病毒药物治疗，才能取得最佳疗效。目前抗流感病毒药物包括离子通道 M_2 阻滞剂和神经氨酸酶抑制剂两类。离子通道 M_2 阻滞剂包括金刚烷胺和金刚乙胺，主要对甲型流感病毒有效。金刚烷胺类药物是治疗甲型流感的首选药物，有效率达70%～90%。金刚烷胺的不良反应有神经质、焦虑、注意力不集中和轻微头痛等中枢神经系统不良反应，一般在用药后几小时出现；金刚乙胺的毒副反应较小。胃肠道反应主要为恶心和呕吐，停药后可迅速消失。肾功能不全的患者需要调整金刚烷胺的剂量，对于老年人或肾功能不全者需要密切监测不良反应。神经氨酸酶抑制剂：奥司他韦（商品名达菲），作用机制是通过干扰病毒神经氨酸酶保守的唾液酸结合位点，从而抑制病毒的复制，对A（包括H5N1）和B等不同亚型流感病毒均有效。奥司他韦成人每次口服75mg，每天 2 次，连服 5d，但须在症状出现 2d 内开始用药。奥司他韦不良反应少，一般为恶心、呕吐等消化道症状，也有腹痛、头痛、头晕、失眠、咳嗽、乏力等不良反应的报道。

（2）病毒性咽炎和喉炎：临床特征为咽部发痒、不适和灼热感、声嘶、讲话困难、咳嗽、咳嗽时咽喉疼痛，无痰或痰呈黏液性，有发热和乏力，伴有咽下疼痛时，常提示有链球菌感染，体检发现咽部明显充血和水肿、局部淋巴结肿大且触痛，提示流感病毒和腺病毒感染，腺病毒咽炎可伴有眼结膜炎。

（3）疱疹性咽峡炎：主要由柯萨奇病毒 A 引起，夏季好发。有明显咽痛，常伴有发热，病程约 1 周。体检可见咽充血，软腭、腭垂、咽和扁桃体表面有灰白色疱疹及浅表溃疡，周围有红晕。多见儿童，偶见于成人。

（4）咽结膜热：常由柯萨奇病毒、腺病毒等引起。夏季好发，游泳传播为主，儿童多见。表现为发热、咽痛、畏光、流泪、咽及结膜明显充血。病程 4～6d。

（5）细菌性咽炎、扁桃体炎多由溶血性链球菌感染所致，其次为流感嗜血杆菌、肺炎球菌、葡萄球菌等引起。本病起病急，咽痛明显、伴畏寒、发热，体温超过 39℃。检查可见咽部明显充血，扁桃体充血肿大，其表面有黄色点状渗出物，颌下淋巴结肿大伴压痛，肺部无异常体征。

本病如不及时治疗可并发急性鼻窦炎、中耳炎、急性气管支气管炎。部分患者可继发病毒性心肌炎、肾炎、风湿热等。

2. 急性气管支气管炎

急性气管支气管炎起病较急，常先有急性上呼吸道感染的症状，继之出现干咳或少量黏液性痰，随后可转为黏液脓性或脓性痰液，痰量增多，咳嗽加剧，偶可痰中带血。患者全身症状一般较轻，可有发热，体温 38℃左右，多于 3～5d 消退。咳嗽、咳痰为常见的症状，常为阵发性咳嗽，咳嗽、咳痰可延续 2～3 周才消失，如迁延不愈，则可演变为慢性支气管炎。呼吸音常正常或增粗，两肺可听到散在干、湿性啰音。

（四）实验室及其他检查

1. 血常规

病毒感染者白细胞正常或偏低，淋巴细胞比例升高；细菌感染者白细胞计数和中性粒细胞增高，可有核左移现象。

2. 病原学检查

本病可做病毒分离和病毒抗原的血清学检查，确定病毒类型，以区别病毒和细菌感染。细菌培养及药物敏感试验，可判断细菌类型，并可指导临床用药。

3. X 线检查

本病的胸部 X 线片多无异常改变。

二、主要护理诊断及医护合作性问题

（一）舒适的改变

鼻塞、流涕、咽痛、头痛与病毒和（或）细菌感染有关。

（二）潜在并发症

急性上呼吸道感染的潜在并发症包括鼻窦炎、中耳炎、心肌炎、肾炎、风湿性关节炎。

三、护理目标

急性上呼吸道感染的护理目标是：患者躯体不适缓解，日常生活不受影响；体温恢复正常；呼吸道通畅；睡眠改善；无并发症发生或并发症被及时控制。

四、护理措施

（一）一般护理

注意隔离患者，减少探视，避免交叉感染。患者咳嗽或打喷嚏时应避免对着他人。患者使用的餐具、痰盂等用具应按规定消毒，或用一次性器具，回收后焚烧、弃去。多饮水，补充足够的热量，给予清淡易消化、高热量、丰富维生素、富含营养的食物。避免刺激性食物，戒烟、酒。患者以休息为主，特别是在发热期间。部分患者往往因剧烈咳嗽而影响正常的睡眠，可给患者提供容易入睡的休息环境，保持病室适宜温度、湿度和空气流通。保证周围环境安静，关闭门窗。指导患者运用促进睡眠的方式，如睡前泡脚、听音乐等。必要时可遵医嘱给予镇咳、祛痰或镇静药物。

（二）病情观察

关注疾病流行情况、鼻咽部发生的症状、体征及血常规和X线胸片改变。注意并发症，如耳痛、耳鸣、听力减退、外耳道流脓等提示中耳炎；如头痛剧烈、发热、伴脓涕、鼻窦有压痛等提示鼻窦炎；如在恢复期出现胸闷、心悸、眼睑水肿、腰酸和关节痛等提示心肌炎、肾炎或风湿性关节炎，应及时就诊。

（三）对症护理

1. 高热护理

患者体温超过37.5℃时，应每4h测体温1次，观察体温过高的早期症状和体征，体温突然升高或骤降时，应随时测量和记录，并及时报告医生。体温＞39℃时，要采取物理降温。降温效果不好可遵照医嘱选用适当的解热剂进行降温。患者出汗后应及时处理，保持皮肤的清洁和干燥，并注意保暖。鼓励其多饮水。

2. 保持呼吸道通畅

清除气管、支气管内分泌物，减少痰液在气管、支气管内的聚积。指导患者采取舒适的体位进行有效咳嗽。观察咳痰情况，如痰液较多且黏稠，可嘱患者多饮水，或遵照医嘱给予雾化吸入治疗，以湿润气道，利于痰液排出。

（四）用药护理

1. 对症治疗

选用抗感冒复合剂或中成药减轻发热、头痛症状，减少鼻、咽充血和分泌物，如对乙酰氨基酚（扑热息痛）、银翘解毒片等。干咳者可选用右美沙芬、喷托维林（咳必清）等；咳嗽有痰可选用复方氯化铵合剂、溴己新（必嗽平），或雾化祛痰。咽痛者可含服喉片或草珊瑚含片等。气喘者可用平喘药，如特布他林、氨茶碱等。

2. 抗病毒药物

急性上呼吸道感染早期应用抗病毒药有一定疗效，可选用利巴韦林、奥司他韦、金刚烷胺、吗啉胍和抗病毒中成药等。

3. 抗菌药物

如有细菌感染，最好根据药物敏感试验选择有效抗菌药物治疗，本病常可选用大环内酯类、青霉素类、氟喹诺酮类及头孢菌素类。

根据医嘱选用药物，告知患者药物的作用、可能发生的不良反应和服药的注意事项，如按时服药；应用抗生素者，注意观察有无迟发变态反应发生；对于应用解热镇痛药者，注意避免其大量出汗引起虚脱等；发现异常及时就诊等。

（五）心理护理

急性呼吸道感染预后良好，多数患者于1周内康复，仅少数患者可因咳嗽迁延不愈而发展为慢性支气管炎，患者一般无明显心理负担。但如果咳嗽较剧烈，加之伴有发热，可能会影响患者的休息、睡眠，进而影响工作和学习，个别患者因急于缓解咳嗽等症状产生焦虑情绪。护理人员应与患者进行耐心、细致的沟通，通过对病情的客观评价，解除患者的心理顾虑，建立治疗疾病的信心。

（六）健康指导

1. 疾病知识指导

帮助患者和家属掌握急性呼吸道感染的诱发因素及本病的相关知识，避免受凉、过度疲劳，注意保暖；外出时可戴口罩，避免寒冷空气对气管、支气管的刺激。积极预防和治疗上呼吸道感染，症状改变或加重时应及时就诊。

2. 生活指导

嘱患者平时应加强耐寒锻炼，增强体质，提高机体免疫力；有规律地生活，避免过度劳累；室内空气保持新鲜、阳光充足；少去人群密集的公共场所；戒烟、酒。

五、护理评价

患者舒适度改善，睡眠质量提高，未发生并发症或发生后被及时控制。

第三节　支气管肺炎

一、概述

肺炎（pneumonia）是指终末气道、肺泡和肺间质的炎症，可由病原微生物、理化因素、免疫损伤、过敏及药物所致。细菌性肺炎是最常见的肺炎，也是常见的感染性疾病之一。尽管新的强效抗生素不断投入应用，但其发病率和病死率仍很高，其原因可能与社会人口老龄化、吸烟人群的低龄化、伴有基础疾病、免疫功能低下，加之病原体变迁、医院获得性肺炎发病率增加、病原学诊断困难、抗生素的不合理使用导致细菌耐药性增加和部分人群贫困化加剧等因素有关。

（一）分类

肺炎可按解剖、病因或患病环境加以分类。

1. 解剖分类

（1）大叶性（肺泡性）肺炎：肺实质炎症，通常并不累及支气管。病原体先在肺泡引起炎症，经肺泡间孔（Cohn孔）向其他肺泡扩散，导致部分或整个肺段、肺叶发生炎症改变。致病菌多为肺炎链球菌。

（2）小叶性（支气管）肺炎：指病原体经支气管入侵，引起细支气管、终末细支气管和肺泡的炎症。病原体有肺炎链球菌、葡萄球菌、病毒、肺炎支原体及军团菌等。常继发于其他疾病，如支气管炎、支气管扩张、上呼吸道病毒感染及长期卧床的危重患者。

（3）间质性肺炎：以肺间质炎症为主，病变累及支气管壁及其周围组织，有肺泡壁增生及间质水肿，可由细菌、支原体、衣原体、病毒或肺孢子菌等引起。

2. 病因分类

（1）细菌性肺炎：如肺炎链球菌、金黄色葡萄球菌、甲型溶血性链球菌、肺炎克雷伯菌、流感嗜血杆菌、铜绿假单胞菌、棒状杆菌、梭形杆菌等引起的肺炎。

（2）非典型病原体所致的肺炎：如支原体、军团菌和衣原体等引起的肺炎。

（3）病毒性肺炎：如冠状病毒、腺病毒、呼吸道合胞病毒、流感病毒、麻疹病毒、巨细胞病毒、单纯疱疹病毒等引起的肺炎。

（4）真菌性肺炎：如白念珠菌、曲霉、放射菌等引起的肺炎。

（5）其他病原体所致的肺炎：如立克次体（如Q热立克次体）、弓形虫（如鼠弓形虫）、寄生虫（如肺包虫、肺吸虫、肺血吸虫）等引起的肺炎。

（6）理化因素所致的肺炎：如放射性损伤引起的放射性肺炎，胃酸吸入、药物等引起的化学性肺炎等其他因素引起的肺炎。

3. 患病环境分类

病原学检查阳性率低，培养结果滞后，病因分类在临床上应用较为困难，目前多按肺炎的获得环境分成两类，有利于指导经验治疗。

（1）社区获得性肺炎（CAP）是指在医院外罹患的感染性肺实质炎症，也称院外肺炎，包括具有明确潜伏期的病原体感染而在入院后平均潜伏期内发病的肺炎。常见致病菌为肺炎链球菌、流感嗜血杆菌、卡他莫拉菌和非典型病原体。

（2）医院获得性肺炎（HAP）简称"医院内肺炎"，是指患者入院时既不存在，也不处于潜伏期，而于入院48h后在医院（包括老年护理院、康复院等）内发生的肺炎，也包括出院后48h内发生的肺炎。无感染高危因素患者的常见病原体依次为肺炎链球菌、流感嗜血杆菌、金黄色葡萄球菌、铜绿假单胞菌、大肠埃希菌、肺炎克雷伯菌等，有感染高危因素患者的常见病原体依次为金黄色葡萄球菌、铜绿假单胞菌、肠杆菌属、肺炎克雷伯菌等。

（二）病因及发病机制

正常的呼吸道免疫防御机制（支气管内黏液纤毛运载系统、肺泡巨噬细胞防御的完整性等）使气管隆凸以下的呼吸道保持无菌。肺炎的发生主要由病原体和宿主两个因素决定。如果病原体数量多、毒力强和（或）宿主呼吸道局部和全身免疫防御系统损害，即可发生肺炎。病原体可通过空气吸入、血行播散、邻近感染部位蔓延、上呼吸道定植菌的误吸引起社区获得性肺炎。医院获得性肺炎还可通过误吸胃肠道的定植菌（胃食管反流）和通过人工气道吸入环境中的致病菌引起。

二、肺炎链球菌肺炎

肺炎链球菌肺炎或称肺炎球菌肺炎,是由肺炎链球菌或称肺炎球菌所引起的肺炎,占社区获得性肺炎的半数以上。通常急骤起病,以高热、寒战、咳嗽、血痰及胸痛为特征。X线胸片呈肺段或肺叶急性炎性实变,近年来因抗菌药物的广泛使用,致使本病的起病方式、症状及 X 线改变均不典型。

肺炎链球菌为革兰染色阳性球菌,多成双排列或短链排列,有荚膜,其毒力大小与荚膜中的多糖结构及含量有关。根据荚膜多糖的抗原特性,肺炎链球菌可分为 86 个血清型。成人致病菌多属 1~9 型及 12 型,以第 3 型毒力最强,儿童则多为 6 型、14 型、19 型及 23 型。肺炎链球菌在干燥痰中能存活数月,但在阳光直射 1h,或加热至 52℃ 10min 即可杀灭,对石炭酸等消毒剂亦甚敏感。机体免疫功能正常时,肺炎链球菌是寄居在口腔及鼻咽部的一种正常菌群,其带菌率常随年龄、季节及免疫状态的变化而有差异。机体免疫功能受损时,有毒力的肺炎链球菌入侵人体而引起肺炎。肺炎链球菌除引起肺炎外,少数可发生菌血症或感染性休克,老年人及婴幼儿的病情尤为严重。

肺炎链球菌肺炎以冬季与初春多见,常与呼吸道病毒感染相伴行。患者常为原先健康的青壮年或老年与婴幼儿,男性较多见。吸烟者,慢性支气管炎、支气管扩张、充血性心力衰竭、慢性病患者,以及免疫抑制宿主均易受肺炎链球菌侵袭。肺炎链球菌不产生毒素,不引起原发性组织坏死或形成空洞。其致病力是有高分子多糖体的荚膜对组织的侵袭作用,首先引起肺泡壁水肿,出现白细胞与红细胞渗出,含菌的渗出液经肺泡间孔(Cohn 孔)向肺的中央部分扩展,甚至累及几个肺段或整个肺叶,因病变开始于肺的外周,故叶间分界清楚,易累及胸膜,引起渗出性胸膜炎。

肺炎链球菌肺炎病理改变有充血期、红肝变期、灰肝变期及消散期,表现为肺组织充血水肿,肺泡内浆液渗出及红、白细胞浸润,白细胞吞噬细菌,继而纤维蛋白渗出物溶解、吸收、肺泡重新充气。在肝变期病理阶段实际上并无确切分界,经早期应用抗菌药物治疗,此种典型的病理分期已很少见。病变消散后肺组织结构多无损坏,不留纤维瘢痕。极个别患者肺泡内纤维蛋白吸收不完全,甚至有成纤维细胞形成,形成机化性肺炎。老年人及婴幼儿感染可沿支气管分布(支气管肺炎)。若未及时使用抗菌药物,5%~10%的患者可并发脓胸,10%~20%的患者因细菌经淋巴管、胸导管进入血循环,可引起脑膜炎、心包炎、心内膜炎、关节炎和中耳炎等肺外感染。

(一)护理评估

1. 健康史

肺炎的发生与细菌的侵入和机体防御能力的下降有关。吸入口咽部的分泌物或空气中的细菌、周围组织感染的直接蔓延、菌血症等均可成为细菌入侵的途径;吸烟、酗酒、年老体弱、长期卧床、意识不清、吞咽和咳嗽反射障碍、慢性或重症患者、长期使用糖皮质激素或免疫抑制剂、接受机械通气及大手术者均可因机体防御机制降低而继发肺炎。注意询问患者起病前是否存在机体抵抗力下降、呼吸道防御功能受损的情况,了解患者既往的健康状况。

2. 身体状况

患者发病前常有受凉、淋雨、疲劳、醉酒、病毒感染史，多有上呼吸道感染的前驱症状。

（1）主要症状：起病多急骤，高热、寒战、全身肌肉酸痛，体温通常在数小时内升至39～40℃，高峰在下午或傍晚，或呈稽留热，脉率随之增速。可有患侧胸部疼痛，放射到肩部或腹部，咳嗽或深呼吸时加剧。痰少，可带血或呈铁锈色，食欲锐减，偶有恶心、呕吐、腹痛或腹泻，易被误诊为急腹症。

（2）护理体检：患者呈急性病容，面颊绯红，鼻翼扇动，皮肤灼热、干燥，口角及鼻周有单纯疱疹；病变广泛时可出现发绀。有败血症者，可出现皮肤、黏膜出血点，巩膜黄染。早期肺部体征无明显异常，仅有胸廓呼吸运动幅度减小，叩诊稍浊，听诊可有呼吸音减低及胸膜摩擦音。肺实变时叩诊浊音、触觉语颤增强并可闻及支气管呼吸音。消散期可闻及湿啰音。心率增快，有时心律不齐。重症患者有肠胀气，上腹部压痛多与炎症累及膈胸膜有关。重症感染时可伴休克、急性呼吸窘迫综合征及神经精神症状，表现为神志模糊、烦躁、呼吸困难、嗜睡、谵妄、昏迷等。累及脑膜时有颈抵抗及病理性反射出现。

本病自然病程大致1～2周。发病5～10d，体温可自行骤降或逐渐消退；使用有效的抗菌药物后可使体温在1～3d恢复正常。患者的其他症状与体征亦随之逐渐消失。

（3）并发症：肺炎链球菌肺炎的并发症近年来已很少见。严重败血症或毒血症患者易发生感染性休克，尤其是老年人。表现为血压降低、四肢厥冷、多汗、发绀、心动过速、心律失常等，而高热、胸痛、咳嗽等症状并不突出。其他并发症有胸膜炎、脓胸、心包炎、脑膜炎和关节炎等。

3. 实验室及其他检查

（1）血常规检查：血白细胞计数（10～20）×10⁹/L，中性粒细胞多在80%以上，并有核左移，细胞内可见中毒颗粒。年老体弱、酗酒、免疫功能低下者的白细胞计数可不增高，但中性粒细胞的百分比仍增高。

（2）痰直接涂片做革兰染色及荚膜染色镜检：发现典型的革兰染色阳性、带荚膜的双球菌或链球菌，即可初步做出病原诊断。

（3）痰培养：24～48h可以确定病原体。痰标本送检时应注意器皿洁净无菌，在抗菌药物应用之前漱口后采集，取深部咳出的脓性或铁锈色痰。

（4）聚合酶链式反应（PCR）检测及荧光标记抗体检测：可提高病原学诊断率。

（5）血培养：10%～20%患者合并菌血症，故重症肺炎应做血培养。

（6）细菌培养：如合并胸腔积液，应积极抽取积液进行细菌培养。

（7）X线检查：早期仅见肺纹理增粗，或受累的肺段、肺叶稍模糊。随着病情进展，肺泡内充满炎性渗出物，表现为大片炎症浸润阴影或实变影，在实变阴影中可见支气管充气征，肋膈角可有少量胸腔积液。在消散期，X线显示炎性浸润逐渐吸收，可有片状区域吸收较快，呈现"假空洞"征，多数病例在起病3～4周才完全消散。老年患者肺炎病灶消散较慢，容易出现吸收不完全而成为机化性肺炎。

4. 心理—社会评估

肺炎起病多急骤，短期内病情严重，加之高热和全身中毒症状明显，患者及家属常深感不安。当出现严重并发症时，患者会表现出忧虑和恐惧。

（二）主要护理诊断及医护合作性问题

1. 体温过高

患者体温过高与肺部感染有关。

2. 气体交换受损

气体交换受损与肺部炎症、痰液黏稠等引起呼吸面积减少有关。

3. 清理呼吸道无效

清理呼吸道无效与胸痛、气管、支气管分泌物增多、黏稠及疲乏有关。

4. 疼痛

胸痛与肺部炎症累及胸膜有关。

5. 潜在并发症

肺炎链球菌肺炎的潜在并发症是感染性休克。

（三）护理目标

肺炎链球菌肺炎的护理目标是：体温恢复正常范围；患者呼吸平稳，发绀消失；症状减轻，呼吸道通畅；疼痛减轻，感染控制未发生休克。

（四）护理措施

1. 一般护理

（1）休息与环境：保持室内空气清新，病室保持适宜的温、湿度，环境安静、清洁、舒适。限制患者活动，限制探视，避免因谈话过多影响体力。要集中安排治疗和护理活动，保证患者足够的休息时间，减少氧耗量，缓解头痛、肌肉酸痛、胸痛等症状。

（2）体位：协助或指导患者采取合适的体位。对有意识障碍的患者，如病情允许可取半卧位，增加肺通气量；或侧卧位，以预防或减少分泌物吸入肺内。为促进肺扩张，患者每2h变换体位1次，防止分泌物淤积在肺部而引起并发症。

（3）饮食与补充水分：给予高热量、高蛋白质、高维生素、易消化的流质或半流质的饮食，以补充高热引起的营养物质消耗。宜少食多餐，避免压迫膈肌。若有明显麻痹性肠梗阻或胃扩张，应暂时禁食，遵医嘱给予胃肠减压，直至肠蠕动恢复。鼓励患者多饮水（1～2L/d），来补充发热、出汗和呼吸急促所丢失的水分，并利于痰液排出。轻症者无须静脉补液，脱水严重者可遵医嘱补液，补液有利于加快毒素排出和热量散发，尤其是食欲差或不能进食者。心脏病或老年人应注意补液速度，过快、过多易导致急性肺水肿。

2. 病情观察

监测患者神志、体温、呼吸、脉搏、血压和尿量，并做好记录。尤其应注意密切观察体温的变化。观察有无呼吸困难及发绀，及时、适宜给氧。重点观察儿童、老年人、久病体弱者的病情变化，注意是否伴有感染性休克的表现。观察痰液颜色、性状和量，如肺炎球菌肺炎呈铁锈色，葡萄球菌肺炎呈粉红色乳状，厌氧菌感染者痰液多有恶臭等。

3. 对症护理

（1）高热的护理。

（2）咳嗽、咳痰的护理：协助和鼓励患者有效咳嗽、排痰，及时清除口腔和呼吸道内痰液、呕吐物。痰液黏稠不易咳出时，在病情允许情况下可扶患者坐起，给予拍背，协助咳痰，遵医嘱应用祛痰药及超声雾化吸入，稀释痰液，促进痰的排出。必要时吸痰，预防窒息。吸痰前，注意告知病情。

（3）气急发绀的护理：监测动脉血气分析值，给予吸氧，提高血氧饱和度，改善发绀，增加患者的舒适度。氧流量一般为每分钟 4～6L，若为慢性阻塞性肺疾病（COPD）患者，应给予低流量低浓度持续吸氧。注意观察患者呼吸频率、节律、深度等变化，皮肤色泽和意识状态有无改变，如果病情恶化，准备气管插管和呼吸机辅助通气。

（4）胸痛的护理：使患者保持舒适的体位。患者胸痛时，其痛感常随呼吸、咳嗽加重，可采取患侧卧位，在咳嗽时可用枕头等物夹紧胸部，必要时用宽胶布固定胸廓，以降低胸廓活动度，减轻疼痛。疼痛剧烈者，遵医嘱应用镇痛、止咳药，缓解疼痛和改善肺通气，如口服可待因。此外可用物理止痛和中药止痛擦剂。物理止痛，如按摩、针灸、经皮肤电刺激止痛穴位或局部冷敷等，可降低疼痛的敏感性；中药经皮肤吸收，无创伤，且发挥药效快，对轻度疼痛效果好。中药止痛擦剂具有操作简便、安全，毒副反应小，无药物依赖现象等优点。

（5）其他：鼓励患者经常漱口，做好口腔护理。口唇疱疹者局部涂液状石蜡或抗病毒软膏，防止继发感染。烦躁不安、谵妄、失眠者酌情使用地西泮或水合氯醛，禁用抑制呼吸的镇静药。

4. 感染性休克的护理

（1）观察休克的征象：密切观察患者生命体征、实验室检查和病情的变化。发现患者神志模糊、烦躁、发绀、四肢湿冷、脉搏细数、脉压变小、呼吸浅快、面色苍白、尿量减少（每小时少于30mL）等休克早期症状时，及时报告医生，采取救治措施。

（2）环境与体位：应将感染性休克的患者安置在重症监护室，注意保暖和安全。取仰卧中凹位，抬高头胸部 20°，抬高下肢约 30°，有利于其呼吸和静脉回流，增加心排出量。尽量减少搬动。

（3）吸氧：应给予高流量吸氧，维持动脉氧分压在 60mmHg（7.99kPa）以上，改善缺氧状况。

（4）补充血容量：快速建立两条静脉通路，遵医嘱给予右旋糖酐或平衡液以维持有效血容量，降低血液的黏稠度，防止弥散性血管内凝血。随时监测患者一般情况、血压、尿量、尿比重、血细胞比容等；监测中心静脉压，作为调整补液速度的指标，中心静脉压 < 5cmH$_2$O（0.49kPa）可放心输液，达到10cmH$_2$O（0.98kPa）应慎重。以中心静脉压不超过 10cmH$_2$O（0.98kPa）、尿量每小时在 30mL 以上为宜。补液不宜过多、过快，以免引起心力衰竭和肺水肿。若血容量已补足而24小时尿量仍＜400mL、尿比重＜1.018时，应及时报告医生，注意是否合并急性肾衰竭。

（5）纠正酸中毒：有明显酸中毒可静脉滴注 5％的碳酸氢钠，因其配伍禁忌较多，宜单

13

独输入，同时随时监测和纠正电解质和酸碱失衡等。

（6）应用血管活性药物的护理：在遵医嘱应用血管活性药物，如多巴胺、间羟胺（阿拉明）时，滴注过程中应注意防止液体溢出血管外，引起局部组织坏死和影响疗效。可应用输液泵单独静脉输入血管活性药物，根据血压随时调整滴速，维持收缩压在 90～100mmHg（11.99～13.33kPa），保证重要器官的血液供应，改善微循环。

（7）对因治疗：应联合、足量应用强有力的广谱抗生素控制感染。

（8）病情转归观察：随时监测和评估患者意识、血压、脉搏、呼吸、体温、皮肤、黏膜、尿量的变化，判断病情转归。如患者神志逐渐清醒、皮肤及肢体变暖、脉搏有力、呼吸平稳规则、血压回升、尿量增多，预示病情已好转。

5. 用药护理

遵医嘱及时给予患者有效抗感染药物，注意观察药物疗效及不良反应。

（1）抗菌药物治疗：一经诊断即应给予抗菌药物治疗，不必等待细菌培养结果。首选青霉素 G，用药途径及剂量视病情轻重及有无并发症而定。对于成年轻症患者，可用 240 万 U/d，分 3 次肌肉注射，或用普鲁卡因青霉素每 12h 肌肉注射 60 万 U。病情稍重者，宜用青霉素 G 240 万～480 万 U/d，分次静脉滴注，每 6～8h 1 次；重症及并发脑膜炎者，可增至 1000 万～3000 万 U/d，分 4 次静脉滴注。对青霉素过敏者或耐青霉素或多重耐药菌株感染者，可用呼吸氟喹诺酮类、头孢噻肟或头孢曲松等药物，多重耐药菌株感染者可用万古霉素、替考拉宁等。药物治疗 48～72h 后应对病情进行评价，治疗有效表现为体温下降、症状改善、白细胞逐渐降低或恢复正常等。如用药 72h 后病情仍无改善，需及时报告医生并做相应处理。

（2）支持疗法：患者应卧床休息，注意补充足够蛋白质、热量及维生素。密切监测病情变化，注意防止休克。剧烈胸痛者，可酌情用少量镇痛药，如可待因 15mg。不用阿司匹林或其他解热药，以免过度出汗、脱水及干扰真实热型，导致临床判断错误。鼓励患者每日饮水 1～2L，轻症患者无须常规静脉输液，确有失水者可输液，保持尿比重在 1.020 以下，血清钠保持在 145mmol/L 以下。中等或重症患者（$PaO_2 < 60mmHg$ 或有发绀）应给氧。若有明显麻痹性肠梗阻或胃扩张，应暂时禁食、禁饮和胃肠减压，直至肠蠕动恢复。烦躁不安、谵妄、失眠者酌用地西泮 5mg 或水合氯醛 1～1.5g，禁用抑制呼吸的镇静药。

（3）并发症的处理：经抗菌药物治疗后，高热常在 24h 内消退，或数日内逐渐下降。若患者体温降而复升或 3d 后仍不降，应考虑肺炎链球菌的肺外感染，如脓胸、心包炎或关节炎等。持续发热的其他原因尚有耐青霉素的肺炎链球菌（PRSP）或混合细菌感染、药物热或并存其他疾病。肿瘤或异物阻塞支气管时，经治疗后肺炎虽可消散，但阻塞因素未除，肺炎可再次出现。10%～20% 肺炎链球菌肺炎伴发胸腔积液者，应酌情取胸液检查及培养以确定其性质。若治疗不当，约 5% 并发脓胸，应积极排脓引流。

6. 心理护理

患病前健康状态良好的患者会因突然患病而焦虑不安，病情严重或患有慢性基础疾病的患者则可能出现消极、悲观和恐慌的心理反应。要耐心给患者讲解疾病的有关知识，解释各种症状和不适的原因，讲解各项诊疗、护理操作的目的、操作程序和配合要点，使患者清楚大部分肺炎治疗、预后良好；询问和关心患者的需要，鼓励患者说出内心感受，与患者进行有效的沟通；帮助患者驱除不良心理反应，树立治愈疾病的信心。

7．健康指导

（1）疾病知识指导：让患者及家属了解肺炎的病因和诱因，有皮肤疖、痈、伤口感染、毛囊炎、蜂窝织炎时应及时治疗。避免受凉、淋雨、酗酒和过度疲劳，特别是年老体弱和免疫功能低下者。天气变化时随时增减衣物，预防上呼吸道感染。可注射流感或肺炎免疫疫苗，使之产生免疫力。

（2）生活指导：劝导患者要注意休息，劳逸结合，生活有规律。保证摄取足够的营养物质，适当参加体育锻炼，增强机体抗病能力。对有意识障碍、慢性病、长期卧床者，应教会家属注意帮助患者经常改变体位、翻身、拍背，协助并鼓励患者咳出痰液，有感染征象时及时就诊。

（3）出院指导：出院后需继续用药者，应指导患者遵医嘱按时服药，向患者介绍所服药物的疗效、用法、疗程、不良反应，不能自行停药或减量。教会患者观察疾病复发症状，如出现发热、咳嗽、呼吸困难等不适表现时，应及时就诊。告知患者随诊的时间及需要准备的有关资料，如X线胸片等。

（五）护理评价

患者体温恢复正常；能进行有效咳嗽，痰容易咳出，显示咳嗽次数减少或消失，痰量减少；休克发生时及时发现并给予及时的处理。

三、其他类型肺炎

（一）葡萄球菌肺炎评估

葡萄球菌肺炎是由葡萄球菌引起的急性肺部化脓性炎症。葡萄球菌的致病物质主要是毒素与酶，具有溶血、坏死、杀白细胞和致血管痉挛等作用。其致病力可用血浆凝固酶来测定，阳性者致病力较强，是化脓性感染的主要原因。但其他凝固酶阴性的葡萄球菌亦可引起感染。随着医院内感染的增多，由凝固酶阴性葡萄球菌引起的肺炎也不断增多。

医院获得性肺炎中，葡萄球菌感染占11％～25％。常发生于有糖尿病、血液病、艾滋病、肝病或慢性阻塞性肺疾病等原有基础疾病者。若治疗不及时或不当，病死率甚高。

1．临床表现

葡萄球菌肺炎起病多急骤，寒战、高热，体温在39～40℃，胸痛，咳大量脓性痰，带血丝或呈脓血状。全身肌肉和关节酸痛，精神萎靡，病情严重者可出现周围循环衰竭。院内感染者常起病隐袭，体温逐渐上升，咳少量脓痰。老年人症状可不明显。

葡萄球菌肺炎早期可无体征，晚期可有双肺散在湿啰音。病变较大或融合时可出现肺实变体征，但体征与严重的中毒症状和呼吸道症状不平行。

2．实验室及其他检查

（1）血常规：白细胞计数及中性粒细胞显著增加，核左移，有中毒颗粒。

（2）细菌学检查：痰涂片可见大量葡萄球菌和脓细胞，血、痰培养多为阳性。

（3）X线检查：胸部X线显示短期内迅速多变的特征，肺段或肺叶实变，可形成空洞，或呈小叶状浸润，可有单个或多个液气囊腔，2～4周完全消失，偶可遗留少许条索状阴影或肺纹理增多等。

3. 治疗要点

葡萄球菌肺炎治疗要点为早期清除原发病灶，给予强有力的抗感染治疗，加强支持疗法，预防并发症。通常首选耐青霉素酶的半合成青霉素或头孢菌素，如苯唑西林、头孢呋辛等。对甲氧西林耐药株（MRSA）可用万古霉素、替考拉宁等治疗。疗程为 2～3 周，有并发症者需 4～6 周。

（二）肺炎支原体肺炎评估

肺炎支原体肺炎是由肺炎支原体引起的呼吸道和肺部的急性炎症。常同时有咽炎、支气管炎和肺炎。肺炎支原体是介于细菌和病毒之间、兼性厌氧、能独立生活的最小微生物。健康人吸入患者咳嗽、打喷嚏时喷出的口鼻分泌物可感染此病，即通过呼吸道传播。病原体通常吸附于宿主呼吸道纤毛上皮细胞表面，不侵入肺实质，抑制纤毛活动和破坏上皮细胞。其致病性可能与患者对病原体及其代谢产物的变态反应有关。

支原体肺炎占非细菌性肺炎的 1/3 以上，或各种原因引起的肺炎的 10%。以秋、冬季发病较多，可散发或小流行，患者以儿童和青年人居多，婴儿间质性肺炎亦应考虑患肺炎支原体肺炎的可能。

1. 临床表现

肺炎支原体肺炎通常起病缓慢，潜伏期 2～3 周，症状主要为乏力、咽痛、头痛、咳嗽、发热、食欲不振、肌肉酸痛等症状。多为刺激性咳嗽，咳少量黏液痰，发热可持续 2～3 周，体温恢复正常后可仍有咳嗽。偶伴有胸骨后疼痛。

患者可见咽部充血、颈部淋巴结肿大等体征。肺部可无明显体征，与肺部病变的严重程度不相称。

2. 实验室及其他检查

（1）血常规：血白细胞计数正常或略增高，以中性粒细胞为主。

（2）免疫学检查：起病 2 周后，约 2/3 的患者冷凝集试验阳性，滴度效价大于 1：32，尤以滴度逐渐升高更有价值。约半数患者对链球菌 MG 凝集试验阳性。还可评估肺炎支原体直接检测、支原体 IgM 抗体、免疫印迹法和聚合酶链反应（PCR）等检查结果。

（3）X 线检查：肺部可呈多种形态的浸润影，呈节段性分布，以肺下野为多见，有的从肺门附近向外伸展。3～4 周病变可自行消失。

3. 治疗要点

肺炎支原体肺炎首选大环内酯类抗生素，如红霉素。疗程一般为 2～3 周。

（三）病毒性肺炎评估

病毒性肺炎评估是由上呼吸道病毒感染向下蔓延所致的肺部炎症。常见病毒为甲、乙型流感病毒，腺病毒，副流感病毒，呼吸道合胞病毒和冠状病毒等。患者可同时受 1 种以上病毒感染，气道防御功能降低，常继发细菌感染。病毒性肺炎为吸入性感染，常有气管支气管炎。呼吸道病毒通过飞沫与被感染者直接接触而迅速传播，可暴发或散发流行。

病毒性肺炎约占需住院的社区获得性肺炎的 8%，大多发生于冬、春季节。密切接触的人群或有心肺疾病者、老年人等易受感染。

1．临床表现

病毒性肺炎一般临床症状较轻，与支原体肺炎症状相似。起病较急，发热、头痛、全身酸痛、乏力等较突出。有咳嗽、少痰或白色黏液痰、咽痛等症状。老年人或免疫功能受损的重症患者，可表现为呼吸困难、发绀、嗜睡、精神萎靡，甚至并发休克、心力衰竭和呼吸衰竭，严重者可发生急性呼吸窘迫综合征。

病毒性肺炎常无显著的胸部体征，病情严重者有呼吸浅速、心率增快、发绀、肺部干湿性啰音体征。

2．实验室及其他检查

（1）血常规：白细胞计数正常、略增高或偏低。

（2）病原体检查：呼吸道分泌物中细胞核内的包涵体可提示病毒感染，但并非一定来自肺部。需进一步评估下呼吸道分泌物或肺活检标本培养是否分离出病毒。

（3）X线检查：可见肺纹理增多，小片状或广泛浸润。病情严重者，显示双肺呈弥漫性结节浸润，而大叶实变及胸腔积液者不多见。

3．治疗要点

病毒性肺炎以对症治疗为主，板蓝根、黄芪、金银花、连翘等中药有一定的抗病毒作用。对某些重症病毒性肺炎应采用抗病毒药物，如选用利巴韦林（病毒唑）、阿昔洛韦（无环鸟苷）等。

（四）真菌性肺炎评估

肺部真菌感染是最常见的深部真菌病。真菌感染的发生是机体与真菌相互作用的结果，最终取决于真菌的致病性、机体的免疫状态及环境条件对机体与真菌之间关系的影响。广谱抗生素、糖皮质激素、细胞毒药物及免疫抑制剂的广泛使用，人类免疫缺陷病毒（HIV）感染和艾滋病增多使肺部真菌感染的机会增加。

真菌多在土壤中生长，孢子飞扬于空气中，极易被人体吸入而引起肺真菌感染（外源性）或使机体致敏，引起表现为支气管哮喘的过敏性肺泡炎。有些真菌为寄生菌，如念珠菌和放线菌，当机体免疫力降低时可引起感染。静脉营养疗法的中心静脉插管如留置时间过长，白念珠菌能在高浓度葡萄糖中生长，引起念珠菌感染中毒症。空气中到处有曲霉属孢子，在秋、冬及阴雨季节，储藏的谷草发热霉变时更多，若大量吸入可能引起急性气管支气管炎或肺炎。

1．临床表现

真菌性肺炎多因长期应用抗生素、糖皮质激素、免疫抑制剂、细胞毒药物或因长期留置导管、插管等诱发，其症状和体征无特征性变化。

2．实验室及其他检查

（1）真菌培养：其形态学辨认有助于早期诊断。

（2）X线检查：可表现为支气管肺炎、大叶性肺炎、弥漫性小结节及肿块状阴影和空洞。

3．治疗要点

真菌性肺炎目前尚无理想的药物，两性霉素 B 对多数肺部真菌仍为有效药物，但其不良反应较多，使其应用受到限制。其他药物如氟胞嘧啶、米康唑、酮康唑、制霉菌素等也可选用。

（五）重症肺炎评估

目前重症肺炎还没有普遍认同的标准，各国诊断标准不一，但都注重肺部病变的范围、器官灌注和氧合状态。我国制定的重症肺炎标准为：①意识障碍；②呼吸频率＞30 次/min；③ $PaO_2 < 60mmHg$（7.99kPa），$PO_2/FiO_2 < 300$，需行机械通气治疗；④血压＜90/60mmHg（11.99/7.99kPa）；⑤胸片显示双侧或多肺叶受累，或入院 48h 内病变扩大≥50%；⑥少尿：尿量每小时＜20mL，或每 4h＜80mL，或急性肾衰竭需要透析治疗。

第四节　急性呼吸窘迫综合征

急性呼吸窘迫综合征（ARDS）是指严重感染、创伤、休克等非心源性疾病过程中，肺毛细血管内皮细胞和肺泡上皮细胞损伤造成弥漫性肺间质及肺泡水肿，导致的急性低氧性呼吸功能不全或衰竭，属于急性肺损伤（ALI）的严重阶段。以肺容积减少、肺顺应性降低、严重的通气/血流比例失调为病理生理特征。临床上表现为进行性低氧血症和呼吸窘迫，肺部影像学表现为非均一性的渗出性病变。本病起病急、进展快、病死率高。

ALI 和 ARDS 是同一疾病过程中的两个不同阶段，ALI 代表早期和病情相对较轻的阶段，而 ARDS 代表后期病情较为严重的阶段。发生 ARDS 时患者必然经历过 ALI，但并非所有的 ALI 都会发展为 ARDS。引起 ALI 和 ARDS 的原因和危险因素很多，根据肺部直接和间接损伤对危险因素进行分类，可分为肺内因素和肺外因素。肺内因素是指致病因素对肺的直接损伤，包括：①化学性因素，如吸入毒气、烟尘、胃内容物及氧中毒等；②物理性因素，如肺挫伤、放射性损伤等；③生物性因素，如重症肺炎。肺外因素是指致病因素通过神经体液因素间接引起肺损伤，包括严重休克、感染中毒症、严重非胸部创伤、大面积烧伤、大量输血、急性胰腺炎、药物或麻醉品中毒等。ALI 和 ARDS 的发生机制非常复杂，目前尚不完全清楚。多数学者认为，ALI 和 ARDS 是由多种炎性细胞、细胞因子和炎性介质共同参与引起的广泛肺毛细血管急性炎症性损伤过程。

一、临床特点

ARDS 的临床表现可以有很大差别，取决于潜在疾病和受累器官的数目和类型。

（一）症状体征

（1）发病迅速：ARDS 多发病迅速，通常在发病因素攻击（如严重创伤、休克、败血症、误吸）后 12～48h 发病，偶尔有长达 5d 者。

（2）呼吸窘迫：ARDS 最常见的症状，主要表现为气急和呼吸频率增快，呼吸频率大多在25～50 次/min。其严重程度与基础呼吸频率和肺损伤的严重程度有关。

（3）咳嗽、咳痰、烦躁和神志变化：ARDS 可有不同程度的咳嗽、咳痰，可咳出典型的血水样痰，可出现烦躁、神志恍惚。

（4）发绀：未经治疗的 ARDS 的常见体征。

（5）ARDS 患者也常出现呼吸类型的改变，主要为呼吸浅快或潮气量的变化。病变越严重，这一改变越明显，甚至伴有吸气时鼻翼翕动及三凹征。在早期自主呼吸能力强时，常表现为深快呼吸；当呼吸肌疲劳后，则表现为浅快呼吸。

（6）早期可无异常体征，或仅有少许湿啰音；后期多有水泡音，也可出现管状呼吸音。

（二）影像学表现

1. 胸部 X 线片检查

早期病变以间质性为主，胸部 X 线片常无明显异常或仅见血管纹理增多，边缘模糊，双肺散在分布的小斑片状阴影。随着病情进展，上述的斑片状阴影进一步扩展，融合成大片状，或两肺均匀一致增加的毛玻璃样改变，伴有支气管充气征，心脏边缘不清或消失，称为"白肺"。

2. 胸部 CT 检查

与胸部 X 线片相比，胸部 CT 尤其是高分辨率 CT（HRCT）可更为清晰地显示出肺部病变分布、范围和形态，为早期诊断提供帮助。肺毛细血管膜通透性一致性增高，引起血管内液体渗出，两肺斑片状阴影呈现重力依赖性现象，还可出现变换体位后的重力依赖性变化。在 CT 上表现为病变分布不均匀：①非重力依赖区（仰卧时主要在前胸部）正常或接近正常；②前部和中间区域呈毛玻璃样阴影；③重力依赖区呈现实变影。这些提示肺实质的实变出现在受重力影响最明显的区域。无肺泡毛细血管膜损伤时，两肺斑片状阴影均匀分布，既不出现重力依赖现象，也无变换体位后的重力依赖性变化。这一特点有助于 ARDS 与感染性疾病的鉴别。

（三）实验室检查

1. 动脉血气分析

$PaO_2 < 8.0kPa$（60mmHg），有进行性下降趋势，在早期 $PaCO_2$ 多不升高，甚至可因过度通气而低于正常；早期多为单纯呼吸性碱中毒；随病情进展可合并代谢性酸中毒，晚期可出现呼吸性酸中毒。氧合指数较动脉氧分压更能反映吸氧时呼吸功能的障碍，而且与肺内分流量有良好的相关性，计算简便。氧合指数参照范围为 53.2 ～ 66.5kPa（400 ～ 500mmHg），在 ALI 时≤300mmHg，ARDS 时≤200mmHg。

2. 血流动力学监测

通过漂浮导管，可同时测定并计算肺动脉压（PAP）、肺动脉楔压（PAWP）等，不仅对诊断、鉴别诊断有价值，而且也是机械通气治疗的重要的监测指标。肺动脉楔压一般≤1.6kPa（12mmHg），若＞2.4kPa（18mmHg），则支持左侧心力衰竭的诊断。

3. 肺功能检查

ARDS 发生后呼吸力学发生明显改变，包括肺顺应性降低和气道阻力增高，肺无效腔/潮气量是不断增加的，肺无效腔/潮气量增加是早期 ARDS 的一种特征。

二、诊断及鉴别诊断

1999 年，中华医学会呼吸病学分会制定的诊断标准如下。

（1）有 ALI 和（或）ARDS 的高危因素；

（2）急性起病、呼吸频数和（或）呼吸窘迫；

（3）低氧血症：ALI 时氧合指数≤300mmHg，ARDS 时氧合指数≤200mmHg；

（4）胸部 X 线检查显示两肺浸润阴影；

（5）肺动脉楔压≤2.4kPa（18mmHg）或临床上能除外心源性肺水肿。

符合以上 5 项条件者，可以诊断为 ALI 或 ARDS。必须指出，ARDS 的诊断标准并不具有特异性，诊断时必须排除大片肺不张、自发性气胸、重症肺炎、急性肺栓塞和心源性肺水肿（表 1-1）。

表 1-1 ARDS 与心源性肺水肿的鉴别

类别	ARDS	心源性肺水肿
特点	高渗透性	高静水压
病史	创伤、感染等	心脏疾病
双肺浸润阴影	＋	＋
重力依赖性分布现象	＋	＋
发热	＋	可能
白细胞计数增多	＋	可能
胸腔积液	－	＋
吸纯氧后分流	较高	可较高
肺动脉楔压	正常	高
肺泡液体蛋白	高	低

注："＋"代表有，"－"代表无。

三、急诊处理

ARDS 是呼吸系统的一个急症，必须在严密监护下进行合理治疗。治疗目标是：改善肺的氧合功能，纠正缺氧，维护脏器功能和防治并发症。治疗措施如下。

（一）氧疗

应采取一切有效措施尽快提高 PaO_2，纠正缺氧。可给患者高浓度吸氧，使 PaO_2≥8.0kPa（60mmHg)或 SaO_2≥90％。轻症患者可使用面罩给氧，但多数患者需采用机械通气。

（二）祛除病因

病因治疗在 ARDS 的防治中占有重要地位，主要是针对涉及的基础疾病。感染是 ALI 和 ARDS 的常见原因，也是首位高危因素，而 ALI 和 ARDS 又易并发感染。如果 ARDS 的基础疾病是脓毒症，除了清除感染灶，还应选择敏感抗生素，同时收集痰液或血液标本分离培养病原菌和进行药敏试验，指导下一步抗生素的选择。一旦建立人工气道并进行机械通气，即应给予广谱抗生素，以预防呼吸道感染。

（三）机械通气

机械通气是最重要的支持手段，如果没有机械通气，许多 ARDS 患者会因呼吸衰竭在数小时至数天内死亡。机械通气的指征目前尚无统一标准，多数学者认为，一旦诊断为 ARDS，就应进行机械通气。在 ALI 阶段可试用无创正压通气，使用无创机械通气治疗时应严密监测患者的生命体征及治疗反应。神志不清、休克、气道自洁能力障碍的 ALI 和

ARDS 患者不宜应用无创机械通气。如无创机械通气治疗无效或病情继续加重，应尽快建立人工气道，行有创机械通气。

为了防止肺泡萎陷，保持肺泡开放，改善氧合功能，避免机械通气所致的肺损伤，目前常采用肺保护性通气策略，主要措施包括以下两方面。

1. 呼气末正压

适当加用呼气末正压可使呼气末肺泡内压增大，肺泡保持开放状态，从而达到防止肺泡萎陷，减轻肺泡水肿，改善氧合功能和提高肺顺应性的目的。应用呼气末正压应首先保证有效循环血容量足够，以免因胸内正压增加而降低心排血量，而减少实际的组织氧运输；呼气末正压先从低水平 0.29～0.49kPa（3～5cmH$_2$O）开始，逐渐增加，直到 PaO$_2$＞8.0kPa（60mmHg）、SaO$_2$＞90％时的呼气末正压水平，一般呼气末正压水平为 0.49～1.76kPa（5～18cmH$_2$O）。

2. 小潮气量通气和允许性高碳酸血症

ARDS 患者采用小潮气量（6～8mL/kg）通气，使吸气平台压控制在 34.3kPa（35cmH$_2$O）以下，可有效防止因肺泡过度充气而引起的肺损伤。为保证小潮气量通气的进行，可允许一定程度的 CO$_2$ 潴留［PaCO$_2$ 一般应介于 10.7～13.3kPa（80～100mmHg）］和呼吸性酸中毒（pH 7.25～7.30）。

（四）控制液体入量

在维持血压稳定的前提下，适当限制液体入量，配合利尿药，使出入量保持轻度负平衡（每天 500mL 左右），使肺脏处于相对"干燥"状态，有利于肺水肿的消除。液体管理的目标是在最低（0.7～1.1kPa 或 5～8mmHg）的肺动脉楔压下维持足够的心排血量及氧运输量。在早期可给予高渗晶体液，一般不推荐使用胶体液。存在低蛋白血症的 ARDS 患者，可补充清蛋白等胶体溶液和应用利尿药，有助于实现液体负平衡，并改善氧合。若限液后血压偏低，可使用多巴胺和多巴酚丁胺等血管活性药物。

（五）加强营养支持

营养支持的目的在于不但纠正现有的患者的营养不良，还可预防患者营养不良的恶化。营养支持可经胃肠道或胃肠外途径实施。如有可能应尽早经胃肠补充部分营养，不但可以减少补液量，而且可获得经胃肠营养的有益效果。

（六）加强护理、防治并发症

有条件时应在 ICU 中动态监测患者的呼吸、心律、血压、尿量及动脉血气分析等，及时纠正酸碱失衡和电解质紊乱。注意预防呼吸机相关性肺炎的发生，尽量缩短病程和机械通气时间，加强物理治疗，包括体位、翻身、叩背、排痰和气道湿化等。积极防治应激性溃疡和多器官功能障碍综合征。

（七）其他治疗

糖皮质激素、肺泡表面活性物质替代治疗、吸入一氧化氮在 ALI 和 ARDS 的治疗中可能有一定价值，但疗效尚不肯定。不推荐常规应用糖皮质激素预防和治疗 ARDS。糖皮质激素既不能预防 ARDS 的发生，对早期 ARDS 也没有治疗作用。ARDS 发病＞14d 应用糖皮质激素会明显增加病死率。感染性休克并发 ARDS 的患者，如合并肾上腺皮质功能不全，可考虑应用替代剂量的糖皮质激素。肺表面活性物质有助于改善氧合，但是还不能将其作为ARDS 的常规治疗手段。

四、急救护理

在救治 ARDS 的过程中，精心护理是抢救成功的重要环节。护士应做到及早发现病情，迅速协助医生采取有力的抢救措施。密切观察患者生命体征，做好各项记录，准确完成各种治疗，备齐抢救器械和药品，防止机械通气和气管切开的并发症。

（一）护理目标

（1）及早发现 ARDS 的迹象，及早、有效地协助抢救，维持生命体征稳定，挽救患者生命。

（2）做好人工气道的管理，维持患者最佳气体交换，改善低氧血症，减少机械通气并发症。

（3）采取俯卧位通气护理，缓解肺部压迫，改善心脏功能。

（4）积极预防感染等各种并发症，提高救治成功率。

（5）加强基础护理，增加患者舒适感。

（6）减轻患者心理不适，使其保持平静并配合治疗。

（二）护理措施

（1）及早发现病情变化。ARDS 通常在严重损伤的最初 24～48h 发生。患者呼吸困难，通常呼吸浅快，吸气时可存在肋间隙和胸骨上窝凹陷，皮肤可出现发绀和斑纹，吸氧不能使之改善。

护士发现上述情况要高度警惕，及时报告医生，进行动脉血气和胸部 X 线等相关检查。一旦诊断考虑 ARDS，立即积极治疗。若没有机械通气的相应措施，应尽早转至有条件的医院。患者转运过程中应有专职医生和护士陪同，并准备必要的抢救设备，氧气必不可少。若有指征，行机械通气治疗，可以先行气管插管后转运。

（2）迅速连接监测仪，密切监护心率、心律、血压等生命体征，尤其是呼吸的频率、节律、深度及血氧饱和度等。观察患者意识、发绀情况、末梢温度等，注意有无呕血、黑粪等消化道出血的表现。

（3）氧疗和机械通气的护理治疗。ARDS 最紧迫问题在于纠正顽固性低氧，改善呼吸困难，为治疗基础疾病赢得时间，因此需要对患者实施氧疗甚至机械通气。

严密监测患者呼吸情况及缺氧症状。若单纯面罩吸氧不能维持满意的血氧饱和度，应给予辅助通气。可尝试采用经面罩持续气道正压吸氧等无创通气，但大多需要机械通气吸入氧气。遵医嘱给予高浓度氧气吸入或使用呼气末正压呼吸（PEEP）并根据动脉血气分析值的变化调节氧浓度。

使用 PEEP 时应严密观察，防止患者出现气压伤。PEEP 在呼气终末时给予气道以一恒定正压，使之不能回复到大气压的水平，可以增加肺泡内压和功能残气量改善氧合，防止呼气使肺泡萎陷，增加气体分布和交换，减少肺内分流，从而提高 PaO_2。PEEP 使胸腔内压升高，静脉回流受阻，致心搏减少，血压下降，严重时可引起循环衰竭；另外正压过高、肺泡过度膨胀、破裂有可导致气胸的危险。所以在监护过程中，应注意观察患者有无心率增快、突然胸痛、呼吸困难加重等相关症状，发现异常立即调节 PEEP 压力，并报告医生处理。

帮助患者采取有利于呼吸的体位，如端坐位或高枕卧位，人工气道的管理有以下几方面。

①妥善固定气管插管，观察气道是否通畅，定时对比听诊双肺呼吸音。经口插管的患者要固定好牙垫，防止阻塞气道。每班检查并记录导管刻度，观察有无脱出或误入一侧主支气管。套管固定松紧适宜，以能放入一指为准。

②气囊充气适量。充气过少易漏气，充气过多可压迫患者气管黏膜导致气管食管瘘，可以采用最小漏气技术，用来减少并发症发生。方法：用 10mL 注射器将气体缓慢注入，直至在喉及气管部位听不到漏气声，向外抽出气体，每次 0.25～0.5mL，至吸气压力到达峰值时出现少量漏气为止，再注入 0.25～0.5mL 气体，此时气囊容积为最小封闭容积，气囊压力为最小封闭压力，记录注气量。观察呼吸机上气道峰压是否下降及患者能否发音说话，长期机械通气患者要观察气囊有无破损、漏气现象。

③保持患者气道通畅。严格无菌操作，按需适时吸痰，注意过多反复抽吸会刺激黏膜，使分泌物增加。先吸气道再吸口、鼻腔，吸痰前给予充分气道湿化、翻身叩背、吸纯氧 3min，吸痰管最大外径不超过气管导管内径的 1/2，迅速插吸痰管至气管插管，感到阻力后撤回吸痰管 1～2cm，打开负压边后退边旋转吸痰管，吸痰时间不应超过 15s。吸痰后密切观察痰液的颜色、性状、量及患者心率、心律、血压和血氧饱和度的变化，患者一旦出现心律失常和呼吸窘迫，立即停止吸痰，给予吸氧。

④用加温湿化器对吸入气体进行湿化，根据患者病情需要加入盐酸氨溴索、异丙阿托品等，每日 3 次雾化吸入。湿化满意标准为痰液稀薄、无泡沫、不附壁能顺利吸出。

⑤呼吸机使用过程中注意电源插头要牢固，不要与其他仪器共用一个插座；机器外部要保持清洁，上端不可放置液体；开机使用期间定时倒掉管道及集水瓶内的积水，集水瓶安装要牢固；定时检查管道是否漏气、有无打折，压缩机工作是否正常。

（4）维持有效循环，维持出入液量轻度负平衡。循环支持治疗的目的是恢复和提供充分的全身灌注，保证组织的灌流和氧供，促进受损组织的恢复。在能保持酸碱平衡和肾功能前提下达到最低水平的血管内容量。①护士应迅速帮助完成该治疗目标。选择大血管，建立 2 个以上的静脉通道，正确补液，改善循环血容量不足；②严格记录出入量、每小时尿量。出入量管理的目标是在保证血容量、血压稳定前提下，24 小时出量大于入量 500～1 000mL，利于肺内水肿液的消退。患者充分补充血容量后，护士遵医嘱给予利尿剂，消除肺水肿。观察患者对治疗的反应。

（5）俯卧位通气护理：由仰卧位改变为俯卧位，可使 75% 的 ARDS 患者的氧合改善，这可能与血流重新分布，改善背侧肺泡的通气，使部分萎陷肺泡再膨胀达到"开放肺"的效果有关。随着通气/血流比例的改善，进而改善了氧合。但存在血流动力学不稳定、颅内压增高、脊柱外伤、急性出血、骨科手术、近期腹部手术、妊娠等禁忌实施俯卧位。①患者发病 24～36h 取俯卧位，翻身前给予纯氧吸入 3min。预留足够的管路长度，注意防止气管插管过度牵拉致脱出。②为减少特殊体位给患者带来的不适，用软枕垫高头部 15°～30°，嘱患者双手放在枕上，并在髋、膝、踝部放软枕，每 1～2h 更换 1 次软枕的位置，每 4h 更换 1

次体位，同时考虑患者的耐受程度。③注意血压变化，因俯卧位时支撑物放置不当，可使腹压增加，下腔静脉回流受阻而引起低血压，必要时在翻身前提高吸氧浓度。④注意安全，防止坠床。

（6）预防感染的护理。①注意严格无菌操作，每日更换气管插管切口敷料，保持局部清洁干燥，预防或消除继发感染。②加强口腔及皮肤护理，以防护理不当而加重呼吸道感染及发生褥疮。③密切观察患者体温变化，注意呼吸道分泌物的情况。

（7）心理护理，减轻恐惧，增加心理舒适度。①评估患者的焦虑程度，指导患者学会自己调整心理状态，调控不良情绪。主动向患者介绍环境，解释治疗原则，解释机械通气、监测及呼吸机的报警系统，尽量消除患者的紧张感。②耐心向患者解释病情，对患者提出的问题要给予明确、有效和积极的信息，消除心理紧张和顾虑。③护理患者时保持冷静和耐心，表现出自信和镇静。④如果患者呼吸困难或人工通气不能讲话，可提供纸笔或以手势与患者交流。⑤加强巡视，了解患者的需要，帮助患者解决问题。⑥帮助并指导患者及家属应用松弛疗法、按摩等。

（8）营养护理：ARDS 患者处于高代谢状态，应及时补充热量和高蛋白、高脂肪营养物质。能量的摄取既应满足代谢的需要，又应避免糖类摄取过多，蛋白摄取量一般为每天 $1.2\sim1.5g/kg$。

尽早采用肠内营养，协助患者取半卧位，充盈气囊，证实胃管在胃内后，用加温器和输液泵匀速泵入营养液。若有肠鸣音消失或胃潴留，暂停鼻饲，给予胃肠减压。一般留置 5～7d 拔除，更换到对侧鼻孔，以减少鼻窦炎的发生。

（三）健康指导

在疾病的不同阶段，根据患者的文化程度做好有关知识的宣传和教育，让患者了解病情的变化过程。

（1）提供舒适、安静的环境，以利于患者休息，指导患者正确卧位休息，讲解由仰卧位改变为俯卧位的意义，尽可能减少特殊体位给患者带来的不适。

（2）向患者解释咳嗽、咳痰的重要性，指导患者掌握有效的咳痰方法，鼓励并协助患者咳嗽、排痰。

（3）指导患者自己观察病情变化，如有不适及时通知医护人员。

（4）嘱患者严格按医嘱用药，按时服药，不要随意增减药物剂量及种类。服药过程中，需密切观察患者用药后反应，以指导用药剂量。

（5）出院指导：指导患者出院后仍以休息为主，活动量要循序渐进，注意劳逸结合。此外，患者病后生活方式的改变需要家人的积极配合和支持，应指导患者家属给患者创造一个良好的身心休养环境。出院后 1 个月内来院复查 1～2 次，出现情况随时来院复查。

第五节　急性肺血栓栓塞症

肺栓塞是以各种栓子阻塞肺动脉系统为发病原因的一组疾病或临床综合征的总称，包括肺血栓栓塞症、脂肪栓塞综合征、羊水栓塞、空气栓塞等。其中，肺血栓栓塞症占肺栓塞中的绝大多数，该病在我国绝非少见病，且发病率有逐年增高的趋势，病死率高，但临床上易漏诊或误诊，如果早期诊断和治疗得当，患者生存的希望甚至康复的可能性是很大的。

肺血栓栓塞症为来自静脉系统或右心的血栓阻塞肺动脉或其分支所致的疾病，以肺循环和呼吸功能障碍为其主要临床和病理生理特征。引起肺血栓栓塞症的血栓主要来自深静脉血栓。

急性肺血栓栓塞症造成肺动脉较广泛阻塞时，可引起肺动脉高压，至一定程度导致右心代偿、右心扩大，出现急性肺源性心脏病。

一、病理与病理生理

引起肺血栓栓塞症的血栓可以来自下腔静脉径路、上腔静脉径路或右心腔，其中大部分来自下肢深静脉，特别是从腘静脉上端到髂静脉段的下肢近端深静脉。肺血栓栓塞症栓子的大小有很大的差异，可单发或多发，一般多部位或双侧性的血栓栓塞更为常见。

（一）对循环的影响

栓子阻塞肺动脉及其分支达一定程度后，通过机械阻塞作用，加之神经体液因素和低氧所引起的肺动脉收缩，使肺循环阻力增加，肺动脉高压，继而引起右室扩大与右侧心力衰竭。右心扩大致室间隔左移，使左室功能受损，导致心排血量下降，进而可引起体循环低血压或休克；主动脉内低血压和右心房压升高，使冠状动脉灌注压下降，心肌血流减少，特别是右心室内膜下心肌处于低灌注状态。

（二）对呼吸的影响

肺动脉栓塞后不仅会引起血流动力学的改变，同时还可因栓塞部位肺血流减少，导致肺泡无效腔量增大；肺内血流重新分布，通气/血流比例失调；神经体液因素引起支气管痉挛；肺泡表面活性物质分泌减少，肺泡萎陷，呼吸面积减小，肺顺应性下降等因素导致呼吸功能不全，出现低氧血症和低碳酸血症。

二、危险因素

肺血栓栓塞症的危险因素包括任何可以导致静脉血液淤滞、静脉系统内皮损伤和血液高凝状态的因素。原发性危险因素由遗传变异引起；继发性危险因素包括骨折、严重创伤、手术、恶性肿瘤、口服避孕药、充血性心力衰竭、心房颤动，因各种原因的制动或长期卧床、长途航空或乘车旅行和高龄等。上述危险因素可以单独存在，也可同时存在，协同作用。年龄可作为独立的危险因素，随着年龄的增长，肺血栓栓塞症的发病率逐渐增高。

三、临床特点

肺血栓栓塞症临床表现的严重程度差别很大，可以从无症状到血流动力学不稳定，甚至发生猝死，主要取决于栓子的大小、多少，所致的肺栓塞范围大小，发作的急缓程度，及栓塞前的心肺状况是否良好。肺血栓栓塞症的临床症状也多种多样，不同患者常有不同的症状组合，但均缺乏特异性。

（一）症状

1. 呼吸困难及气促（80%～90%）

呼吸困难及气促是肺栓塞的常见症状，患者的呼吸频率＞20 次/min，伴或不伴有发绀。

呼吸困难严重程度多与栓塞面积有关，栓塞面积较小，可基本无呼吸困难，或呼吸困难发作较短暂；栓塞面积大，呼吸困难较严重，且持续时间长。

2. 胸痛

肺栓塞引起的胸痛包括胸膜炎性胸痛（40%～70%）或心绞痛样胸痛（4%～12%）。胸膜炎性胸痛多为钝痛，是栓塞部位附近的胸膜炎症所致，常与呼吸有关；心绞痛样胸痛为胸骨后疼痛，与肺动脉高压和冠状动脉供血不足有关。

3. 晕厥（11%～20%）

肺栓塞引起的晕厥主要表现为突然发作的一过性意识丧失，多合并有呼吸困难和气促表现。多由巨大栓塞所致，亦与脑供血不足有关。巨大栓塞可导致休克，甚至猝死。

4. 烦躁不安、惊恐甚至濒死感（55%）

肺栓塞引起的烦躁不安、惊恐甚至濒死感主要由严重的呼吸困难和胸痛所致。当出现该症状时，往往提示栓塞面积较大，预后差。

5. 咯血（11%～30%）

肺栓塞引起的咯血常为小量咯血，大量咯血少见；咯血主要反映栓塞局部肺泡出血性渗出。

6. 咳嗽（20%～37%）

肺栓塞引起的咳嗽多为干咳，有时可伴有少量白痰，合并肺部感染时可咳黄色脓痰。主要与炎症反应刺激呼吸道有关。

（二）体征

（1）呼吸急促（70%）：本病常见的体征，呼吸频率>20 次/min。

（2）心动过速（30%～40%）：心率>100 次/min。

（3）血压变化：严重时出现低血压甚至休克。

（4）发绀（11%～16%）：并不常见。

（5）发热（43%）：多为低热，少数为中等程度发热。

（6）颈静脉充盈或搏动（12%）。

（7）肺部可闻及哮鸣音或细湿啰音。

（8）胸腔积液的相应体征（24%～30%）。

（9）肺动脉瓣区第二音亢进，$P_2>A_2$，三尖瓣区收缩期杂音。

四、辅助检查

（一）动脉血气分析

急性肺血栓栓塞症常表现为低氧血症、低碳酸血症，肺泡动脉血氧分压差 $[P_{(A-a)}O_2]$ 增大。部分患者的结果可以正常。

（二）心电图

急性肺血栓栓塞症的大多数患者表现有非特异性的心电图异常。较为多见的表现包括 V_1～V_4 的 T 波改变和 ST 段异常；部分患者可出现 $S_1Q_{III}T_{III}$ 征（I 导 S 波加深，III 导出现 Q/q 波及 T 波倒置）；其他心电图改变包括完全或不完全右束支传导阻滞、肺型 P 波、电轴右偏、顺钟向转位等。心电图的动态演变对于诊断具有更大意义。

（三）血浆 D-二聚体

D-二聚体是交联纤维蛋白在纤溶系统作用下产生的可溶性降解产物，对急性肺血栓栓塞有排除诊断价值，若其含量＜500μg/L，可基本除外急性肺血栓栓塞症。

（四）胸部 X 线片

患者的胸部 X 线片多有异常表现，但缺乏特异性。可表现为：①区域性肺血管纹理变细、稀疏或消失，肺野透亮度增加；②肺野局部浸润性阴影，尖端指向肺门的楔形阴影，肺不张或膨胀不全；③右下肺动脉干增宽或伴截断征，肺动脉段膨隆及右心室扩大征；④患侧横膈抬高；⑤少到中量胸腔积液等。仅凭X线胸片不能确诊或排除肺栓塞，但 X 线胸片在提供疑似肺栓塞线索和除外其他疾病方面具有重要作用。

（五）超声心动图

超声心动图是无创的、能够在床旁进行的检查，为急性肺血栓栓塞症的诊断提供了重要线索。超声心动图不仅能够诊断和除外其他心血管疾患，而且可以发现严重的肺栓塞患者肺动脉高压、右室高负荷和肺源性心脏病的征象，提示或高度怀疑肺栓塞。若在右心房或右心室发现血栓，同时患者临床表现符合肺栓塞，就可以做出诊断。超声检查偶可因发现肺动脉近端的血栓而确定诊断。

（六）核素肺通气/灌注扫描（V/Q 显像）

V/Q 显像是肺血栓栓塞症重要的诊断方法。肺血栓栓塞症的典型征象是呈肺段分布的肺灌注缺损，并与通气显像不匹配。但许多疾病可以同时影响患者的通气及血流状况，使通气灌注扫描在结果判定上较为复杂，需密切结合临床。通气/灌扫描注显像的肺栓塞诊断分为高度可能、中度可能、低度可能及正常。如显示中度可能及低度可能，应进一步行其他检查以明确诊断。

（七）螺旋 CT 和电子束 CT 造影（CTPA）

电子束 CT 造影是无创的检查，而且很方便，临床中将其作为首选的肺栓塞诊断方法。该项检查能够发现段以上肺动脉内的栓子，是确诊肺栓塞的手段之一，但 CT 对亚段肺栓塞的诊断价值有限。直接征象为肺动脉内的低密度充盈缺损，部分或完全包在不透光的血流之间，或者呈完全充盈缺损，远端血管不显影；间接征象包括肺野楔形密度增高影，条带状的高密度区或盘状肺不张，中心肺动脉扩张及远端血管分支减少或消失等。CT 扫描还可以同时显示肺及肺外的其他胸部疾患。电子束 CT 扫描速度更快，可在很大程度上避免因心搏和呼吸的影响而产生伪影。

（八）肺动脉造影

肺动脉造影为诊断肺栓塞的"金标准"，是一种有创性检查，且费用昂贵，发生致命性或严重并发症的可能性分别为 0.1％和 1.5％，应严格掌握其适应证。

（九）下肢深静脉血栓形成的检查

有超声技术、肢体阻抗容积图（IPG）、放射性核素静脉造影等。

五、诊断与鉴别诊断

（一）诊断

肺血栓栓塞症诊断分 3 个步骤，疑诊—确诊—求因。

1. 根据临床情况疑诊肺血栓栓塞症

(1) 对存在危险因素，特别是并存多个危险因素的患者，要有较强的诊断意识。

(2) 结合临床症状、体征，特别是在高危患者出现不明原因的呼吸困难、胸痛、晕厥和休克，或伴有单侧或双侧不对称性下肢肿胀、疼痛时。

(3) 结合心电图、X线胸片、动脉血气分析、D-二聚体、超声心动图下肢深静脉超声。

2. 对疑诊肺栓塞患者安排进一步检查以明确肺栓塞诊断

(1) 核素肺通气/灌注扫描。

(2) CT肺动脉造影 (CTPA)。

(3) 肺动脉造影。

3. 寻找肺血栓栓塞症的成因和危险因素

只要疑诊肺血栓栓塞症，即要明确有无深静脉血栓形成，就安排相关检查。尽可能发现其危险因素，并加以预防或采取有效的治疗措施。

(二) 急性肺血栓栓塞症临床分型

1. 大面积肺栓塞

大面积肺栓塞临床上以休克和低血压为主要表现，即体循环动脉收缩压<12.0kPa (90mmHg) 或较基础血压下降幅度≥5.3kPa (40mmHg)，持续15min以上。需除外新发生的心律失常、低血容量或感染中毒症等其他原因所致的血压下降。

2. 非大面积肺栓塞

非大面积肺栓塞不符合以上大面积肺血栓栓塞症的标准，即未出现休克和低血压的肺血栓栓塞症。非大面积肺栓塞中有一部分患者属于次大面积肺栓塞，即超声心动图显示右心室运动功能减退或临床上出现右心功能不全症状。

(三) 鉴别诊断

肺血栓栓塞症应与急性心梗、ARDS、肺炎、胸膜炎、支气管哮喘、自发性气胸等鉴别。

六、急诊处理

急性肺血栓栓塞症病情危重的，须积极抢救。

(一) 一般治疗

(1) 应密切监测患者呼吸、心率、血压、心电图及血气分析的变化。

(2) 要求患者绝对卧床休息，不要过度屈曲下肢，保持大便通畅，避免用力。

(3) 对症处理：有焦虑、惊恐症状的可适当使用镇静药；胸痛严重者可给予吗啡5～10mg皮下注射，昏迷、休克、呼吸衰竭者禁用。对有发热或咳嗽的患者给予对症治疗。

(二) 呼吸循环支持

对有低氧血症者，给予吸氧，严重者可使用经鼻（面）罩无创性机械通气或经气管插管行机械通气，应避免行气管切开，以免在抗凝或溶栓过程发生不易控制的大出血。

对出现右心功能不全、心排血量下降，但血压尚正常的患者，可给予多巴酚丁胺和多巴胺治疗。合并休克者给予增大剂量，或使用其他血管加压药物，如间羟胺、肾上腺素等。可根据血压调节剂量，使血压维持在12.0/8.0kPa (90/60mmHg) 以上。对支气管痉挛明显者,应给予氨茶碱0.25g静点,必要时加地塞米松,同时积极进行溶栓、抗凝治疗。

(三)溶栓治疗

溶栓治疗可迅速溶解血栓,恢复肺组织再灌注,改善右心功能,降低病死率。溶栓时间窗为14d,溶栓治疗指征:主要适用于大面积肺栓塞患者,对于次大面积肺栓塞,若无禁忌证也可以进行溶栓;对于血压和右心室运动功能均正常的患者,则不宜溶栓。

1.溶栓治疗的禁忌证

(1)绝对禁忌证:有活动性内出血,近期自发性颅内出血。

(2)相对禁忌证:2周内的大手术、分娩、器官活检或不能以压迫止血部位的血管穿刺;2个月内的缺血性脑卒中;10d内的胃肠道出血;15d内的严重创伤;1个月内的神经外科和眼科手术;难以控制的重度高血压;近期曾行心肺复苏;血小板计数低于$100×10^9/L$;妊娠;细菌性心内膜炎及出血性疾病;严重肝肾功能不全。

对于大面积肺血栓栓塞症,因其对生命的威胁性大,上述绝对禁忌证亦应视为相对禁忌证。

2.常用溶栓方案

(1)尿激酶2h法:尿激酶20 000U/kg加入0.9%氯化钠液100mL持续静脉滴注2h。

(2)尿激酶12h法:尿激酶负荷量4 400U/kg,加入0.9%氯化钠液20mL静脉注射10min,随后以2 200U/(kg·h)加入0.9%氯化钠液250mL持续静脉滴注12h。

(3)重组组织型纤溶酶原激活剂50mg加入注射用水50mL持续静脉滴注2h。使用尿激酶溶栓期间不可同用肝素。溶栓治疗结束后,应每2~4h测定部分活化凝血活酶时间。

3.溶栓治疗的主要并发症为出血

为预防出血的发生,或发生出血时患者能得到及时处理,用药前要充分评估出血的危险性,必要时应配血,做好输血准备。溶栓前宜留置外周静脉套管针,以方便溶栓中能够取血化验。

(四)抗凝治疗

抗凝治疗可有效地防止血栓再形成和复发,是肺栓塞和深静脉血栓的基本治疗方法。常用的抗凝药物为普通肝素、低分子肝素、华法林。

1.普通肝素

使用普通肝素时应采取静脉滴注和皮下注射的方法。持续静脉泵入法:首剂负荷量80U/kg(或5 000~10 000U)静脉注射,然后以18U/(kg·h)持续静脉滴注。在开始治疗后的最初24h内,每4~6h测定APTT,根据APTT调整肝素剂量,尽快使APTT达到并维持于正常值的1.5~2.5倍(表1-2)。

表1-2　根据APTT监测结果调整静脉肝素用量的方法

APTT	初始剂量及调整剂量	下次APTT测定的间隔时间(h)
测基础APTT	初始剂量:80U/kg静脉注射,然后按18U/(kg·h)静脉滴注	4~6
APTT<35s	予80U/kg静脉注射,然后增加静脉滴注剂量4U/(kg·h)	6

APTT	初始剂量及调整剂量	下次 APTT 测定的间隔时间（h）
APTT35～45s	予 40U/kg 静脉注射，然后增加静脉滴注剂量2U/（kg·h）	6
APTT46～70s	无须调整剂量	6
APTT71～90s	减少静脉滴注剂量2U/（kg·h）	6
APTT＞90s	停药1h，然后减少剂量3U/（kg·h）后恢复静脉滴注	6

2．低分子肝素

使用低分子肝素时采用皮下注射法。应根据体重给药，每日1～2次。对于大多数患者无须监测 APTT 和调整剂量。

3．华法林

在肝素或低分子肝素开始应用后的第 24～48h 加用口服抗凝剂华法林，初始剂量为 3.0～5.0mg/d。华法林需要数天才能发挥全部作用，因此与肝素需至少重叠应用4d，当连续2d测定的国际标准化比率（INR）达到 2.5（2.0～3.0），或 PT 延长至1.5～2.5 倍时，即可停止使用肝素或低分子肝素。单独口服华法林治疗，应根据 INR 或 PT 调节华法林的剂量。在达到治疗水平前，应每日测定 INR，其后2周每周监测2～3次，以后根据 INR 的稳定情况每周监测1次或更少。若行长期治疗，每4周测定 INR 并调整华法林剂量1次。

（五）深静脉血栓形成的治疗

70%～90%急性肺栓塞的栓子来源于深静脉血栓形成的血栓脱落，特别是下肢深静脉尤为常见。深静脉血栓形成的治疗原则是卧床、患肢抬高、溶栓（急性期）、抗凝、抗感染及使用抗血小板聚集药等。为防止血栓脱落肺栓塞再发，可于下腔静脉安装，同时抗凝。

（六）手术治疗

肺动脉血栓摘除术适用于以下几点。

（1）大面积肺栓塞，肺动脉主干或主要分支次全阻塞，不合并固定性肺动脉高压（尽可能通过血管造影确诊）。

（2）有溶栓禁忌证者。

（3）经溶栓和其他积极的内科治疗无效者。

七、急救护理

（一）基础护理

为了防止栓子的脱落，患者应绝对卧床休息2周。如果已经确认肺栓塞的位置，应协助患者取健侧卧位，避免突然改变体位，禁止搬动患者。肺栓塞栓子86%来自下肢深静脉，而下肢深静脉血栓者51%发生肺栓塞，因此有下肢静脉血栓者应警惕肺栓塞的发生。护理人员应协助患者抬高患肢，并高于肺平面20～30cm；密切观察患肢的皮肤有无青紫、肿胀、发冷、麻木等症状，一经发现需及时通知医生处理；严禁挤压、热敷、针刺、按摩患肢，防止血栓脱落，再次造成肺栓塞。指导患者进食高蛋白、高维生素、粗纤维、易消化的饮食，多饮水，保持大便通畅，避免便秘、咳嗽等，以免增加腹腔压力，影响下肢静脉血液回流。

（二）维持有效呼吸

本组病例89%患者有低氧血症，应给予高流量吸氧5～10L/min，均以文丘里面罩或储氧面罩给氧，既能消除高流量给氧对患者鼻腔的冲击所带来的不适，又能提供高浓度的氧。注意及时根据血氧饱和度指数或血气分析结果来调整氧流量。年老体弱或痰液黏稠难以咳出患者，每日给予生理盐水 2mL 加盐酸氨溴索 15mg 雾化吸入 2 次，使痰液稀释，易于咳出，必要时吸痰，注意观察痰液的量、色、气味、性质。呼吸平稳后指导患者深呼吸运动，使肺早日膨胀。

（三）加强症状观察

肺栓塞临床表现多样化，无特异性，据数据显示，典型的胸痛、咯血、呼吸困难三联征所占比例不到 1/3，而胸闷、呼吸困难、晕厥、咯血、胸痛等都可以是肺栓塞的首要症状。因此，接诊的护士除了询问患者现病史外，还应了解患者的基础疾病。目前已知的肺栓塞危险因素有静脉血栓、静脉炎、血液黏滞度增加、高凝状态、恶性肿瘤、术后长期静卧、长期使用皮质激素等。患者接受治疗后，要注意观察患者发绀、胸闷、憋气、胸部疼痛等症状有无改善。

（四）监测生命体征

持续多参数监护仪监护，专人特别护理。每 15～30min 记录 1 次数据，严密观察患者心率、心律、血氧饱和度、血压、呼吸的变化，发现异常及时报告医生，平稳后测脉搏、呼吸、血压，每小时 1 次。

（五）溶栓及抗凝护理

肺栓塞一旦确诊，最有效的方法是用溶栓和抗凝疗法，使栓塞的血管再通，维持有效的循环血量，迅速降低右心前阻力。溶栓治疗最常见的并发症是出血，占所有并发症的 5%～7%，致死性出血约为所有并发症的 1%。因此，要注意观察有无出血倾向，注意患者皮肤、黏膜、牙龈及穿刺部位有无出血，是否有咯血、呕血、便血等现象。严密观察患者意识、神志的变化，发现有头痛、呕吐症状，要及时报告医生处理，谨防脑出血的发生。溶栓期间要备好除颤器、利多卡因等各种抢救用品，防止溶栓后血管再通，部分未完全溶解的栓子随血流进入冠状动脉，发生再灌注心律失常。用药期间应监测凝血时间及凝血酶原时间。

（六）注重心理护理

胸闷、胸痛、呼吸困难，易给患者带来紧张、恐惧的情绪，甚至造成濒死感。有文献报道，情绪过于激动也可诱发栓子脱落，因此我们要耐心指导患者保持情绪的稳定。尽量帮助患者适应环境，接受患者这个特殊的角色，同时向患者讲解治疗的目的、要求、方法，使其对诊疗情况心中有数，减少不必要的猜疑和忧虑。及时取得家属的理解和配合。指导加强心理支持，采取心理暗示和现身说教，帮助患者树立信心，使其积极配合治疗。

第六节　急性呼吸衰竭

呼吸衰竭是指各种原因引起的肺通气和（或）换气功能严重障碍，以致不能进行有效的气体交换，导致缺氧和（或）二氧化碳潴留，从而引起一系列生理功能和代谢功能紊乱的临床综合征。一般认为，在海平面、标准大气压、休息状态、呼吸空气条件下（$FiO_2 = 21\%$），动脉血氧分压（PaO_2）＜7.98kPa（60mmHg）和（或）二氧化碳分压（$PaCO_2$）＞6.65kPa（50mmHg）作为呼吸衰竭的血气诊断标准。根据血气变化，将呼吸衰竭分为两个类型：Ⅰ型（换气性）系指 PaO_2 下降而 $PaCO_2$ 正常或降低，多为急性呼吸衰竭的表现；Ⅱ型（通气性）系指 PaO_2 下降伴有 $PaCO_2$ 升高，多为慢性呼吸衰竭或兼有急性发作的表现。急性呼吸衰竭是指某些突发的致病因素，使肺通气和（或）换气功能迅速出现严重障碍，在短时间内引起呼吸衰竭。因机体不能很快代偿，若不及时抢救，会危及患者生命。

一、病因与发病机制

（一）病因

1. 呼吸道及肺疾患

严重支气管哮喘、原发性或继发性肺炎、急性肺损伤（ALI）、急性呼吸窘迫综合征（ARDS）、肺水肿、上呼吸道异物堵塞、喉头水肿、慢性支气管炎急性发作及肺气肿等。

2. 中枢神经及传导系统疾患

急性脑炎、颅脑外伤、脑出血、脑梗死、脑肿瘤、安眠药中毒及吸入有害气体等。

3. 周围神经传导系统及呼吸肌疾患

脊髓灰质炎、重症肌无力、颈椎外伤、有机磷农药中毒等。

4. 胸部病变

胸廓狭窄、胸外伤、自发性气胸、手术损伤、急剧增加的胸腔积液等。

5. 肺血管性疾患

急性肺栓塞、肺血管炎、多发性肺微血管栓塞等。

（二）发病机制

急性呼吸衰竭的发生主要有肺泡通气不足、通气/血流比例（V/Q）失调、气体弥散障碍、肺内分流4种机制。

1. 肺泡通气不足

肺泡通气不足会引起低氧和高碳酸血症。机制主要有以下几点。

（1）呼吸驱动不足：如中枢神经系统病变或中枢神经抑制药使用过量抑制呼吸中枢，使呼吸驱动力减弱，导致肺容量减少和肺泡通气不足。

（2）呼吸负荷过重：胸廓或膈机械性运动能力下降，致肺泡通气下降及气道阻力增加，胸肺顺应性下降。

（3）呼吸泵功能障碍：呼吸肌本身的病变导致呼吸运动受限，如呼吸肌疾患、有机磷农药中毒等。

2. 通气/血流比例（V/Q）失调

正常人肺泡通气量（V）约为 4L/min，流经肺泡的血流（Q）约为 5L/min，V/Q 约为 0.8。有效的气体交换主要依赖于 V/Q 保持在 0.8 水平。当 V/Q＜0.8 时，肺泡通气不足、血流过剩，肺动脉内混合静脉血未经充分氧合即进入肺静脉，引起低氧血症。当 V/Q＞0.8 时，肺泡过度通气，肺泡内气体不能与血液进行充分的气体交换而成为无效通气，结果也会导致低氧血症。严重的通气/血流比例失调亦可导致二氧化碳潴留。

3. 气体弥散障碍

氧和二氧化碳可自由通过肺泡毛细血管膜进行气体交换，氧的弥散能力约为二氧化碳的
1/20。肺不张、肺水肿、肺气肿、肺纤维化导致气体弥散面积减少、弥散距离加大，往往影
响氧的弥散，从而引起低氧血症。

4. 肺内分流

肺动脉内的静脉血未经氧合直接流入肺静脉，引起低氧血症，是通气/血流比例失调的
特例。常见于肺动静脉瘘。

二、病情评估

（一）临床表现

急性呼吸衰竭患者除原发病表现外，还表现为低氧血症、高碳酸血症或两者兼有，可使
机体各组织器官发生不同程度的功能改变。

1. 呼吸系统改变

呼吸困难是急性呼吸衰竭患者临床最早出现的症状，表现为呼吸频率加快、呼吸费力、辅
助呼吸肌活动增强、胸闷、发绀等。严重时表现为呼吸节律改变，如潮式呼吸、叹息样呼吸、陈-
施呼吸。呼吸系统病变所致者，肺部有喘鸣音、湿性啰音或呼吸音降低等原发病体征。

2. 循环系统改变

患者早期心率加快，血压正常或轻度升高，严重时心率减慢、心律失常、血压下降；晚
期严重缺氧和二氧化碳潴留可引起心肌损害，发生心力衰竭、休克、心搏骤停。

3. 神经系统改变

大脑皮质对缺氧最敏感。患者轻度缺氧时出现头晕、注意力下降症状；明显缺氧时出现
焦虑不安、躁动、定向力障碍和精神错乱症状；明显高碳酸血症时出现中枢神经系统抑制症
状，如嗜睡、昏睡。严重缺氧和高碳酸血症均可导致昏迷。

4. 其他系统改变

急性缺氧可造成凝血功能障碍、造血功能衰竭、弥散性血管内凝血。急性缺氧和二氧化
碳潴留可致胃肠黏膜充血、水肿、糜烂而引起胃肠道出血，也可引起肾血管收缩、肾血流量
减少、肾小球滤过率下降而致肾功能不全。

（二）辅助检查

1. 实验室检查

尽早抽动脉血进行血气分析，PaO_2、$PaCO_2$ 和 pH 是重要的血气参数。定时检查有助
于判断呼吸衰竭的程度、类型、代偿情况，以及酸碱平衡紊乱程度和类型。

2. 胸部 X 线检查

胸部 X 线检查有助于明确病因、病变范围和程度。根据 X 线检查能了解心脏及血管的
状态，分析气胸和血胸的存在及有无肺栓塞、肺炎、肺水肿等。

3. 心电图检查

急性呼吸衰竭者可出现心动过速和其他各种心律失常症状。急性大块肺栓塞者，心电图
可表现为心动过速，并有电轴右偏、完全性右束支传导阻滞和肺型 P 波。

三、急救护理

(一) 紧急处理

1. 保持气道通畅

患者缺氧与二氧化碳潴留症状,主要是通气功能障碍所致,而通气功能障碍的主要原因是气道阻塞。因此,及时清除气道分泌物,保持气道通畅,维持气道完整性,是纠正缺氧与二氧化碳潴留的前提。护理措施包括胸部物理治疗、气道吸引,必要时建立人工气道。

(1) 胸部物理治疗:指导患者有效咳嗽、协助翻身、体位引流、背部叩击和振动,以促进痰液排出,有助于改善通气和血流灌注,促进某些肺段的痰液引流。

(2) 气道吸引:吸引导管可经鼻或经口通过咽部到达呼吸道进行分泌物和痰液抽吸。吸痰时会造成短暂的缺氧,应注意心率、心律、血氧饱和度的变化。

(3) 建立人工气道:对昏迷舌根后坠的患者采用口咽通气管或鼻咽通气管支撑舌体,使其离开咽后壁,从而在短期内保持气道通畅。对需机械通气的患者,采用经鼻或经口气管内插管。经鼻气管插管易于固定,清醒患者易于耐受,用于需气管内插管时间较长者;经口气管插管操作简便,常用于紧急情况,但不易固定,易引起牙齿脱落与口腔黏膜破损。对需长期机械通气者,应行气管造口。气管造口包括气管切开术与经皮扩张气管导管留置术,均需严格无菌操作。

2. 氧疗

缺氧是呼吸衰竭的直接原因,氧疗是急性呼吸衰竭的重要治疗措施。氧疗要根据患者的缺氧原因和程度调整氧流量与氧浓度,严格掌握适应证,防止不良反应发生。Ⅰ型呼吸衰竭,原则上是按需给氧,根据血气分析结果及时调整氧浓度,一般为 $50\%\sim60\%$;Ⅱ型呼吸衰竭,应采用控制性氧疗,持续性低流量吸氧,一般 $1\sim3L/min$,浓度为 $25\%\sim30\%$。氧疗途径采用鼻塞法、面罩法等,对危重患者常规氧疗无效时,及早考虑机械通气给氧。

3. 机械通气

机械通气是治疗急性呼吸衰竭重要而有效的措施。但因引起急性呼吸衰竭的病因各异,所造成的病理生理改变不同,故应根据具体病情特点来选择不同的通气模式。机械通气护理:保持呼吸机正常运行,保持各连接口紧密,了解通气量是否合适,及时解除报警原因,积极防治机械通气并发症,防止感染与交叉感染。

4. 病因治疗

原发病治疗至关重要,有些病例在祛除病因后可逆转呼吸衰竭。如急性上呼吸道阻塞时,治疗关键是建立人工气道;严重肺部感染或全身感染所致者,应尽早给予有效抗生素治疗;心源性肺水肿所致者,可给予硝酸甘油、利尿药或正性肌力药治疗;气胸或大量胸腔积液所致者,应行胸腔穿刺或置导管引流。

(二) 用药观察

1. 呼吸兴奋药

(1) 尼可刹米:用于各种原因引起的中枢性呼吸抑制,特别是肺性脑病时常用。能兴奋脑干呼吸中枢或刺激颈动脉体的化学感受器,反射性兴奋呼吸中枢,提高呼吸中枢对二氧化碳的敏感性。静脉注射给药,每次 0.375g,必要时每 $1\sim2h$ 重复 1 次,也可用 $1.875\sim3.75g$ 静脉微量注射泵维持。

（2）纳洛酮：主要用于解除外源性阿片类药物（吗啡和美沙酮等）对中枢神经系统的抑制，对麻醉、镇静催眠药过量和酒精中毒也有效。能与脑干特异性阿片受体竞争性结合，阻断内源性和外源性阿片的呼吸抑制作用。推荐剂量为 0.4～0.8mg，静脉注射，作用维持时间短。对长效呼吸抑制药如美沙酮过量者，首次静脉注射后，继续以 0.4～2.0mg/h 速度静脉滴注，持续 12～24h。

应用呼吸兴奋药时注意：①保持气道通畅；②有心功能不全或 ARDS 时不宜使用；③观察不良反应，如尼可刹米可致心动过速、血压升高、肌肉震颤或僵直、咳嗽、呕吐、出汗等症状。

2. 糖皮质激素

严重支气管哮喘患者使用支气管扩张药无效时，给予糖皮质激素治疗。如氢化可的松 2mg/kg，静脉注射，继而 0.5mg/（kg·h），静脉滴注；或甲泼尼龙 40～125mg 静脉注射，每 6h 1 次。吸入性糖皮质激素对严重支气管哮喘无效。ARDS 患者发病后 7～10d 应用糖皮质激素可减少肺纤维化。

应用糖皮质激素时注意：①用糖皮质激素期间应经常检测血糖，以便及时发现类固醇性糖尿病；②防止各种感染的发生，特别是防止多重感染的发生；③为减少对胃肠道的刺激，应加用胃黏膜保护药物。

3. 镇静药

镇静药可预防呼吸衰竭患者的氧输送与氧消耗比例失常。

（1）丙泊酚（异丙酚）：用于维持镇静，为短效静脉全身麻醉药，起效迅速，无明显蓄积，停药后苏醒快而完全。根据患者病情及所需镇静深度，可在静脉注射 0.2～0.7mg/kg 负荷量后，以0.3～4.0mg/（kg·h）持续静脉微量注射泵输入，保持患者镇静，可使患者耐受机械通气。小儿禁用异丙酚镇静。

（2）咪达唑仑（咪唑安定）：最新的苯二氮䓬类药物，起效和消除迅速。使用咪达唑仑时可采用1～2mg 静脉注射，根据病情需要也可持续静脉微量注射泵输入。

应用镇静药时注意：①应用镇静药时必须建立人工气道和机械通气；②定时评估患者精神状态，防止镇静过深；③丙泊酚可致血压下降，需动态观察患者的血压变化。

4. 肌松药

肌松药应用于人机对抗时消除自主呼吸，减少心肺功能不全者的氧消耗。临床上常选用非去极化性肌松药，常用药物有潘库溴铵、阿曲库铵和维库溴铵。应用肌松药时注意：①必须在机械通气下使用；②必须先镇静后肌松。

5. 祛痰药

呼吸系统感染常产生黏稠痰液。祛痰药能降低气道分泌物的黏滞性，有利于气道分泌物的清除。常用药物为氨溴索（沐舒坦），可静脉注射也可雾化吸入。应用祛痰药时注意与胸部物理治疗相结合。

（三）病情观察

1. 观察生命体征

（1）呼吸：观察呼吸节律、频率、幅度。正常人呼吸频率16～20 次/min，新生儿30～

40 次/min，呼吸幅度均匀，节律规则。成人自主呼吸频率超过 20 次/min，提示呼吸功能不全；超过30 次/min，常需要机械辅助通气。呼吸节律改变提示脑干呼吸中枢病变或脑水肿。听诊两肺呼吸音是否对称时的听诊顺序是肺尖—前胸—侧胸—背部，左右对比，有无痰鸣音、哮鸣音、湿性啰音，是否伴咳嗽、咳痰，注意患者对治疗的反应。

（2）心率：观察心率、心律变化。缺氧早期心脏发生代偿作用，导致心率增快。严重缺氧可出现各种类型的心律失常，如窦性心动过缓、期前收缩、心室纤颤等；如进一步加重，可发展为周围循环衰竭甚至心搏停止。气道吸引时可引起短暂缺氧，会诱发各种心律失常，需及时发现和纠正。

（3）体温：建立人工气道及应用机械通气期间，患者鼻咽喉自然防御屏障功能丧失、咳嗽咳痰能力减弱或丧失、气道吸引及全身抵抗力下降等，导致感染机会增加，体温波动较大。观察体温变化，有助于判断感染控制情况。当体温升高超过 38.5℃时，积极做好降温处理，遵医嘱留取细菌培养标本。

（4）意识：意识反映脑血流灌注和脑组织氧供情况。氧供正常时，患者意识清楚，定向力、计算力良好，能配合治疗；轻度缺氧时，患者兴奋、焦虑和烦躁不安；严重缺氧时出现意识模糊、嗜睡甚至昏迷。当患者出现意识异常时，注意安全防护，适当约束其肢体，防止坠床与意外拔管。

2. 血氧饱和度

测量血氧饱和度的原理是通过红外光传感器来测量毛细血管内氧合血红蛋白的含量。通过氧饱和度估计氧分压，氧饱和度<95％，氧分压<10.70kPa（80mmHg），显示轻度缺氧；氧饱和度<90％，氧分压<8.00kPa（60mmHg），显示中度缺氧；氧饱和度<75％，氧分压<5.33kPa（40mmHg），显示重度缺氧。影响脉搏血氧饱和度测定结果的因素有：末梢循环不良，如低血压、血管收缩药、低温、动脉压迫等；指甲条件，如灰指甲、涂抹指甲油等。对水肿或末梢循环较差的患者，应经常检查更换检测部位。注意氧饱和度高低不能真正反映组织供氧情况，只能作为参考。

3. 血气指标

动态测定血气指标有助于判断血液氧合及酸碱平衡状态，可作为诊断呼吸衰竭、指导机械通气参数调节、纠正酸碱失衡的重要依据。氧分压（PaO_2）反映机体氧合情况，对诊断缺氧和判断缺氧程度有重要价值。二氧化碳分压（$PaCO_2$）是判断肺通气功能的重要参数。机械通气开始前及治疗后 30min 常规测定血气指标，以了解治疗效果。根据血气数据调整呼吸机参数。

第二章 循环系统疾病的护理

第一节 心绞痛

心绞痛是冠状动脉供血不足，心肌急剧的、暂时的缺血与缺氧引起的临床综合征。其特点为阵发性的前胸压榨性疼痛感觉，主要位于胸骨后部，可放射至心前区和左上肢，常发生于患者劳动或情绪激动时，持续数分钟，休息或用硝酸酯制剂后消失。

一、病因和发病机制

心绞痛多见于男性，多数患者在 40 岁以上，劳累、情绪激动、饱食、受寒、阴雨天气、急性循环衰竭等为常见诱因。除冠状动脉粥样硬化外，本病还可由主动脉瓣狭窄或关闭不全、梅毒性主动脉炎、原发性肥厚型心肌病、先天性冠状动脉畸形、风湿性冠状动脉炎等引起。

对心脏予以机械性刺激并不引起疼痛，但心肌缺血与缺氧则引起疼痛。当冠状动脉的供血与心肌的需血之间发生矛盾，冠状动脉血流量不能满足心肌代谢的需要，引起心肌急剧的、暂时的缺血与缺氧时，即产生心绞痛。

心肌耗氧量由心肌张力、心肌收缩强度和心率决定。心肌张力＝左室收缩压（动脉收缩压）×心室半径。心肌收缩强度和心室半径经常不变，因此常用"心率×收缩压"（二重乘积）作为估计心肌氧耗的指标。心肌能量的产生需要大量的氧，心肌细胞摄取血液氧含量的 $65\%\sim75\%$，而身体其他组织则仅摄取 $10\%\sim25\%$，因此心肌平时对血液中氧的吸收已接近于最大量，氧需要增加时已难以从血液中更多地摄取氧，只能依靠增加冠状动脉的血流量来提供。在正常情况下，冠状循环有很大的储备力，其血流量可增加到休息时的 6～7 倍。缺氧时，冠状动脉也扩张，能使其流量增加 4～5 倍。动脉粥样硬化导致冠状动脉狭窄或部分分支闭塞时，其扩张性减弱，血流量减少，且对心肌的供血量相对比较稳定。心肌的血液供给如减低到尚能应付心脏平时的需要，则休息时可无症状。一旦心脏负荷突然增加，如劳累、激动、左心衰竭等，使心肌张力增加（心腔容积增加、心室舒张末期压力增高）、心肌收缩力增加（收缩压增高、压力随时间变化增加）和心率增快等而导致心肌氧耗量增加，心肌对血液的需求增加；或当冠状动脉发生痉挛（如吸烟过度或神经体液调节障碍）时，冠状动脉血流量进一步减少；或在突然发生循环血流量减少的情况下（如休克、极度心动过速等），心肌血液供求之间的矛盾加深，心肌血液供给不足，遂引起心绞痛。严重贫血的患者，在心肌供血量未减少的情况下，可因红细胞减少，血液携氧量不足而引起心绞痛。

在多数情况下，劳累诱发的心绞痛常在同一"心率×收缩压"值的水平上发生。

产生疼痛的直接因素，可能是在缺血、缺氧的情况下，心肌内积聚过多的代谢产物，如乳酸、丙酮酸、磷酸等酸性物质或类似激肽的多肽类物质，刺激心脏内自主神经传入纤维末梢，经第1~5胸交感神经节和相应的脊髓段，传至大脑，产生疼痛的感觉。这种痛觉反映在与自主神经进入水平相同脊髓的脊神经所分布的皮肤区域，即胸骨后及两臂的前内侧与小指，尤其是在左侧，而多不在心脏解剖位置处。有人认为，在缺血区内富有神经供应的冠状血管的异常牵拉和收缩，可以直接产生疼痛冲动。

病理解剖检查显示心绞痛的患者，至少有一支冠状动脉的主支管腔显著狭窄达横切面的75%。有侧支循环形成者，则冠状动脉的主支有更严重的阻塞才会发生心绞痛。另外，冠状动脉造影发现，5%~10%的心绞痛患者，其冠状动脉的主要分支无明显病变，提示这些患者的心肌血供和氧供不足，可能是冠状动脉痉挛、冠状循环的小动脉病变、血红蛋白和氧的离解异常、交感神经过度活动、儿茶酚胺分泌过多或心肌代谢异常等所致。

患者在心绞痛发作之前，常有血压增高、心率增快、肺动脉压增高和肺毛细血管压增高的变化，反映心脏和肺的顺应性减低，发作时可有左心室收缩力和收缩速度降低、喷血速度减慢、左心室收缩压下降、心搏量和心排血量降低、左心室舒张末期压和血容量增加等左心衰竭的病理生理变化。左心室壁可呈收缩不协调或部分心室壁有收缩减弱的现象。

二、临床表现

（一）症状

1. 典型发作

突然发生的胸骨后上、中段（可波及心前区）压榨性、闷胀性或窒息性疼痛，可放射至左肩、左上肢前内侧及无名指和小指。重者有濒死的恐惧感，伴冷汗，往往迫使患者停止活动。疼痛历时1~5min，很少超过15min，休息或含服硝酸甘油多1~2min（很少超过5min）缓解。

2. 不典型发作

（1）疼痛部位可出现在上腹部、颈部、下颌、左肩胛部或右前胸、左大腿内侧等。

（2）疼痛轻微或无疼痛，而出现胸部闷感、胸骨后烧灼感等，称心绞痛的等同症状。上述症状亦应为发作型，休息或含服硝酸甘油可缓解。

心前区刺痛，手指能明确指出疼痛部位，以及持续性疼痛或胸闷，多不是心绞痛。

（二）体征

患者平时一般无异常体征。心绞痛发作时可出现心率增快、血压增高、表情焦虑、出汗，有时出现第四或第三心音奔马律，可有暂时性心尖区收缩期杂音（乳头肌功能不全）。

（三）心绞痛严重程度的分级

根据加拿大心血管学会的分类，可将心绞痛严重程度分为4级。①Ⅰ级：一般体力活动（如步行和登楼）不受限，仅在强、快或长时间劳动时发生心绞痛。②Ⅱ级：一般体力活动轻度受限。快步、饭后、寒冷或刮风中、精神应激或醒后数小时内步行或登楼；步行2个街区以上、登楼1层以上和爬山，均引起心绞痛。③Ⅲ级：一般体力活动明显受限，步行1~2个街区，登楼1层引起心绞痛。④Ⅳ级：一切体力活动都引起不适，静息时可发生心绞痛。

三、分型

(一) 劳累性心绞痛

由活动和其他可引起心肌耗氧增加的情况而诱发。又可分为以下几种。

1. 稳定型劳累性心绞痛特点

(1) 病程>1个月;

(2) 胸痛发作与心肌耗氧量增加多有固定关系,即心绞痛阈值相对不变;

(3) 诱发心绞痛的劳力强度相对固定,并可重复;

(4) 胸痛发作在劳力当时,被迫停止活动,症状可缓解;

(5) 心电图运动试验多呈阳性。

此型冠脉固定狭窄度超过管径70%,多支病变居多,冠脉动力性阻塞多不明显,粥样斑块无急剧增大或破裂出血,故临床病情较稳定。

2. 初发型劳力性心绞痛特点

(1) 病程<1个月。

(2) 年龄较轻。

(3) 男性居多。

(4) 临床症状差异大。①轻型:中等程度劳力时偶发;②重型:轻微用力或休息时频发;梗死前心绞痛为回顾性诊断。

此型单支冠脉病变多,侧支循环少,因冠脉痉挛或粥样硬化进展迅速,斑块破裂出血,血小板聚集,甚至有血栓形成,导致病情不稳定。

3. 恶化型劳累性心绞痛特点

(1) 心绞痛发作次数、持续时间、疼痛程度在短期内突然加重;

(2) 活动耐量较以前明显降低;

(3) 日常生活中轻微活动均可诱发,甚至安静睡眠时也可发作;

(4) 休息或使用硝酸甘油对缓解疼痛作用差;

(5) 发作时心电图有明显的缺血性 ST-T 改变;

(6) 血清心肌酶正常。

此型多属多支冠脉严重粥样硬化,并存在左主干病变,病情突然恶化可能因斑块脂质浸润急剧增大、破裂或出血,血小板凝聚血栓形成,使狭窄管腔更堵塞,活动耐量降低。

(二) 自发性心绞痛

心绞痛发作与心肌耗氧量增加无明显关系,而与冠状血流储备量减少有关,可单独发生或与劳累性心绞痛并存。与劳累性心绞痛相比,疼痛持续时间一般较长,程度较重,且不易为硝酸甘油所缓解。

1. 卧位型心绞痛特点

(1) 有较长的劳累性心绞痛史;

(2) 平卧时发作,多在午夜前,即入睡1~2h内发作;

(3) 发作时需坐起甚至站立;

(4) 疼痛较剧烈,持续时间较长;

（5）发作时 ST 段下降显著；

（6）预后差，可发展为急性心肌梗死或发生严重心律失常而死亡。

此型发生机制尚有争论，可能与夜梦、夜间血压降低或发生未被察觉的左心室衰竭，以致狭窄的冠状动脉远端心肌灌注不足；或平卧时静脉回流增加，心脏工作量增加，需氧增加等有关。

2．变异型心绞痛特点

（1）发病年龄较轻；

（2）发作与劳累或情绪多无关；

（3）易于午夜到凌晨时发作；

（4）几乎在同一时刻呈周期性发作；

（5）疼痛较重，历时较长；

（6）发作时心电图示有关导联的 ST 段抬高，与之相对应的导联则 ST 段可压低；

（7）含服硝酸甘油可使疼痛迅速缓解，抬高的 ST 段随之恢复；

（8）血清心肌酶正常。

本型心绞痛是在冠状动脉狭窄的基础上，该支血管发生痉挛，引起一片心肌缺血所致。冠状动脉造影正常的患者，也可由该动脉痉挛而引起。冠状动脉痉挛可能与 α 肾上腺素能受体受到刺激有关，患者迟早会发生心肌梗死。

3．中间综合征

中间综合征亦称急性冠状动脉功能不全。

（1）心绞痛发作持续时间长，可达 30min～1h；

（2）常在休息或睡眠中发作；

（3）心电图、放射性核素和血清学检查无心肌坏死表现。本型心绞痛性质介于心绞痛与心肌梗死之间，常是心肌梗死的前奏。

4．梗死后心绞痛

梗死后心绞痛是急性心肌梗死发生后 1 个月内（不久或数周）又出现的心绞痛。供血的冠状动脉阻塞发生心肌梗死，但心肌尚未完全坏死，一部分未坏死的心肌处于严重缺血状态下又发生疼痛，随时有发生梗死的可能。

（三）混合性心绞痛

混合性心绞痛的特点为以下几点。

（1）劳累性与自发性心绞痛并存，如兼有大支冠状动脉痉挛；除劳累性心绞痛外可并存变异型心绞痛，如兼有中等大冠脉收缩则劳累性心绞痛可在通常能耐受的劳动强度下发生。

（2）心绞痛阈值可变性大，临床表现为在当天不同时间、当年不同季节的心绞痛阈值有明显变化，如伴有 ST 段压低的心绞痛患者运动能力的昼夜变化。劳累性心绞痛患者遇冷诱发及餐后发作的心绞痛多属此型。

此类心绞痛为一支或多支冠脉产生临界固定狭窄病变，限制了最大冠脉储备力，同时有冠脉痉挛收缩的动力性阻塞使血流减少，故心肌耗氧量增加与心肌供氧量减少两个因素均可诱发心绞痛。

近年"不稳定型心绞痛"一词在临床上被广泛应用，指介于稳定型劳累性心绞痛与急性心肌梗死和猝死之间的中间状态。它包括了除稳定型劳累性心绞痛外的上述所有类型的心绞痛，还包括冠状动脉成形术后心绞痛、冠状动脉旁路术后心绞痛等新近提出的心绞痛类型。其病理基础是在原有病变基础上发生冠状动脉内膜下出血、粥样硬化斑块破裂、血小板或纤维蛋白凝集、形成血栓、冠状动脉痉挛等。

四、辅助检查

（一）心电图

1. 静息时心电图

约半数患者的静息时心电图在正常范围内，也可有非特异性 ST-T 异常或陈旧性心肌梗死图形，有时有房室或束支传导阻滞、期前收缩等。

2. 心绞痛发作时心电图

绝大多数患者可出现暂时性心肌缺血引起的 ST 段移位；ST 段水平或下斜压低≥1mm，ST 段抬高≥2mm（变异型心绞痛）；T 波低平或倒置，平时 T 波倒置者发作时变直立（伪改善）。可出现各种心律失常。

3. 心电图负荷试验

心电图负荷试验用于心电图正常或可疑时。有马斯特二级梯运动试验（Master 试验）、活动平板运动试验、蹬车试验、双嘧达莫试验、心房调搏和异丙肾上腺素静脉滴注试验等。

4. 动态心电图

24h 持续记录以证实胸痛时有无心电图缺血改变及无痛性禁忌缺血发作。

（二）放射性核素检查

1. ^{201}铊（^{201}Tl）心肌显像或兼做负荷（运动）试验

患者休息时铊显像所示灌注缺损主要见于心肌梗死后瘢痕部位。而缺血心肌常在心脏负荷后显示灌注缺损，并在休息后复查出现缺损区再灌注现象。近年用 ^{99m}Tc-MIBI 做心肌灌注显像（静息或负荷）取得良好效果。

2. 放射性核素心腔造影

静脉内注射焦磷酸亚锡被细胞吸附后，再注射 ^{99m}Tc，即可使红细胞被标记上放射性核素，得到心腔内血池显影。可测定左心室射血分数及显示室壁局部运动障碍。

（三）超声心动图

二维超声心动图可检出部分冠状动脉左主干病变，结合运动试验可观察到心室壁节段性运动异常，有助于心肌缺血的诊断，静息状态下心脏图像阴性，尚可通过负荷试验确定，近年三维、经食管、血管内和心内超声检查增加了其诊断的阳性率和准确性。

（四）心脏 X 线检查

心脏 X 线无异常发现或见心影增大、肺充血等。

（五）冠状动脉造影

直接观察冠状动脉解剖及病变程度与范围是确诊冠心病的最可靠方法，但它是一种有一定危险的有创检查，不宜作为常规诊断手段。其主要指征为以下几点。

（1）胸痛疑似心绞痛不能确诊者。

（2）内科治疗无效的心绞痛，需明确冠状病变情况而考虑手术者。

（六）激发试验

为诊断冠脉痉挛，常用冷加压、过度换气及麦角新碱做激发试验，前两种试验较安全，但敏感性差，麦角新碱可引起冠脉剧烈收缩，仅适用于造影时冠脉正常或固定狭窄病变<50％的可疑冠脉痉挛患者。

五、诊断

根据典型的发作特点和体征，含服硝酸甘油后缓解，结合年龄和存在易患冠心病因素，其他原因所致的心绞痛，一般即可建立诊断。下列几个方面有助于在临床上诊断心绞痛。

（一）性质

心绞痛应是压榨紧缩、压迫窒息、沉重闷胀性疼痛，而非刀割样尖锐痛或抓痛，短促的针刺样或触电样痛，或昼夜不停胸闷的感觉。其实也并非"绞痛"，少数患者可为烧灼感、紧张感或呼吸短促伴有咽喉或气管上方紧窄感。疼痛或不适感开始时较轻，逐渐增剧，然后逐渐消失，很少受体位或呼吸所影响。

（二）部位

疼痛或不适处常位于胸骨或其邻近，也可在上腹部至咽部之间的任何位置，但极少在咽部以上。有时可位于左肩或左臂，偶尔也可位于右臂、下颌、下颈椎、上胸椎、左肩胛骨间或肩胛骨上区，然而位于左腋下或左胸下者很少。对于疼痛或不适感分布的范围，患者常需用整个手掌或拳头来指示，仅用一手指的指端来指示者极少。

（三）时限

发病时限为 1～15min，多数 3～5min，偶有达 30min 的（中间综合征除外）。疼痛持续仅数秒钟或不适感（多为闷感）持续整天或数天者均不似心绞痛。

（四）诱发因素

诱发因素首先以劳累为主，其次为情绪激动，最后为寒冷环境、进冷饮及身体其他部位的疼痛。在体力活动后而不是在体力活动的当时发生的不适感，不似心绞痛。进行体力活动再加上情绪激动，则更易诱发，自发性心绞痛可在无任何明显诱因下发生。

（五）硝酸甘油的效应

舌下含服硝酸甘油片如有效，心绞痛应于 1～2min 缓解（也有需 5min 的，要考虑到患者可能对时间的估计不够准确），对卧位型的心绞痛，硝酸甘油可能无效。在评定硝酸甘油的效果时，还要注意患者所用的药物是否已经失效或接近失效。

（六）心电图

发作时心电图检查可见以 R 波为主的导联中，ST 段压低，T 波平坦或倒置（变异型心绞痛者则有关导联 ST 段抬高），发作过后数分钟内逐渐恢复。心电图无改变的患者可考虑做负荷试验。发作不典型者，诊断要依靠观察硝酸甘油的疗效和发作时心电图的改变；如仍不能确诊，可多次复查心电图、心电图负荷试验或 24h 动态心电图连续监测，如心电图出现阳性变化或负荷试验诱致心绞痛发作时亦可确诊。

六、鉴别诊断

（一）X 综合征

目前临床上被称为 X 综合征的有两种情况：一是 1973 年坎普（Kemp）所提出的原因未明的心绞痛；二是 1988 年凯文（Keaven）所提出的与胰岛素抵抗有关的代谢失常。心绞痛需与坎普提出的 X 综合征相鉴别。X 综合征目前被认为是小的冠状动脉舒缩功能障碍所致的，以反复发作劳累性心绞痛为主要表现，疼痛亦可在休息时发生，发作时或负荷后心电图可示心肌缺血表现、核素心肌灌注可示灌注缺损、超声心动图可示节段性室壁运动异常。但本病多见于女性，冠心病的易患因素不明显，疼痛症状不典型，冠状动脉造影阴性，左心室无肥厚表现，麦角新碱试验阴性，治疗反应不稳定而预后良好，与冠心病心绞痛不同。

（二）心脏神经症

心脏神经症多发于青年或更年期的女性患者，表现为心前区刺痛或经常性胸闷，与体力活动无关，常伴心悸及叹息样呼吸、手足麻木等。患者过度换气或自主神经功能紊乱时可有 T 波低平或倒置，但心电图普萘洛尔试验或氯化钾试验时 T 波多能恢复正常。

（三）急性心肌梗死

急性心肌梗死疼痛部位与心绞痛相仿，但程度更剧烈，持续时间多在半小时以上，硝酸甘油不能缓解。常伴有休克、心律失常及心衰；心电图面向梗死部位的导联 ST 段抬高，常有异常 Q 波；血清心肌酶增高。

（四）其他心血管病

其他心血管病，如主动脉夹层形成、主动脉窦瘤破裂、主动脉瓣病变、肥厚型心肌病、急性心包炎等。

（五）颈胸疾患

颈胸疾患，如颈椎病、胸椎病、肋软骨炎、肩关节周围炎、胸肌劳损、肋间神经痛、带状疱疹等。

（六）消化系统疾病

消化系统疾病，如食管裂孔疝、贲门痉挛、胃及十二指肠溃疡、急性胰腺炎、急性胆囊炎及胆石症等。

七、治疗

心绞痛的预防主要是防止动脉粥样硬化的发生和发展。治疗原则是改善冠状动脉的供血和减轻心肌的耗氧，同时治疗动脉粥样硬化。

（一）发作时的治疗

1. 休息

发作时立刻休息，一般患者在停止活动后症状即可消除。

2. 药物治疗

较重的发作，可使用作用快的硝酸酯制剂。这类药物除扩张冠状动脉、降低其阻力、增加其血流量外，还通过对周围血管的扩张作用，减少静脉回心血量，降低心室容量、心腔内压、心排血量和血压，减低心脏前后负荷和心肌的需氧，从而缓解心绞痛。

（1）硝酸甘油：可用 0.3~0.6mg 片剂，置于舌下含服，使其迅速为唾液所溶解而吸收，

1～2min即开始起作用，约半小时后作用消失，对约92％的患者有效，其中76％在3min内见效。延迟见效或完全无效时提示患者并非患冠心病或患严重的冠心病，也可能所服的药物已失效或未溶解，如属后者可嘱患者将药物轻轻嚼碎继续含化。长期反复应用可产生耐药性而导致效力降低，停用10d以上，可恢复有效性。近年来该药还有喷雾剂和胶囊制剂，能达到更迅速起效的目的。不良反应有头昏、头胀痛、头部跳动感、面红、心悸等，偶尔有血压下降，因此第一次用药时，患者宜取平卧位，必要时吸氧。

（2）硝酸异山梨酯（消心痛）：可用5～10mg，舌下含服，2～5min见效，作用维持2～3h。或用喷雾剂喷到口腔两侧黏膜上，每次1.25mg，1min见效。

（3）亚硝酸异戊酯：极易气化的液体，盛于小安瓿内，每安瓿0.2mL，用时以小手帕包裹敲碎，立即盖于鼻部吸入。作用快而短，在10～15s内开始，几分钟即消失。本药作用与硝酸甘油相同，其降低血压的作用更明显，有引起晕厥的可能，目前多数学者不推荐使用。同类制剂还有亚硝酸辛酯。

在应用上述药物的同时，可考虑使用镇静药。

（二）缓解期的治疗

宜尽量避免各种足以导致心绞痛发作的因素。调节饮食，特别是一次进食不应过饱，杜绝烟酒。调整日常生活与工作量；减轻精神负担；保持适当的体力活动，但以不致发生疼痛症状为度；有血脂质异常者积极调整血脂；一般无须卧床休息。初次发作（初发型）或发作增多、加重（恶化型）或卧位型、变异型、中间综合征、梗死后心绞痛等，疑为心肌梗死前奏的患者，应休息一段时间。

使用作用持久的抗心绞痛药物防止心绞痛发作，可单独选用、交替应用或联合应用下列作用持久的药物。

1. 硝酸酯制剂

（1）硝酸异山梨酯。①硝酸异山梨酯：口服后半小时起作用，持续3～5h，常用量为10～20mg/4～6h，初服时常有头痛反应，可将单剂改为5mg，以后逐渐加量。②单硝酸异山梨酯（异乐定）：口服后完全吸收，解离缓慢，药效达8h，常用量为20～40mg/8～12h。近年倾向于应用缓释制剂减少服药次数，硝酸异山梨酯的缓释制剂1次口服作用持续8h，可用20～60mg/8h；单硝酸异山梨酯的缓释制剂用量为50mg，每天1～2次。

（2）长效硝酸甘油制剂。①硝酸甘油缓释制剂：口服后使硝酸甘油部分药物得以逃逸肝脏代谢，进入体循环而发挥其药理作用。一般服后半小时起作用，时间可长达8～12h，常用剂量为2.5mg，每天2次。②硝酸甘油软膏和贴片制剂：前者为2％软膏，均匀涂于皮肤上，每次直径2～5cm，涂药60～90min起作用，维持4～6h；后者每贴含药20mg，贴于皮肤上后1h起作用，维持12～24h。胸前或上臂皮肤为适于涂或贴药的部位。

患青光眼、颅内压增高、低血压或休克者不宜选用本类药物。

2. β肾上腺素能受体阻滞剂（β受体阻滞剂）

β受体有β_1和β_2两个亚型。心肌组织中β_1受体占主导地位，而支气管和血管平滑肌中以β_2受体为主。所有β受体阻滞剂对两型β受体都能抑制，但有些制剂对心脏有选择性作用。它们具有阻断拟交感胺类对心率和心肌收缩力受体的刺激作用，减慢心率，降低血压，减低心肌收缩力和氧耗量，从而缓解心绞痛的发作。此外，此阻滞剂还减低运动时血流动力的反应，使在同一运动量水平上心肌耗氧量减少；使不缺血的心肌区小动脉（阻力血管）缩小，从而使更多的血液通过极度扩张的侧支循环（输送血管）流入缺血区。国外学者建议此药用量要大。不良反应有心室射血时间延长和心脏容积增加，这虽可能使心肌缺血加重或引起心力衰竭，但其使心肌耗氧量减少的作用远超过其不良反应。常用制剂有以下几种。

（1）普萘洛尔（心得安）：每天 3～4 次，开始时每次 10mg，逐步增加剂量，达每天 80～200mg；其缓释制剂每次 160mg，1 次/d。

（2）氧烯洛尔（心得平）：每天 3～4 次，每次 20～40mg。

（3）阿普洛尔（心得舒）：每天 2～3 次，每次 25～50mg。

（4）吲哚洛尔（心得静）：每天 3～4 次，每次 5mg，逐步增至 60mg/d。

（5）索他洛尔（心得怡）：每天 2～3 次，每次 20mg，逐步增至 200mg/d。

（6）美托洛尔（美多心安）：每天 2 次，每次 25～100mg；其缓释制剂每次用 200mg，1 次/d。

（7）阿替洛尔（氨酰心安）：每天 2 次，每次 12.5～75mg。

（8）醋丁洛尔（醋丁酰心安）：每天 200～400mg，分 2～3 次服。

（9）纳多洛尔（康加多尔）：每天 1 次，每次 40～80mg。

（10）噻吗洛尔（噻吗心安）：每天 2 次，每次 5～15mg。

本类药物有引起心动过缓、降低血压、抑制心肌收缩力、引起支气管痉挛等作用，长期应用时，有些可以引起血脂增高，故选用药物时和用药过程中要加以注意和观察。新一代制剂中赛利洛尔具有心脏选择性 β_1 受体阻滞作用，同时部分地激动 β_2 受体。其减缓心率的作用较轻，甚至可使夜间心率增快；有轻度兴奋心脏的作用；有轻度扩张支气管平滑肌的作用；使血胆固醇、低密度脂蛋白和三酰甘油降低而高密度脂蛋白胆固醇增高；使纤维蛋白降低而纤维蛋白原增高；长期应用对血糖无影响，因而更适合于老年冠心患者。剂量为每次 200～400mg，每天 1 次。我国患者对降受体阻滞剂的耐受性较差，宜用低剂量。

β 受体阻滞剂可与硝酸酯合用，但要注意：①β 受体阻滞剂可与硝酸酯产生协同作用，因而剂量应偏小，开始剂量尤其要注意减小，以免引起体位性低血压等不良反应；②停用 β 受体阻滞剂时应逐步减量，如突然停用有诱发心肌梗死的可能；③心功能不全，支气管哮喘及心动过缓者不宜用。其有减慢心律的不良反应，因而限制了剂量的加大。

3. 钙通道阻滞剂（亦称钙拮抗剂）

此类药物抑制钙离子进入细胞内，也抑制心肌细胞兴奋，收缩耦联中钙离子的利用。因而抑制心肌收缩，减少心肌耗氧；扩张冠状动脉，解除冠状动脉痉挛，改善心内膜下心肌的血供；扩张周围血管，降低动脉压，减轻心脏负荷；还降低血液黏度，抗血小板聚集，改善心肌的微循环。常用制剂有以下几种。

（1）苯烷胺衍生物：最常用的是维拉帕米（异搏定），每次 80～120mg，每天 3 次；其缓释制剂每次 240～480mg，每天 1 次。不良反应有头晕、恶心、呕吐、便秘、心动过缓、P-R 间期延长、血压下降等。

（2）二氢吡啶衍生物。①硝苯地平（心痛定）：每次 10～20mg，每 4～8h 口服 1 次；舌下含服3～5min后起效；其缓释制剂用量为每次20～40mg，每天1～2次。②氨氯地平（络活喜）：每次5～10mg，每天1次。③尼卡地平：每次10～30mg，每天3～4次。④尼索地平：每次10～20mg，每天2～3次。⑤非洛地平（波依定）：每次5～20mg，每天1次。⑥伊拉地平：每次2.5～10mg，每12h1次。

本类药物的不良反应有头痛、头晕、乏力、面部潮红、血压下降、心率增快、下肢水肿等，也可有胃肠道反应。

（3）苯噻氮唑衍生物：最常用的是地尔硫草（恬尔心、合心爽），每次30～90mg，每天3次，其缓释制剂用量为每次45～90mg，每天2次。

不良反应有头痛、头晕、皮肤潮红、下肢水肿、心率减慢、血压下降、胃肠道不适等。

钙通道阻滞剂治疗变异型心绞痛的疗效最好，本类药可与硝酸酯同服，其中二氢吡啶衍生物类如硝苯地平尚可与β阻滞剂同服，但维拉帕米和地尔硫草与β阻滞剂合用时则有过度抑制心脏的危险。停用本类药时也宜逐渐减量然后停服，以免发生冠状动脉痉挛。

4. 冠状动脉扩张剂

冠状动脉扩张剂为能扩张冠状动脉的血管扩张剂，从理论上说其能增加冠状动脉的血流，改善心肌的血供，缓解心绞痛。但冠心病时冠状动脉病变情况复杂，有些血管扩张剂如双嘧达莫，可能扩张无病变或轻度病变的动脉较扩张重度病变的动脉更为显著，减少侧支循环的血流量，引起所谓"冠状动脉窃血"，增加了正常心肌的供血量，使缺血心肌的供血量反而减少，因而不再用于治疗心绞痛。目前仍用的有以下几种。

（1）吗多明：每次1～2mg，每天2～3次，不良反应有头痛、面红、胃肠道不适等。

（2）胺碘酮：每次100～200mg，每天3次，也用于治疗快速心律失常，不良反应有胃肠道不适、药疹、角膜色素沉着、心动过缓、甲状腺功能障碍等。

（3）乙氧黄酮：每次30～60mg，每天2～3次。

（4）卡波罗孟：每次75～150mg，每天3次。

（5）奥昔非君：每次8～16mg，每天3～4次。

（6）氨茶碱：每次100～200mg，每天3～4次。

（7）罂粟碱：每次30～60mg，每天3次。

（三）中医中药治疗

根据祖国医学辨证论治原则，采用治标和治本两法。治标，主要在疼痛期应用，以"通"为主，有活血、化瘀、理气、通阳、化痰等法；治本，一般在缓解期应用，以调整阴阳、脏腑、气血为主，有补阳、滋阴、补气血、调理脏腑等法。其中以"活血化瘀"法（常用丹参、红花、川芎、蒲黄、郁金等）和"芳香温通"法（常用苏合香丸、苏冰滴丸、宽胸丸、保心丸、麝香保心丸等）较为常用。此外，针刺或穴位按摩治疗也有一定疗效。

（四）其他药物和非药物治疗

右旋糖酐40或羟乙基淀粉注射液每次250～500mL/d，静脉滴注14～30d为一疗程，作用为改善微循环的灌流，可改善心肌的血流灌注，可用于心绞痛的频繁发作。高压氧治疗增加全身的氧供应，可使顽固的心绞痛得到改善，但疗效不易巩固。体外反搏治疗可能增加冠状动脉的血供，也可考虑应用。兼有早期心力衰竭者，治疗心绞痛的同时宜用快速起效的洋地黄类制剂。鉴于不稳定型心绞痛的病理基础是在原有冠状动脉粥样硬化病变上发生冠状动脉内膜下出血、斑块破裂、血小板或纤维蛋白凝集而形成血栓，近年采用抗凝血、溶血栓和抗血小板药物治疗，收到较好的效果。

（五）冠状动脉介入性治疗

1. 经皮冠状动脉腔内成形术（PTCA）

PTCA 为用带球囊的心导管经周围动脉送到冠状动脉，在导引钢丝的引导下进入狭窄部位，向球囊内注入造影剂使之扩张，在有指征的患者中可收到与外科手术治疗同样的效果。过去认为理想的指征为以下几点。

（1）心绞痛病程＜1 年，药物治疗效果不佳，患者失健。

（2）1 支冠状动脉病变，且病变在近端，无钙化或痉挛。

（3）有心肌缺血的客观证据。

（4）患者有较好的左心室功能和侧支循环。施行本术如不成功需做紧急主动脉冠状动脉旁路移植手术。

近年随着技术的改进、经验的累积，手术指征已扩展到：①治疗多支或单支多发病变；②治疗近期完全闭塞的病变，包括发病 6h 内的急性心肌梗死；③治疗病情初步稳定 2～3 周的不稳定型心绞痛；④治疗主动脉冠状动脉旁路移植术后血管狭窄。无血供保护的左冠状动脉主干病变为用本手术治疗的禁忌。本手术即时成功率在 90％左右，但术后 3～6 个月，25％～35％患者可再发生狭窄。

2. 冠状动脉内支架植入术（ISI）

以不锈钢、钴合金或钽等金属和高分子聚合物制成的筛网状、含槽的管状和环绕状的支架，通过心导管植入冠状动脉，支架自行扩张或借球囊膨胀作用使其扩张，支撑在血管壁上，从而维持血管内血流畅通。用于以下几个方面。

（1）改善 PTCA 的疗效，降低再狭窄的发生率，尤其适于 PTCA 扩张效果不理想者。

（2）PTCA 术时因冠状动脉内膜撕脱、血管弹性而回缩、冠状动脉痉挛或血栓形成而出现急性血管闭塞者。

（3）慢性病变冠状动脉近于完全阻塞者。

（4）旁路移植血管段狭窄者。

（5）急性心肌梗死者。术后使用抗血小板治疗预防支架内血栓形成，目前认为新一代的抗血小板制剂——血小板 GPⅡb/Ⅲ受体阻滞剂有较好效果，可用阿昔单抗静脉注射 0.25mg/kg，然后静脉滴注 10μg/（kg·h），共 12h；或埃替非巴肽静脉注射 180μg/kg，然后静脉滴注每分钟 2μg/kg，共 96h；或盐酸替罗非班静脉滴注每分钟 0.4μg/kg，共 30min，然后每分钟 0.1μg/kg，滴注 48h。口服制剂有：珍米洛非班 5～20mg，每天 2 次等。也可口服常用的抗血小板药物，如阿司匹林、双嘧达莫、噻氯吡啶或较新的氯吡格雷等。

3. 其他介入性治疗

其他介入性治疗包括冠状动脉斑块旋切术、冠状动脉斑块旋切吸引术、冠状动脉斑块旋磨术、冠状动脉激光成形术等，这些在 PTCA 的基础上发展的方法，期望使冠状动脉再狭窄的发生率降低。近年还有用冠状动脉内超声、冠状动脉内放射治疗的介入性方法，其效果有待观察。

（六）运动锻炼疗法

谨慎安排程度适宜的运动锻炼有助于促进侧支循环的发展，提高体力活动的耐受量，改善症状。

（七）不稳定型心绞痛的处理

各种不稳定型心绞痛患者均应住院卧床休息，在密切监护下，进行积极的内科治疗，尽快控制症状和防止发生心肌梗死。需取血测血清心肌酶和观察心电图变化以除外急性心肌梗死，并注意胸痛发作时的 ST 段改变。胸痛时可先含服硝酸甘油 0.3～0.6mg，如反复发作可舌下含服硝酸异山梨酯 5～10mg，每 2h 1 次，必要时加大剂量，以收缩压不过于下降为度，症状缓解后改为口服。如无心力衰竭可加用 β 受体阻滞剂和（或）钙通道阻滞剂，剂量可偏大些。胸痛严重而频繁或难以控制者，可静脉内滴注硝酸甘油，以 1mg 溶于 5% 葡萄糖液 50～100mL 中，开始时滴注 10～20μg/min，需要时逐步增加至 100～200μg/min；也可用硝酸异山梨酯 10mg 溶于 5% 葡萄糖 100mL 中，以 30～100μg/min 静脉滴注。对发作时 ST 段抬高或有其他证据提示其发作主要由冠状动脉痉挛引起者，宜用钙通道阻滞剂取代 β 受体阻滞剂。鉴于本型患者常有冠状动脉内粥样斑块破裂、血栓形成、血管痉挛及血小板聚集等病变基础，近年主张口服阿司匹林和肝素或低分子肝素皮下或静脉内注射以预防血栓形成。情况稳定后行选择性冠状动脉造影，考虑介入或手术治疗。

八、护理

（一）护理评估

1. 病史

询问患者有无高血压、高脂血症、吸烟、糖尿病、肥胖等危险因素，以及劳累、情绪激动、饱食、寒冷、吸烟、心动过速、休克等诱因。

2. 身体状况

主要评估胸痛的特征，包括诱因、部位、性质、持续时间、缓解方式及心理感受等。典型心绞痛的特征为：①发作在劳力等诱因的当时；②疼痛部位在胸骨体上段或中段之后，可波及心前区约手掌大小范围，甚至横贯前胸，界线不很清楚，常放射至左肩臂内侧达无名指和小指，或至颈、咽、下颌部；③疼痛性质为压迫、紧缩性闷痛或烧灼感，偶伴濒死感，迫使患者立即停止原来的活动，直至症状缓解；④疼痛一般持续3～5min，经休息或舌下含服硝酸甘油，几分钟内缓解，可数日或数周发作 1 次，或一日发作多次；⑤发作时多有紧张或恐惧感，发作后有焦虑、多梦症状。

发作时体检常有心率加快、血压升高、面色苍白、冷汗，部分患者有暂时性心尖部收缩期杂音、舒张期奔马律、交替脉症状。

3. 实验室及其他检查

（1）心电图检查：主要是在 R 波为主的导联上，ST 段压低，T 波平坦或倒置等。

（2）心电图负荷试验：通过增加心脏负荷及心肌氧耗量，激发心肌缺血性 ST-T 改变，有助于临床诊断和疗效评定等。常用的方法有：饱餐试验、马斯特二级阶梯运动试验及次极量运动试验（蹬车运动试验、活动平板运动试验）等。

（3）动态心电图：可以连续 24h 记录心电图，观察缺血时的 ST-T 改变，有助于诊断、观察药物治疗效果及有无心律失常。

（4）超声波检查。二维超声显示：左主冠状动脉及分支管腔可能变窄，管壁不规则增厚及回声增强。心绞痛发作时或运动后局部心肌运动幅度减低或无运动及心功能减低。超声多普勒于二尖瓣上取样，可测出舒张早期血液速度减低，舒张末期流速增加，表示舒张早期心肌顺应性减低。

（5）X 线检查：冠心病患者在合并有高血压病或心功能不全时，可有心影扩大、主动脉弓屈曲延长；心衰严重时，可合并肺充血改变；有陈旧心肌梗死合并室壁瘤时，X 线下可见心室反向搏动。

（6）放射性核素检查：静脉注射^{201}铊，心肌缺血区不显像。^{201}铊运动试验以运动诱发心肌缺血，可使休息时无异常表现的冠心病患者呈现不显像的缺血区。

（7）冠状动脉造影：可发现中动脉粥样硬化引起的狭窄性病变及其确切部位、范围和程度，并能估计狭窄处远端的管腔情况。

（二）护理目标

（1）患者主诉疼痛次数减少，程度减轻。

（2）患者能够掌握活动规律并保持最佳活动水平，表现为活动后不出现心律失常和缺氧表现。心率、血压、呼吸频率维持在预定范围。

（3）患者能够运用有效的应对机制减轻或控制焦虑。

（4）患者能了解本病防治常识，说出所服用药物的名称、用法、作用和不良反应。

（5）无并发症发生。

（三）护理措施

1．一般护理

（1）患者应卧床休息，嘱患者避免做突然用力的动作，饭后不宜进行体力活动，防止精神紧张、情绪激动、受寒、饱餐及吸烟、酗酒，宜少量多餐，用清淡饮食，不宜进含动物脂肪及高胆固醇的食物。

对有恐惧和焦虑心理的患者，应向患者解释冠心病的性质，只要注意生活保健，坚持治疗，可以防止病情的发展；对情绪不稳者，可适当应用镇静剂。

（2）保持大小便通畅，做好皮肤及口腔的护理。

2．病情观察与护理

（1）不稳定型心绞痛患者应安排其进监护室予以监护，密切观察病情和心电图变化，观察胸痛持续的时间、次数，并注意观察硝酸盐类等药物的不良反应。发现异常时及时报告医生，并协助进行相应的处理。

（2）患者心绞痛发作时，嘱其安静卧床休息，做心电图检查观察其 ST-T 的改变，并给予舌下含服硝酸甘油 0.6mg，吸氧。对有频繁发作的心绞痛或属自发性心绞痛的患者，需提高警惕，用心电监护观察是否发展为心肌梗死。如有上述变化，应及时报告医生。

（四）健康教育

（1）为患者及家属讲解有关疾病的病因及诱发因素，防止过度脑力劳动，适当参加体力活动；合理搭配饮食结构；肥胖者须限制饮食；戒烟酒。积极防治高血压、高脂血症和糖尿病。有上述疾病家族史的青年，应早期注意血压及血脂变化，争取早期发现，及时治疗。

（2）心绞痛症状控制后，应坚持服药治疗，避免导致心绞痛发作的诱因。对不经常发作者，需鼓励其做适当的体育锻炼，如散步、打太极拳等，这样有利于冠状动脉侧支循环的建立。随身携带硝酸甘油片或亚硝酸异戊酯等药物，以备心绞痛发作时自用。

（3）出院时指导患者根据病情调整饮食结构，选择医生、护士建议的合理化饮食。教会患者家属正确测量血压、脉搏、体温的方法。教会患者及家属识别与自身有关的诱发因素，如吸烟、情绪激动等。

（4）嘱患者出院带药，给患者提供有关的书面材料，指导患者正确用药。

（5）教会患者门诊随访知识。

第二节　急性心肌梗死

急性心肌梗死（AMI）是急性心肌缺血性坏死，是在冠状动脉病变的基础上，发生冠状动脉血供急剧减少或中断，使相应的心肌严重而持久地急性缺血。原因通常是在冠状动脉粥样硬化病变的基础上继发血栓形成的。非动脉粥样硬化所导致的心肌梗死可由感染性心内膜炎、血栓脱落、主动脉夹层形成、动脉炎等引起。

急性心肌梗死在欧美常见，20 世纪 50 年代美国本病死亡率＞300/10 万人口，20 世纪 70 年代以后降到＜200/10 万人口。美国 35～84 岁人群中年发病率男性为 71%，女性为 22%；每年约有 80 万人发生心肌梗死，45 万人继发梗死。本病在我国远不如在欧美多见，20 世纪 70 年代和 80 年代北京、河北、黑龙江、上海、广州等省市年发病率仅 0.2%～0.6%，发病率以华北地区最高。

一、病因和发病机制

急性心肌梗死绝大多数（90% 以上）是冠状动脉粥样硬化所致。冠状动脉有弥漫而广泛的粥样硬化病变，使管腔有＞75% 的狭窄，侧支循环尚未充分建立，一旦管腔内血栓形成、劳力、情绪激动、休克、外科手术或血压剧升等诱因而导致血供进一步急剧减少或中断，使心肌严重而持久急性缺血在 1h 以上，即可发生心肌梗死。

冠状动脉闭塞后约半小时，心肌开始坏死，1h 后心肌凝固性坏死，心肌间质充血、水肿、炎性细胞浸润。之后坏死心肌逐渐溶解，形成肌溶灶，随后渐有肉芽组织形成，坏死组织有 1～2 周开始吸收，逐渐纤维化，在 6～8 周形成瘢痕而愈合，即为陈旧性心肌梗死。坏死心肌波及心包可引起心包炎。心肌全层坏死，可发生心室壁破裂、游离壁破裂或室间隔穿孔，也可引起乳头肌断裂。若仅有心内膜下心肌坏死，在心室腔压力的冲击下，外膜下层向外膨出，形成室壁膨胀瘤，造成室壁运动障碍甚至矛盾运动，严重影响左心室射血功能。冠状动脉可有一支或几支闭塞而引起所供血区部位的梗死。

急性心肌梗死时，心脏收缩力减弱、顺应性减低，心肌收缩不协调，心排出量下降，严重时发生泵衰竭、心源性休克及各种心律失常，病死率高。

二、病理生理

急性心肌梗死的病理生理主要出现左心室舒张和收缩功能障碍的一些血流动力学变化，其严重度和持续时间取决于梗死的部位、程度和范围。心脏收缩力减弱、顺应性减低、心肌收缩不协调，左心室压力曲线最大上升速度（dp/dt）减低，左心室舒张末期压增高、舒张和收缩末期容量增多。射血分数减低，心搏量和心排血量下降，心率增快或有心律失常，血压下降，静脉血氧含量降低。心室重构出现心壁厚度改变、心脏扩大和心力衰竭（先左心衰竭然后全心衰竭），可发生心源性休克。右心室梗死在心肌梗死患者中少见，其主要病理生理改变是右心衰竭的血流动力学变化，右心房压力增高，高于左心室舒张末期压，心排血量减低，血压下降。

急性心肌梗死引起的心力衰竭称为泵衰竭，按 Killip 分级法可分为：Ⅰ级，尚无明显心力衰竭；Ⅱ级，有左心衰竭；Ⅲ级，有急性肺水肿；Ⅳ级，有心源性休克等不同程度或阶段的血流动力学变化。心源性休克是泵衰竭的严重阶段，如兼有肺水肿和心源性休克，则情况最严重。

三、临床表现

（一）病史

急性心肌梗死发病前常有明显诱因，如精神紧张、情绪激动、过度体力活动、饱餐、高脂饮食、糖尿病未控制、感染、手术、大出血、休克等。少数患者在睡眠中发病；半数以上的患者过去有高血压及心绞痛史；部分患者则无明确病史及先兆表现，首次发展即是急性心肌梗死。

（二）症状

1. 先兆症状

急性心肌梗死多突然发病，少数患者起病症状轻微。1/2～2/3 的患者起病前 1～2d 至 1～2 周或更长时间有先兆症状，其中最常见的是稳定性心绞痛转变为不稳定性；或既往无心绞痛，突然出现心绞痛，且发作频繁，程度较重，用硝酸甘油难以缓解，持续时间较长，伴恶心、呕吐、血压剧烈波动，心电图显示 ST 段一时性明显上升或降低，T 波倒置或增高。这些先兆症状如诊断及时，治疗得当，约半数患者可免于发生心肌梗死；即使发生，症状也较轻，预后较好。

2. 胸痛

胸痛为最早出现而突出的症状，其性质和部位多与心绞痛相似，但程度更为剧烈，呈难以忍受的压榨、窒息，甚至"濒死感"，伴有大汗淋漓及烦躁不安。持续时间可长达 2h 甚至 10h 以上，或时重时轻达数天。用硝酸甘油无效，需用麻醉性镇痛药才能减轻。疼痛部位多在胸骨后，但范围较为广泛，常波及整个心前区，约 10% 的病例波及剑突下及上腹部或颈、背部，偶尔到下颌、咽部及牙齿处。约 25% 病例无明显的疼痛，多见于老年、糖尿病（感觉迟钝）或神志不清患者，或有急性循环衰竭者，疼痛被其他严重症状所掩盖。15%～20% 的病例在急性期无症状。

3. 心律失常

心律失常见于 75%～95% 的患者，多发生于起病后 1～2 周，以 24h 内最多见。经心电图观察可出现各种心律失常，可伴乏力、头晕、晕厥等症状，且为急性期引起死亡的主要原因之一。其中最严重的心律失常是室性异位心律（包括频发性早搏、阵发性心动过速和颤动），频发（>5 次/min）、多源、成对出现，R 波落在 T 波上的室性期前收缩可能为心室颤动的先兆。房室传导阻滞和束支传导阻滞也较多见，严重者可出现完全性房室传导阻滞。室上性心律失常则较少见，多发生于心力衰竭患者。前壁心肌梗死易发生室性心律失常。下壁（膈面）梗死易发生房室传导阻滞。

4. 心力衰竭

心力衰竭主要表现为急性左心衰竭，为心肌梗死后收缩力减弱或不协调所致，可出现呼吸困难、咳嗽、烦躁及发绀等症状。严重时两肺满布湿啰音，形成肺水肿，病情进一步发展则导致右心衰竭。右心室心肌梗死者可一开始就出现右心衰竭。

5. 低血压和休克

急性心肌梗死仅于疼痛剧烈时血压下降，未必是休克。但如疼痛缓解而收缩压仍低于 10.7kPa（80mmHg），伴有烦躁不安、大汗淋漓、脉搏细快、尿量减少（<20mL/h）、神志恍惚甚至晕厥时，则为休克，主要为心源性，由心肌广泛坏死、心排血量急剧下降所致。而神经反射引起的血管扩张尚属次要致病因，有些患者还伴有血容量不足症状。

6. 胃肠道症状

急性心肌梗死在疼痛剧烈时，伴有频繁的恶心呕吐、上腹胀痛、肠胀气等，这与迷走神经张力增高有关。

7. 坏死物质吸收引起的症状

坏死物质吸收引起的症状主要是发热，一般在发病后 1～3d 出现，体温 38℃ 左右，持续约 1 周。

（三）体征

①约半数患者心浊音界轻度至中度增大，有心力衰竭时较显著；②心率多增快，少数可减慢；③心尖区第一心音减弱，有时伴有奔马律；④10%～20% 的患者在病后 2～3d 出现心包摩擦音，多数在几天内又消失，是坏死波及心包面引起的反应性纤维蛋白性心包炎所致；⑤心尖区可出现粗糙的收缩期杂音或收缩中晚期喀喇音，为二尖瓣乳头肌功能失调或断裂所致；⑥可听到各种心律失常的心音改变；⑦常见到血压下降到正常以下（病前高血压者血压可降至正常），且可能不再恢复到起病前水平；⑧还可有休克、心力衰竭的相应体征。

（四）并发症

心肌梗死除可并发心力衰竭及心律失常外，还可有下列并发症。

1. 动脉栓塞

动脉栓塞主要为左室壁血栓脱落所引起。根据栓塞的部位，可能产生脑部或其他部位的相应症状，常在起病后 1～2 周发生。

2. 心室膨胀瘤

心室膨胀瘤梗死部位在心脏内压的作用下，显著膨出。心电图常显示持久的 ST 段抬高。

3. 心肌破裂

急性心肌梗死心肌破裂症状少见。可在发病 1 周内出现，患者常突然休克甚至死亡。

4. 乳头肌功能不全

乳头肌功能不全的病变可分为坏死性与纤维性两种，在发生心肌梗死后，心尖区突然出现响亮的全收缩期杂音，第一心音减低。

5. 心肌梗死后综合征

心肌梗死后综合征的发生率约 10%，于心肌梗死后数周至数月内出现，可反复发生，表现为发热、胸痛、心包炎、胸膜炎或肺炎等症状、体征，可能是机体对坏死物质的变态反应。

四、诊断要点

（一）诊断标准

诊断 AMI 必须至少具备以下标准中的 2 条。

（1）缺血性胸痛的临床病史，疼痛常持续 30min 以上。

（2）心电图的特征性改变和动态演变。

（3）心肌坏死的血清心肌标记物浓度升高和动态变化。

（二）诊断步骤

对疑为 AMI 的患者，应争取在 10min 内完成诊断。

（1）临床检查（问清患者缺血性胸痛病史，如疼痛性质、部位、持续时间、缓解方式、伴随症状；查明心、肺、血管等的体征）。

（2）描记 18 导联心电图（常规 12 导联加 $V_7 \sim V_9$，$V_{3R} \sim V_{5R}$），并立即进行分析、判断。

（3）迅速进行简明的临床鉴别诊断后做出初步诊断（老年人突发原因不明的休克、心衰、上腹部疼痛伴胃肠道症状、严重心律失常或较重而持续性胸痛或胸闷，应慎重考虑有无急性心肌梗死的可能）。

（4）对病情做出基本评价并确定即刻处理方案。

（5）尽快进行相关的诊断性检查和监测，如血清心肌标志物浓度的检测，结合缺血性胸痛的临床病史、心电图的特征性改变，做出 AMI 的最终诊断。此外，还应进行血常规、血脂、血糖、凝血时间、电解质等检测，二维超声心动图检查，床旁心电监护等。

（三）危险性评估

（1）伴下列任一项者，如高龄（>70 岁）、既往有心肌梗死史、心房颤动、前壁心肌梗死、心源性休克、急性肺水肿或持续低血压等可确定为高危患者。

（2）病死率随心电图 ST 段抬高的导联数的增加而增加。

（3）血清心肌标志物浓度与心肌损害范围呈正相关，可帮助估计梗死面积和患者预后。

五、鉴别诊断

（一）不稳定型心绞痛

不稳定型心绞痛疼痛的性质、部位与心肌梗死相似，但发作持续时间短、次数频繁，含服硝酸甘油有效。心电图的改变及酶学检查是鉴别本病与心肌梗死的主要依据。

（二）急性肺动脉栓塞

急性肺动脉栓塞中，大块的栓塞可引起胸痛、呼吸困难、咯血、休克，但多出现右心负荷急剧增加的表现如有心室增大，P₂亢进、分裂和有心衰体征。无心肌梗死时的典型心电图改变和血清心肌酶的变化。

（三）主动脉夹层

该病也具有剧烈的胸痛症状，有时出现休克，其疼痛常为撕裂样，一开始即达高峰，多放射至背部、腹部、腰部及下肢。两上肢的血压和脉搏常不一致是本病的重要体征，可出现主动脉瓣关闭不全的体征，心电图和血清心肌酶学检查无 AMI 时的变化。X 线和超声检查可出现主动脉明显增宽。

（四）急腹症

急性胆囊炎、胆石症、急性坏死性胰腺炎、溃疡病穿孔等常出现上腹痛及休克的表现，但应有相应的腹部体征，心电图及酶学检查有助于鉴别。

（五）急性心包炎

急性心包炎，尤其是非特异性急性心包炎，也可出现严重胸痛、心电图 ST 段抬高，但该病发病前常伴有上呼吸道感染，呼吸和咳嗽时疼痛加重，早期即有心包摩擦音，无心电图的演变及酶学异常。

六、处理

（一）治疗原则

急性心肌梗死的治疗原则为：改善冠状动脉血液供给，减少心肌耗氧，保护心脏功能，挽救因缺血而濒死的心肌，防止梗死面积扩大，缩小心肌缺血范围，及时发现、处理，防治严重心律失常、泵衰竭和各种并发症，防止猝死。

（二）院前急救

流行病学调查发现，50%的急性心肌梗死患者发病后 1h 在院外猝死，死因主要是可救治的心律失常。因此，院前急救的重点是尽可能缩短患者就诊延误的时间和院前检查、处理、转运所用的时间；尽量帮助患者安全、迅速地转送到医院；尽可能及时给予相关急救措施，如嘱患者停止任何主动性活动和运动，舌下含服硝酸甘油，高流量吸氧，镇静止痛（吗啡或哌替啶），必要时静脉注射或滴注利多卡因，或给予除颤治疗和心肺复苏；缓慢性心律失常给予阿托品肌肉注射或静脉注射；及时将患者情况通知急救中心或医院，在严密观察、治疗下迅速将患者送至医院。

（三）住院治疗

急诊室医生应力争在 10～20min 完成病史、临床检数记录 18 导联心电图，尽快明确诊断。对 ST 段抬高者应在 30min 内收住冠心病监护病房（CCU）并开始溶栓，或在 90min 内开始进行急诊 PTCA 治疗。

1. 休息

患者应卧床休息，保持环境安静，减少探视，防止不良刺激。

2. 监测

在冠心病监护室进行心电图、血压和呼吸的监测 5～7d，必要时进行床旁血流动力学监测，以便于观察病情和指导治疗。

3. 护理

第一周患者完全卧床，加强护理，进食、漱洗、大小便、翻身等，都需要别人帮助。第二周可从床上坐起，第三周至第四周可逐步离床和室内缓步走动。但病重或有并发症者，卧床时间宜适当延长。食物以易消化的流质或半流质为主，病情稳定后逐渐改为软食。便秘3d者可服轻泻剂或使用甘油栓等，必须防止用力大便造成病情突变。焦虑、不安的患者可使用地西泮等镇静剂。禁止吸烟。

4. 吸氧

在急性心肌梗死早期，患者即便未合并有左侧心力衰竭或肺疾病，也常有不同程度的动脉低氧血症。其原因可能是细支气管周围水肿，使小气道狭窄，增加小气道阻力，气流量降低，局部换气量减少，特别是两肺底部最为明显。有些患者虽未测出动脉低氧血症，但因肺间质液体增加，肺顺应性一过性降低，而有气短症状。因此，应给予患者吸氧，通常在发病早期用鼻塞给氧 24～48h，3～5L/min。有利于氧气运送到心肌，可能减轻气短、疼痛或焦虑症状。严重左侧心力衰竭、肺水肿和伴有机械并发症的患者，多伴有严重低氧血症，需面罩加压给氧或气管插管并机械通气。

5. 补充血容量

心肌梗死患者，因发病后出汗，呕吐或进食少，及应用利尿药等因素，引起血容量不足和血液浓缩，从而加重缺血和血栓形成，有导致心肌梗死面积扩大的危险。因此，患者如每日摄入量不足，应适当补液，以保持出入量的平衡。一般可用极化液。

6. 缓解疼痛

AMI 时，剧烈胸痛使患者交感神经过度兴奋，产生心动过速、血压升高和心肌收缩力增强症状，从而增加心肌耗氧量，并易诱发快速性室性心律失常，应迅速给予有效镇痛药。本病早期疼痛是难以区分坏死心肌疼痛和可逆性心肌缺血疼痛的，二者常混杂在一起。先予含服硝酸甘油，随后静脉点滴硝酸甘油，如疼痛不能迅速缓解，则应使用效果更强的镇痛药，吗啡和派替啶较为常用。吗啡是解除急性心肌梗死后疼痛最有效的药物，其作用于中枢阿片受体而发挥镇痛作用，并阻滞中枢交感神经冲动的传出，导致外周动、静脉扩张，从而降低心脏前后负荷及心肌耗氧量。通过镇痛，减轻疼痛引起的应激反应，使心率减慢。吗啡在 1 次给药后10～20min发挥镇痛作用，1～2h 作用最强，持续 4～6h。通常静脉注射吗啡 3mg，必要时每 5min 重复1 次，总量不宜超过 15mg。吗啡在使用治疗剂量时即可发生不良反应，随剂量增加，不良反应发生率增加。不良反应有恶心、呕吐、低血压和呼吸抑制。其他不良反应有眩晕、嗜睡、表情淡漠、注意力分散等。一旦出现呼吸抑制，可每隔3min静脉注射纳洛酮，有拮抗吗啡的作用，剂量为 0.4mg，总量不超过 1.2mg。一般用药后呼吸抑制症状可很快消除，必要时采用人工辅助呼吸。哌替啶有消除迷走神经作用和镇痛作用，其血流动力学作用与吗啡相似，75mg 哌替啶相当于 10mg 吗啡，其不良反应有致心动过速和呕吐，但较吗啡轻，可用阿托品 0.5mg 对抗之。临床上可肌肉注射 25～75mg，必要时 2～3h 重复，过量时，出现麻醉作用和呼吸抑制，当引起呼吸抑制时，也可应用纳洛酮治疗。对重度烦躁者可应用冬眠疗法，经肌肉注射哌替啶25mg、异丙嗪（非那根）12.5mg，必要时4～6h 重复1 次。

中药可用复方丹参滴丸、麝香保心丸口服，或复方丹参注射液 16mL 加入 5％葡萄糖液 250～500mL 中静脉滴注。

（四）再灌注心肌

再灌注心肌起病 3～6h，使闭塞的冠状动脉再通，心肌得到再灌注，濒临坏死的心肌可能得以存活或使坏死范围缩小，预后改善，是一种积极的治疗措施。

1. 急诊溶栓治疗

溶栓治疗是 20 世纪 80 年代初兴起的一项新技术，其治疗原理是针对急性心肌梗死发病的基础，即大部分穿壁性心肌梗死是冠状动脉血栓性闭塞引起的。血栓是凝血酶原在异常刺激下被激活，形成凝血酶，使纤维蛋白原转化为纤维蛋白，然后与其他有形成分如红细胞、血小板一起形成的。机体内存在一个纤维蛋白溶解系统，它是由纤维蛋白溶解原和内源性或外源性激活物组成的。在激活物的作用下，纤维蛋白溶酶原被激活，形成纤维蛋白溶酶，它可以溶解稳定的纤维蛋白血栓，还可以降解纤维蛋白原，促使纤维蛋白裂解，使血栓溶解。但是纤维蛋白溶酶的半衰期很短，要想获得持续的溶栓效果，只有依靠连续输入外源性补给激活物。现在临床常用的纤溶激活物有两大类：一类为非选择性纤溶剂，如链激酶、尿激酶。它们除了激活与血栓相关的纤维蛋白溶酶原外，还激活循环中的纤溶酶原，导致全身的纤溶状态，因此可以引起出血并发症。另一类为选择性纤溶剂，有重组组织型纤溶酶原激活剂（rt-PA），单链尿激酶型纤维蛋白溶酶原激活剂（scuPA）及乙酰化纤溶酶原链激酶激活剂复合物（APSAC）。它们选择性地激活与血栓有关的纤溶酶原，而对循环中的纤溶酶原仅有中等度的作用。这样可以避免或减少出血并发症的发生。

（1）溶栓疗法的适应证：①持续性胸痛超过半小时，含服硝酸甘油片后症状不能缓解；②相邻两个或更多导联 ST 段抬高＞0.2mV；③发病 6h 内，或虽超过 6h，患者仍有严重胸痛，并且 ST 段抬高的导联有 R 波者，也可考虑溶栓治疗。

（2）溶栓治疗的禁忌证：①近 10d 内施行过外科手术者，包括活检、胸腔或腹腔穿刺和心脏体外按压术等；②10d 内被进行过动脉穿刺术者；③颅内病变，包括出血、梗死或肿瘤等；④有明显出血或潜在的出血性病变，如溃疡性结肠炎、胃十二指肠溃疡或由空洞形成的肺部病变；⑤有出血性或脑栓死倾向的疾病，如各种出血性疾病、肝肾疾病、心房纤颤、感染性心内膜炎、收缩压＞24kPa（180mmHg），舒张压＞14.7kPa（110mmHg）等；⑥妊娠期和分娩后头 10d；⑦在半年至 1 年内进行过链激酶治疗者；⑧年龄＞65 岁，因为高龄患者溶栓疗法引起颅内出血者多，而且冠脉再通率低于中年。

链激酶（streptokinase, SK）：C 类乙型链球菌产生的酶，在体内将前活化素转变为活化素，后者将纤溶酶原转变为纤溶酶。本品有抗原性，用前需做皮肤过敏试验。静脉滴注常用量为 50 万～100 万 U 加入 5％葡萄糖液 100mL 内，30～60min 滴完，后每小时给予 10 万 U，滴注 24h。治疗前半小时肌肉注射异丙嗪 25mg，加少量（2.5～5mg）地塞米松同时滴注，可减少变态反应的发生。用药前后进行凝血方面的化验检查，用量大时尤应注意出血倾向。冠脉内注射时先做冠脉造影，经导管向闭塞的冠状动脉内注入硝酸甘油 0.2～0.5mg，后注入 SK 2 万 U，继之每分钟 2 000～4 000U，共 30～90min，至再通后继用每分钟 2 000U，共 30～60min。患者胸痛突然消失，ST 段恢复正常，心肌酶峰值提前出现为再通征象，可每分钟注入 1 次造影剂观察是否再通。

尿激酶（urokinase，UK）：作用于纤溶酶原使之转变为纤溶酶。本品无抗原性，作用较 SK 弱。本品静脉滴注常用量为 50 万～100 万 U，60min 滴完。冠状动脉内应用时每分钟 6 000U，持续 1h 以上，至溶栓后再维持 0.5～1h。

组织型重组纤维蛋白溶酶原激活剂（rt-PA）：本品对血凝块有选择性，故疗效高于 SK。本品使用时冠脉内滴注 0.375mg/kg，持续 45min；静脉滴注用量为 0.75mg/kg，持续 90min。

其他制剂还有 scuPA、APSAC 等。

（3）以上溶栓剂的选择：文献资料显示，用药 2～3h 的开通率 rt-PA 为 65%～80%，SK 为 65%～75%，UK 为 50%～68%，APSAC 为 68%～70%。究竟选用哪一种溶栓剂，不能根据以上的数据武断地选择，而应根据患者的病变范围、部位、年龄、起病时间的长短及经济情况等因素选择。比较而言，如患者年轻（年龄小于 45 岁）、大面积前壁 AMI、到达医院时间较早（发病 2h 内）、无高血压，应首选 rt-PA。如果年龄较大（大于 70 岁）、下壁 AMI、有高血压，应选 SK 或 UK。APSAC 的半衰期最长（70～120min），因此它可在患者家中或救护车上一次性快速静脉注射；rt-PA 的半衰期最短（3～4min），需静脉持续滴注 90～180min；SK 的半衰期为 18min，给药持续时间为 60min；UK 半衰期 40min，给药时间为 30min。SK 与 APSAC 可引起低血压和变态反应，UK 与 rt-PA 无这些不良反应。rt-PA 需要联合使用肝素，SK、UK、APSAC 除具有纤溶作用外，还有明显的抗凝作用，不需要积极使用静脉肝素。另外，rt-PA 价格较贵，SK、UK 较低廉。以上这些因素在临床选用溶栓剂时应予以考虑。

（4）溶栓治疗的并发症。

出血：①轻度出血，如皮肤、黏膜、肉眼及显微镜下血尿或小量咯血、呕血等（穿刺或注射部位少量瘀斑不作为并发症）；②重度出血，如大量咯血或消化道大出血，腹膜后出血等引起失血性休克或低血压，需要输血者；③危及生命部位的出血，如颅内、蛛网膜下腔、纵隔内或心包出血。

溶栓治疗急性心梗的价值是肯定的，它可以加速血管再通，减少和避免冠脉早期血栓性再堵塞，可望进一步增加疗效。已证实有效的抗凝治疗可加速血管再通，有助于保持血管通畅。今后的研究应着重于改进治疗方法或使用特异性溶栓剂，以减少纤维蛋白分解，防止促凝血活动；研制合理的联合使用的药物和方法。如此，可望使现已明显降低的急性心肌梗死死亡率进一步下降。

2. 经皮腔内冠状动脉成形术（PTCA）

（1）直接 PTCA（direct PTCA）：急性心肌梗死发病后直接做 PTCA。指征：静脉溶栓治疗有禁忌证者；合并心源性休克者（急诊 PTCA 挽救生命应作为首选治疗方案）；诊断不明患者，如急性心肌梗死病史不典型或左束支传导阻滞（LBBB）者，可从直接冠状动脉造影和 PTCA 中受益；有条件在发病后数小时内行 PTCA 者。

（2）补救性 PTCA（rescue PTCA）：在发病 24h 内，静脉溶栓治疗失败，患者胸痛症状不缓解时，行补救性 PTCA，以挽救存活的心肌，限制梗死面积进一步扩大。

（3）半择期 PTCA（semi-elective PTCA）：溶栓成功患者在梗死后 7～10d，有心肌缺血指征或冠脉再闭塞者。

（4）择期 PTCA（elective PTCA）：于急性心肌梗死后 4～6 周再发心绞痛或有心肌缺血客观指征时使用，如运动试验、动态心电图、^{201}Tl 运动心肌断层显像等证实有心肌缺血。

（5）冠状动脉旁路移植术（CABG）：适用于溶栓疗法及 PTCA 无效，而仍有持续性心肌缺血患者；急性心肌梗死合并有左房室瓣关闭不全或室间隔穿孔等机械性障碍，需要手术矫正和修补患者；多支冠状动脉狭窄或左冠状动脉主干狭窄患者。

（五）缩小梗死面积

AMI 是心肌氧供/氧需的严重失衡，纠正这种失衡，就能挽救濒死的心肌，限制梗死的扩大，有效地减少并发症，改善患者的预后。控制心律失常，适当补充血容量和治疗心力衰竭，均有利于减少梗死面积。目前多主张采用以下几种药物。

1. 扩血管药物

扩血管药物必须应用于梗死初期的发展阶段，即起病后 4～6h。一般首选硝酸甘油静脉滴注或消心痛舌下含服，也可在皮肤上使用硝酸甘油贴片或软膏。使用时应注意：静脉给药时，最好有血流动力学监测，当肺动脉楔嵌压小于 2kPa，动脉压正常或增高时，其疗效较好，反之，则可使病情恶化；应从小剂量开始，在应用过程中保持肺动脉楔嵌压不低于2kPa（2～2.4kPa），且动脉压不低于正常低限，以保证必需的冠状动脉灌注。

2. β受体阻滞剂

大量临床资料表明，在 AMI 发生后的 4～12h，给予普萘洛尔或心得舒、氨酰心安、美多心安等药治疗（最好是早期静脉内给药），常能达到明显降低患者的最高血清酶（CPK，CK-MB 等）水平，提示有限制梗死范围扩大的作用。但因这些药的负性肌力、负性频率作用，临床应用时，心率低于每分钟 60 次，收缩压≤14.6kPa，有心衰及下壁心梗者应慎用。

3. 低分子右旋糖酐及复方丹参等活血化瘀药物

一般可选用低分子右旋糖酐每日静脉滴注 250～500mL，7～14d 为一疗程。在低分子右旋糖酐内加入活血化瘀药物，如血栓通 4～6mL、川芎嗪 80～160mg 或复方丹参注射液12～30mL，疗效更佳。心功能不全者慎用低分子右旋糖酐。

4. 极化液（GIK）

GIK 可减少心肌坏死，加速缺血心肌的恢复。但近几年因其效果不显著，已趋向不用，仅用于 AMI 伴有低血容量者。其他改善心肌代谢的药物有维生素 C（3～4g）、辅酶 A（50～100U）、肌苷（0.2～0.6g）、维生素 B$_6$（50～100mg），每日 1 次静脉滴注。

5. 其他

有人提出用大量激素（氢化可的松 150mg/kg）或透明质酸酶（每次 500U/kg，每6 小时 1 次，日 4 次），或用钙拮抗剂（硝苯地平 20mg，每 4h 1 次）治疗 AMI，但医学界对此分歧较大，尚无统一结论。

（六）严密观察，及时处理并发症

1. 左心功能不全

因病理生理改变的程度不同，AMI 时左心功能不全可表现为轻度肺淤血、急性左心衰

（肺水肿）、心源性休克。

（1）急性左心衰（肺水肿）的治疗：可选用吗啡、利尿剂（呋塞米等）、硝酸甘油（静脉滴注），尽早口服血管紧张素转化酶抑制剂（ACEI）（以短效制剂为宜）。肺水肿合并严重高血压时应静脉滴注硝普钠，由小剂量（$10\mu g/min$）开始，据血压调整剂量。伴严重低氧血症者可行人工机械通气治疗。洋地黄制剂在 AMI 发病 24h 内不主张使用。

（2）心源性休克：在严重低血压时应静脉滴注多巴胺 $5\sim15\mu g/$（$kg\cdot min$），一旦血压升至90mmHg以上，则可同时静脉滴注多巴酚丁胺 $3\sim10\mu g/$（$kg\cdot min$），以减少多巴胺用量。如血压不升应使用大剂量多巴胺 [$\geqslant15\mu g/$（$kg\cdot min$）]。大剂量多巴胺无效时，可静脉滴注去甲肾上腺素 $2\sim8\mu g/min$。轻度低血压时，可用多巴胺或与多巴酚丁胺合用。药物治疗无效者，应使用主动脉内球囊反搏（IABP）。AMI 合并心源性休克提倡 PTCA 再灌注治疗。中药可酌情选用独参汤、参附汤、生脉散等。

2. 抗心律失常

急性心肌梗死患者有 90％以上出现心律失常症状，绝大多数发生在梗死后 72h 内，无论是快速性还是缓慢性心律失常，对急性心肌梗死患者均可引起严重后果。因此，及早发现心律失常，特别是严重的心律失常前驱症状，并给予积极的治疗。

（1）对出现室性期前收缩的急性心肌梗死患者，均应严密心电监护及处理。频发的室性期前收缩或室速，应以利多卡因 $50\sim100$mg 静脉注射，无效时 $5\sim10$min 可重复，控制后以每分钟$1\sim3$mg 静脉滴注维持，情况稳定后可改为药物口服。口服药物包括美西律 $150\sim200$mg，普鲁卡因酰胺 $250\sim500$mg，溴苄胺$100\sim200$mg等，6h1 次维持。

（2）对已发生室颤患者应立即行心肺复苏术，在进行心脏按压和人工呼吸的同时争取尽快实行电除颤，一般首次即采取较大能量（$200\sim300$J），争取 1 次成功。

（3）对窦性心动过缓，如心率小于每分钟 50 次，或心率在每分钟 $50\sim60$ 次但合并低血压或室性心律失常的患者，可以阿托品每次 $0.3\sim0.5$mg 静脉注射，无效时 $5\sim10$min 重复，但总量不超过2mg；也可以氨茶碱0.25g或异丙基肾上腺素 1mg 分别加入 $300\sim500$mL液体中静脉滴注，但这些药物有可能增加心肌氧耗或诱发室性心律失常，故均应慎用。以上治疗无效症状严重时可采用临时起搏措施。

（4）对房室传导阻滞Ⅰ度和Ⅱ度Ⅱ型者，可应用肾上腺皮质激素、阿托品、异丙肾上腺素治疗，但应注意其不良反应。对Ⅲ度及Ⅱ度Ⅱ型者宜行临时心脏起搏。

（5）对室上性快速心律失常可选用 β 阻滞剂、洋地黄类（24h 内尽量不用）、异搏定、乙胺碘呋酮、奎尼丁、普鲁卡因酰胺等治疗，对阵发性室上性、房颤及房扑药物治疗无效可考虑直流同步电转复或人工心脏起搏器复律。

3. 机械性并发症的处理

（1）心室游离壁破裂：可引起急性心包填塞致患者突然死亡，临床表现为电—机械分离或心脏停搏，常因难以即时救治而死亡。亚急性心脏破裂应积极争取冠状动脉造影后行手术修补及血管重建术。

（2）室间隔穿孔：伴血流动力学失代偿者，提倡在血管扩张剂和利尿剂治疗及 IABP 支持下，早期或急诊手术治疗。如穿孔较小，无充血性心衰，血流动力学稳定，可保守治疗，6 周后择期手术。

（3）急性二尖瓣关闭不全：急性乳头肌断裂时突发左心衰和（或）低血压，主张用血管扩张剂、利尿剂及 IABP 治疗，在血流动力学稳定的情况下急诊手术。因左心室扩大或乳头肌功能不全者，应积极应用药物治疗心衰，改善心肌缺血并行血管重建术。

（七）恢复期处理

患者住院 3～4 周，如病情稳定，体力增加，可考虑出院。近年医学界主张患者在出院前做症状限制性运动负荷心电图、放射性核素和（或）超声显像检查，如显示心肌缺血或心功能较差，宜行冠状动脉造影检查进一步处理。心室晚电位检查有助于预测发生严重室性心律失常的可能性。

七、护理

（一）护理评估

1. 病史

发病前常有明显诱因，如精神紧张、情绪激动、过度体力活动、饱餐、高脂饮食、糖尿病未控制、感染、手术、大出血、休克等。少数在睡眠中发病。半数以上的患者过去有高血压及心绞痛史。部分患者则无明确病史及先兆表现，首次发展即是急性心肌梗死。

2. 身体状况

（1）先兆：半数以上患者在梗死前数日至数周，有乏力、胸部不适、活动时心悸、气急、心绞痛等症状，心绞痛发作频繁，持续时间较长，疼痛较剧烈，甚至伴恶心、呕吐、大汗、心动过缓，硝酸甘油疗效差等，称为梗前先兆。出现梗前先兆时，应警惕近期内发生心肌梗死的可能，要及时住院治疗。

（2）症状：急性心肌梗死的临床表现与梗死的大小、部位、发展速度及原来心脏的功能情况等有关。①疼痛：最常见的起始症状。典型的疼痛部位和性质与心绞痛相似，但疼痛更剧烈，诱因多不明显，持续时间较长，多在 30min 以上，也可达数小时或更长，休息和含服硝酸甘油多不能缓解。患者常烦躁不安、出汗、恐惧，或有濒死感。老年人、糖尿病患者及脱水、休克患者常无疼痛。少数患者以休克、急性心力衰竭、突然晕厥为始发症状。部分患者疼痛位于上腹部，或者疼痛放射至下颌、颈部、背部上方，易被误诊，应与相关疾病鉴别。②全身症状：有发热和心动过速等。发热由坏死物质吸收所引起，一般在疼痛后 24～48h 出现，体温一般在 38℃ 左右，持续约 1 周。③胃肠道症状：常伴有恶心、呕吐、肠胀气和消化不良，特别是下后壁梗死者。重症者可发生呃逆。④心律失常：见于 75%～95% 的患者，以发病 24h 内最多见，可伴心悸、乏力、头晕、晕厥等症状。其中以室性心律失常居多，可出现室性期前收缩、室性心动过速、心室颤动或加速性心室自主心律。如出现频发的、成对的、多源的和 R 落在 T 的室性期前收缩，或室性心动过速，常为心室颤动的先兆。室颤是急性心肌梗死早期主要的死因。室上性心律失常则较少，多发生在心力衰竭者中。缓慢型心律失常中以房室传导阻滞最为常见，束支传导阻滞和窦性心动过缓也较多见。⑤低血压和休克：见于 20%～30% 的患者。疼痛期的血压下降未必是休克。如疼痛缓解后收缩压仍低于 10.7kPa（80mmHg），伴有烦躁不安、面色苍白、皮肤湿冷、大汗淋漓、脉细而快、少尿、精神迟钝，甚至昏迷者，则为休克表现。休克多在起病后数小时至 1 周内发生，主要是心源性，为心肌收缩力减弱、心排血量急剧下降所致，尚有血容量不足、严重心律失常、周围血管舒缩功能障碍和酸中毒等因素参与。⑥心力衰竭：主要为急性左心衰竭，可在发病最初的几天内发生，或在疼痛、休克好转阶段出现，是心肌梗死后心脏收缩力显著减弱或不协调所致。患者可突然出现呼吸困难、咳泡沫痰、发绀等，严重时可发生急性肺水肿，继而也可出现全心衰竭。

（3）体征。①一般情况：患者常呈焦虑不安或恐惧，手抚胸部，面色苍白，皮肤潮湿，呼吸增快；如左心功能不全时呼吸困难，常采半卧位或咳粉红色泡沫痰；发生休克时四肢厥冷，皮肤有蓝色斑纹。多数患者于发病第2d体温升高，一般在38℃左右，1周内恢复至正常。②心脏：心脏浊音界可轻至中度增大；心率增快或减慢；可有各种心律失常；心尖部第一心音常减弱，可出现第三或第四音奔马律；一般听不到心脏杂音，二尖瓣乳头肌功能不全或腱索断裂时心尖部可听到明显的收缩期杂音；室间隔穿孔时，胸骨左缘可闻及响亮的全收缩期杂音；发生严重的左心衰竭时，心尖部也可闻及收缩期杂音；1%～20%的患者可在发病1～3d出现心包摩擦音，持续数天，少数可持续1周以上。③肺部：发病早期肺底可闻及少数湿啰音，常在1～2d消失，啰音持续存在或增多常提示左心衰竭。

3. 实验室及其他检查

（1）心电图：可起到定性、定位、定期的作用。透壁性心肌梗死典型改变是：出现异常、持久的Q波或QS波。损伤型ST段的抬高，弓背向上与T波融合形成单向曲线，起病数小时之后出现，数日至数周回到基线。T波改变：起病数小时内异常增高，数日至2周变为平坦，继而倒置。但有5%～15%的病例心电图表现不典型，其原因是小灶梗死，多处或对应性梗死，再发梗死，心内膜下梗死及伴室内传导阻滞，心室肥厚或预激综合征等。以上情况可不出现坏死性Q波，只表现为QRS波群高度、ST段、T波的动态改变。另外，右心梗死，真后壁和局限性高侧壁心肌梗死，常规导联中不显示梗死图形，应加做特殊导联以明确诊断。

（2）心向量图：当心电图不能肯定诊断为心肌梗死时，往往可通过心向量图得到证实。

（3）超声心动图：超声心动图并不能用来诊断急性心肌梗死，但对探查心肌梗死的各种并发症极有价值，尤其是室间隔穿孔破裂、乳头肌或腱索断裂或功能不全造成的二尖瓣关闭不全、脱垂、室壁瘤和心包积液。

（4）放射性核素检查：放射性核素心肌显影及心室造影，^{99m}锝及^{131}碘等形成热点成像，或^{201}铊、^{42}钾等冷点成像可判断梗死的部位和范围。用门电路控制γ闪烁照相法进行放射性核素血池显像，可观察壁动作及测定心室功能。

（5）心室晚电位（LPs）：心肌梗死时LPs阳性率为28%～58%，其出现不似陈旧性心梗稳定，但与室速与室颤有关，阳性者应进行心电监护并予以有效治疗。

（6）磁共振成像（MRI）：易获得清晰的空间隔像，故对发现间隔段运动障碍、间隔心肌梗死并发症较其他方法优越。

（7）血常规：白细胞计数上升，达（10～20）×10^9/L，中性粒细胞增至75%～90%。

（8）红细胞沉降率：增快，可持续1～3周。

（9）血清酶学检查：心肌细胞内含有大量的酶，受损时这些酶进入血液，测定血中心肌酶谱对诊断及估计心肌损害程度有十分重要的价值。常用的有：①血清肌酸磷酸激酶

（CPK），发病 4～6 小时在血中出现，24h 达峰值，后很快下降，2～3d 消失；②乳酸脱氢酶（LDH），在起病 8～10h 后升高，在 2～3d 达到高峰，持续 1～2 周恢复正常。其中 CPK 的同工酶 CPK-MB 和 LDH 的同工酶 CDH，诊断的特异性高，其增高程度还能更准确地反映梗死的范围。

（10）肌红蛋白测定：血清肌红蛋白升高出现时间比 CPK 略早，约在 4h，多数 24h 即恢复正常；尿肌红蛋白在发病后 5～40h 开始排泄，平均持续时间达 83h。

（二）护理目标

（1）患者疼痛减轻；

（2）患者能遵医嘱服药，说出治疗的重要性；

（3）患者的活动量增加、心率正常；

（4）患者的生命体征维持在正常范围；

（5）患者看起来放松。

（三）护理措施

1. 一般护理

（1）安置患者于冠心病监护病房（CCU），连续监测心电图、血压、呼吸 5～7d，对行漂浮导管检查者做好相应护理，询问患者有无心悸、胸闷、胸痛、气短、乏力、头晕等不适。

（2）病室保持安静、舒适，限制探视，有计划地护理患者，减少对患者的干扰，保证患者充足的休息和睡眠时间，防止任何不良刺激。根据病情安置患者于半卧位或平卧位。第 1～3d 绝对卧床休息，翻身、进食、洗漱、排便等均由护理人员帮助料理；第 4～6d 可在床上活动肢体，无并发症者可在床上坐起，逐渐过渡到坐在床边或椅子上，每次 20min，每日 3～5 次，鼓励患者深呼吸；第 1～2 周可以在室内走动，逐步过渡到室外行走；第 3～4 周可试着上下楼梯或出院。病情严重或有并发症者应适当延长卧床时间。

（3）介绍本病知识和监护室的环境。关心、尊重、鼓励、安慰患者，以和善的态度回答患者提出的问题，帮助其树立战胜疾病的信心。

（4）给予低钠、低脂、低胆固醇、无刺激、易消化的饮食，少量多餐，避免进食过饱。

（5）心肌梗死患者因卧床休息、消化功能减退、哌替啶或吗啡等止痛药物的应用，无力抑制胃肠功能和膀胱收缩，易发生便秘和尿潴留。应予以足够的重视，酌情给予轻泻剂，嘱患者排便时勿屏气，避免增加心脏负担和导致附壁血栓脱落。排便不畅时宜加用开塞露，对 5d 无大便者可保留灌肠或给低压盐水灌肠；对排尿不畅者，可采用物理或诱导法协助排尿，必要时行导尿。

（6）吸氧：氧治疗可提高改善低氧血症，有利于心肌梗死的康复。急性期给患者高流量吸氧，持续 48h。氧流量在每分钟 3～5L，病情变化可延长吸氧时间。待疼痛减轻，休克解除，可减低氧流量。注意鼻导管的通畅，24h 更换 1 次。如果合并急性左心衰竭，出现重度低氧血症时，死亡率较高，可采用加压吸氧或酒精除泡沫吸氧。

（7）防止血栓性静脉炎或深部静脉血栓形成：血栓性静脉炎表现为受累静脉局部红、肿、痛，可延伸呈条索状，多由反复静脉穿刺输液和多种药物输注所致，所以行静脉穿刺时应严格无菌操作。患者感觉输液局部皮肤疼痛或红肿，应及时更换穿刺部位，并予以热敷或理疗。下肢静脉血栓形成一般在血栓较大、引起阻塞时患肢肤色才出现改变，伴有皮肤温度升高和可凹性水肿。应注意每日协助患者做被动下肢活动 2～3 次，注意其下肢皮肤温度和颜色的变化，避免选用下肢静脉输液。

2. 病情观察与护理

急性心肌梗死系危重疾病，应早期发现危及患者生命的先兆表现，如能得到及时处理，可使病情转危为安。故需严密观察以下情况。

(1) 血压：始发病时应 0.5～1h 测量 1 次血压，随血压恢复情况逐步减少测量次数为每日 4～6 次，基本稳定后每日 1～2 次。若收缩压在 12kPa（90mmHg）以下，脉压减小，且音调低落，要注意患者的神志状态、脉搏、面色、皮肤色泽及尿量等，是否有心源性休克的发生。此时，在通知医生的同时，对休克者采取抗休克措施，如补充血容量，应用升压药、血管扩张剂，以及纠正酸中毒，避免脑缺氧，保护肾功能等。有条件者应准备好中心静脉压测定装置或漂浮导管测定肺微血管楔嵌压设备，以正确应用输液量及调节液体滴速。

(2) 心率、心律：在冠心病监护病房（CCU）进行连续的心电、呼吸监测，在心电监测示波屏上，应注意观察心率及心律变化。及时检出可能作为恶性心动过速先兆的任何室性期前收缩，及室颤或完全性房室传导阻滞，严重的窦性心动过缓，房性心律失常等。如发现室性前期收缩为：①每分钟 5 次以上；②呈二、三联律；③多源性早搏；④室性前期收缩的 R 波落在前一次主搏的 T 波之上，均为转变阵发性室性心动过速及心室颤动的先兆，易造成心搏骤停。遇有上述情况，在立即通知医生的同时，需应用相应的抗心律失常药物，并准备好除颤器和人工心脏起搏器，协同医生抢救处理。

(3) 胸痛：急性心肌梗死患者常伴有持续剧烈的胸痛，因此，应注意观察患者的胸痛程度，剧烈胸痛可导致低血压，加重心肌缺氧，扩大梗死面积，引起心力衰竭、休克及心律失常。常用的止痛剂有罂粟碱肌肉注射或静脉滴注，硝酸甘油 0.6mg 含服，疼痛较重者可用哌替啶或吗啡。在护理中应注意可能出现的药物不良反应，同时注意观察患者的血压、尿量、呼吸及一般状态，确保用药的安全。

(4) 呼吸急促：注意观察患者的呼吸状态，对有呼吸急促症状的患者应注意观察血压、皮肤黏膜的血循环情况、肺部体征的变化，以及血流动力学和尿量的变化。发现患者呼吸急促、不能平卧、烦躁不安、咳嗽、咯泡沫样血痰时，立即协助其取半坐位，给予吸氧，准备好快速强心剂、利尿剂，配合医生按急性心力衰竭处理。

(5) 体温：急性心肌梗死患者可有低热，体温在 37～38.5℃，多持续 3d 左右。如体温持续升高，1 周后仍不下降，应疑有继发肺部感染或其他部位感染，及时向医生报告。

(6) 意识变化：如发现患者意识恍惚、烦躁不安，应注意观察其血流动力学及尿量的变化，警惕心源性休克的发生。

(7) 器官栓塞：在急性心肌梗死第 1 周、第 2 周内，注意观察组织或脏器有无发生栓塞现象。因左心室内附壁血栓可能脱落，引起脑、肾、四肢、肠系膜等动脉栓塞，发生栓塞时应及时向医生报告。

(8) 心室膨胀瘤：在心肌梗死恢复过程中，心电图表现虽有好转，但患者仍有顽固性心力衰竭或心绞痛发作，应疑有心室膨胀瘤的发生。这是在心肌梗死区愈合过程中，心肌被结缔组织所替代，成为无收缩力的薄弱纤维瘢痕区。该区内受心腔内的压力而向外呈囊状膨出，造成心室膨胀瘤。应配合医生进行 X 线检查以确诊。

（9）心肌梗死后综合征：需注意在急性心肌梗死后 2 周、数月甚至 2 年内，可并发心肌梗死后综合征，表现为肺炎、胸膜炎和心包炎征象，同时也有发热、胸痛、血沉和白细胞升高现象，酷似急性心肌梗死的再发。这是坏死心肌引起机体自身免疫变态反应所致。如心肌梗死的特征性心电图变化有好转现象又有上述表现时，应做好 X 线检查的准备，配合医生做出鉴别诊断。因本病应用激素治疗效果良好，若因误诊而用抗凝药物，可导致心腔内出血而发生急性心脏压塞。故应严密观察病情，在确诊为本病后，应向患者及家属做好解释工作，解除顾虑，必要时给患者应用镇痛及镇静剂；做好休息、饮食等生活护理。

（四）健康教育

（1）嘱患者注意劳逸结合，根据心功能进行适当的康复锻炼。

（2）嘱患者避免紧张、劳累、情绪激动、饱餐、便秘等诱发因素。

（3）嘱患者节制饮食，禁止烟酒、咖啡、酸辣刺激性食物，多吃蔬菜、蛋白质类食物，少食动物脂肪、胆固醇含量较高的食物。

（4）嘱患者按医嘱服药，随身常备硝酸甘油等扩张冠状动脉药物，定期复查。

（5）指导患者及家属，病情突变时，采取简易应急措施。

第三节　风湿性心脏瓣膜病

风湿性心脏病简称"风心病"。本病多见于 20～40 岁人群，女性多于男性，约 1/3 的患者无典型风湿热病史。二尖瓣病变最常见，发生率达 95％～98％；主动脉瓣病变次之，发生率为 20％～35％；三尖瓣病变为 5％；肺动脉瓣病变仅为 1％；联合瓣膜病变占 20％～30％。非风湿性心瓣膜病见于老年瓣膜病、二尖瓣脱垂综合征、先天性瓣膜异常、感染性心内膜炎、外伤等。

一、二尖瓣狭窄

（一）病因和发病机制

二尖瓣狭窄（MS）几乎均为风湿性，2/3 的患者为女性，急性风湿热一般 10 年（至少 2 年）后才出现杂音，常于 25～30 岁时出现症状。先天性 MS 罕见，患儿的存活时间一般不超过 2 年。老年性二尖瓣狭窄患者并不罕见。占位性病变，如左心房黏液瘤或血栓形成很少导致 MS。

MS 是一种进行性损害性病变，狭窄程度随年龄增加而逐渐加重。无症状期为 10～20 年。多数患者在风湿热发作后 10 年内无狭窄的临床症状。在随后的 10 年内，多数患者可做出二尖瓣狭窄的诊断，但患者常无症状。正常二尖瓣瓣口面积为 4～6cm²，当瓣口缩小到 1.5～2.5cm² 时，才出现明显的血流动力学障碍，患者可感到劳累时心悸气促，此时患者一般在 20～40 岁。再过 10 年，当瓣口缩小到 1.1～1.5cm² 时，就会出现明显的左心力衰竭症状。当瓣口小于 $1.0cm^2$ 时，肺动脉压明显升高，患者出现右心衰竭的症状和体征，随后因反复发作心力衰竭而死亡。

（二）临床表现

1. 症状

MS 的临床表现主要有呼吸困难、咯血、咳嗽、心悸，少数患者可有胸痛、晕厥，合并快速性心房颤动、肺部感染等，可发生急性左心衰竭。有胸痛者，常提示合并冠心病、严重主动脉瓣病变或肺动脉高压（致右心室缺血）等。出现晕厥者少见，如反复发生晕厥多提示合并主动脉瓣狭窄、左心房球形血栓、并发肺栓塞或左心房黏液瘤等。患者左心房扩大和肺动脉扩张而挤压左喉返神经而引起声音嘶哑，压迫食管可引起吞咽困难。肺水肿为重度二尖瓣狭窄的严重并发症，患者突然出现重度呼吸困难，不能平卧，咳粉红色泡沫样痰，双肺布满啰音，如不及时抢救，往往致死。长期的肺淤血可引起肺动脉高压、右心衰竭而使患者出现颈静脉怒张、肝大、直立性水肿和胸腔积液、腹水等；右心衰竭发生后患者的呼吸困难减轻，发生急性肺水肿和大咯血的危险性减少。

MS 常并发心房颤动（发生率为 20%～60%，平均为 50%），主要见于病程晚期；房颤发生后心排血量减少 20% 左右，可诱发、加重心功能不全，甚至引起急性肺水肿。房颤发生后平均存活年限为 5 年左右，但也有存活长达 25 年者。房颤后心房内血流缓慢及瘀滞，故易促发心房内血栓形成，血栓脱落后可引起栓塞。其他并发症有感染性心内膜炎（8%）、肺部感染等。

2. 体征

查体可有二尖瓣面容——双颧绀红色，心尖区第一心音（S_1）亢进和开瓣音（如瓣膜钙化僵硬则第一心音减弱、开瓣音消失），心尖区有低调的隆样舒张中晚期杂音，常伴舒张期震颤。肺动脉高压时可有肺动瓣第二音（P_2）亢进，也可有肺动脉扩张及三尖瓣关闭不全的杂音。心房颤动，特别是伴有较快心室率时，心尖区舒张期杂音可发生改变或暂时消失，心率变慢后杂音又重新出现。所谓"哑型 MS"是指有 MS 存在，但临床上未能闻及心尖区舒张期杂音，这种情况可见于快速性心房颤动、合并重度二尖瓣反流或主动脉瓣病变、心脏重度转位、合并肺气肿、肥胖，以及重度心功能不全等。

（三）诊断

1. 辅助检查

（1）X 线：典型表现为二尖瓣型心脏，左心房大、右心室大、主动脉结小，食管下段后移，肺淤血，间质性肺水肿和含铁血黄素沉着等征象。

（2）心电图：可出现二尖瓣型 P 波，PTFv1（＋），心电轴右偏和右心室肥厚。

（3）超声心动图：可确定狭窄瓣口面积及形态，M 型超声可见二尖瓣运动曲线呈典型"城垛样改变"。

2. 诊断要点

查体发现心尖区隆样舒张期杂音、心尖区 S_1 亢进和开瓣音、P_2 亢进，可考虑 MS 的诊断。辅助检查可明确诊断。

依瓣口大小，将 MS 分为轻、中、重度，其瓣口面积分别为 1.5～2.0cm²、1.0～

$1.5cm^2$、小于$1.0cm^2$。

3．鉴别诊断

本病在临床上应与下列情况的心尖区舒张期杂音相鉴别，如功能性 MS、左心房黏液瘤或左心房球形血栓、扩张型或肥厚型心肌病、三尖瓣狭窄、Austin-Flint 杂音、Carey-Coombs 杂音，以及甲状腺功能亢进、贫血、二尖瓣关闭不全、室缺等流经二尖瓣口的血流增加时产生的舒张期杂音。

（四）治疗

MS 患者左心室并无压力负荷或容量负荷过重，因此没有任何特殊的内科治疗。内科治疗的重点是针对房颤和防止血栓栓塞并发症。对出现肺淤血或肺水肿的患者，可慎用利尿药和静脉血管扩张药，以减轻心脏前负荷和肺淤血。洋地黄仅适用于控制快速性房颤时的心室率；β受体阻滞药仅适用于心房颤动并快速心室率，或有窦性心动过速时。MS 的主要治疗措施是手术。

二、二尖瓣关闭不全

（一）病因和发病机制

二尖瓣关闭不全（MR）包括急性和慢性两种类型。急性二尖瓣关闭不全起病急，病情重。急性 MR 多为腱索断裂或乳头肌断裂引起，此外，感染性心内膜炎所致的瓣膜穿孔、二尖瓣置换术后发生的瓣周漏、MS 的闭式二尖瓣分离术或球囊扩张术的瓣膜撕裂等也可引起急性 MR。在我国风心病为慢性 MR 最常见的原因，在西方国家则二尖瓣脱垂为常见原因。其他原因有冠心病、老年瓣膜病、感染性心内膜炎、左心室显著扩大、先天畸形、特发性腱索断裂、系统性红斑狼疮、类风湿关节炎、肥厚型梗阻性心肌病、心内膜心肌纤维化和左心房黏液瘤等。

急性 MR 时，左心房压急速上升，进而导致肺淤血，甚至急性肺水肿，相继出现肺动脉高压及右心衰竭；而左心室的前向排血量明显减少。慢性 MR 时，左心房顺应性增加，左心房扩大。同时扩大的左心房、左心室在较长时间内适应容量负荷增加，使左心房室压不至于明显上升，故肺淤血出现较晚。持续的严重过度负荷，终致左心衰竭，肺淤血、肺动脉高压、右心衰竭相继出现。

（二）临床表现

1．症状

轻度 MR 患者，如无细菌性心内膜炎等并发症，可无症状。MR 的最早症状常为活动后易疲乏，或体力活动后心悸、呼吸困难。当出现左心衰竭时，可表现为活动后呼吸困难或端坐呼吸，但较少发生肺水肿及咯血。患者一旦出现左心衰竭，病情多呈进行性加重，难以控制。急性 MR 时，起病急，病情重，相继出现肺动脉高压及右心衰竭、肺淤血，甚至急性肺水肿症状。

2．体征

查体于心尖区可闻及全收缩期吹风样高调一贯性杂音，可伴震颤；杂音一般向左腋下和左肩胛下区传导。心尖冲动呈高动力型；瓣叶缩短所致重度关闭不全者，第一心音常减弱。

二尖瓣脱垂者的收缩期非喷射性喀喇音和收缩晚期杂音为本病的特征。凡使左心室舒张末期容积减少的因素，如从平卧位到坐位或直立位、吸入亚硝酸异戊酯等都可以使喀喇音提前和收缩期杂音延长；凡使左心室舒张末期容积增加的因素，如下蹲、握拳、使用普萘洛尔（心得安）等均使喀喇音出现晚和收缩期杂音缩短。严重的二尖瓣脱垂产生全收缩期杂音。

（三）诊断

1. 辅助检查

（1）左心室造影：本病半定量反流严重程度的"金标准"。

（2）多普勒超声：诊断 MR 敏感性几乎达 100％，一般将左心房内最大反流面积＜4cm^2 为轻度反流，4～8cm^2 为中度反流，＞8cm^2 为重度反流。

（3）超声心动图：可显示二尖瓣形态特征，并提供心腔大小、心功能及并发症等情况。

2. 诊断要点

MR 的主要诊断依据为心尖区响亮而粗糙的全收缩期杂音，伴左心房、左心室增大。确诊有赖于超声心动图等辅助检查。

3. 鉴别诊断

因非风湿性 MR 占全部 MR 的 55％，加之其他心脏疾患也可在心尖区闻及收缩期杂音，故应注意鉴别。非风湿性 MR 杂音可见于房缺合并 MR、乳头肌功能不全或断裂、室间隔缺损、三尖瓣关闭不全、主动脉瓣狭窄及关闭不全、二尖瓣腱索断裂或瓣叶穿孔、二尖瓣脱垂、二尖瓣环钙化、扩张型心肌病、直背综合征等。

（四）治疗

1. 二尖瓣关闭不全

无症状的慢性 MR，左心室功能正常时，并无公认的内科治疗措施。如无高血压，也无应用扩血管药或 ACEI 的指征，主要的治疗措施是手术。

2. 二尖瓣脱垂

二尖瓣脱垂不伴有 MR 时，内科治疗主要是预防心内膜炎和防止栓塞。β 受体阻滞药可应用于二尖瓣脱垂患者伴有心悸、心动过速或伴交感神经兴奋增加的症状，以及有胸痛、忧虑的患者。

三、主动脉瓣狭窄

（一）病因和发病机制

主动脉瓣狭窄（AS）的主要原因是风湿性、先天性和老年退行性瓣膜病变。风湿性 AS 约占慢性风湿性心脏病的 25％，男性多见，几乎均伴发二尖瓣病变和主动脉瓣关闭不全。

正常瓣口面积为大于或等于 3.0cm^2。当瓣口面积减少一半时，收缩期无明显跨瓣压差；小于或等于 1.0cm^2 时，左心室收缩压明显增高，压差显著。左心室对慢性 AS 所致后负荷增加的代偿机制为进行性左心室壁向心性肥厚，顺应性降低，左心室舒张末期压力进行性增高；进而导致左心房代偿性肥厚，最终因室壁应力增高、心肌缺血和纤维化使左心衰竭。严重的 AS 可致心肌缺血。

（二）临床表现

1. 症状

AS 患者可多年无症状，一旦出现症状，平均寿命仅 3 年。典型的 AS 三联征是晕厥、心绞痛和劳力性呼吸困难。呼吸困难是 AS 最常见的症状，约见于 90％的患者，先是劳力性呼吸困难，进而发生端坐呼吸、阵发性夜间呼吸困难和急性肺水肿。心绞痛见于 60％的有症状患者，多发生于劳累或卧床时，3％～5％的患者可发生猝死。晕厥或晕厥先兆可见于1/3 的有症状患者，可发生于用力或服用硝酸甘油时，表明 AS 严重。晕厥也可由心室纤颤引起。少部分患者可发生心律失常、感染性心内膜炎、体循环栓塞、胃肠道出血和猝死等。

2. 体征

查体显示心尖部抬举性搏动十分有力且有滞留感，心尖部向左下方移位。80％的患者于心底部主动脉瓣区可能触及收缩期震颤，反映跨膜压差＞5.3kPa（40mmHg）。典型的 AS 收缩期杂音在 3/6 级以上，为喷射性，呈递增—递减型，菱峰位于收缩中期，在胸骨右缘第 2 肋间及胸骨左缘第 3～4 肋间最清楚。主动脉瓣区第二心音减弱或消失。收缩压显著降低，脉压小，脉搏弱。高度主动脉瓣狭窄时，杂音可不明显，而心尖部可闻及第四心音，提示狭窄严重，跨膜压差在9.3kPa(70mmHg) 以上。

（三）诊断

1. 辅助检查

（1）心电图：可表现为左心室肥厚、伴 ST-T 改变和左心房增大。

（2）超声心动图：有助于确定瓣口狭窄的程度和病因诊断。

（3）心导管检查：可测出跨瓣压差并据此计算出瓣口面积，＞1.0cm^2 为轻度狭窄，0.75～1.0cm^2 为中度狭窄，＜0.75cm^2 为重度狭窄。根据压差判断，则平均压差＞6.7kPa（50mmHg）或峰压差＞9.3kPa（70mmHg）为重度狭窄。

2. 诊断和鉴别诊断

根据病史、主动脉瓣区粗糙而响亮的喷射性收缩期杂音和收缩期震颤，诊断多无困难。应鉴别是风湿性、先天性、老年钙化性 AS 或特发性肥厚性主动脉瓣下狭窄（IHSS）。病史、超声心动图等可助鉴别。

（四）治疗

无症状的 AS 患者并无特殊内科治疗。有症状的 AS 则必须手术。有肺淤血的患者，可慎用利尿药。ACEI 具有血管扩张作用，应慎用于瓣膜狭窄的患者，以免前负荷过度降低致心排血量减少，引起低血压、晕厥等。AS 患者亦应避免应用 β 受体阻滞药等负性肌力药物。重度 AS 患者应选用瓣膜置换术。经皮主动脉球囊成形术尚不成熟，仅适用于不能手术患者的姑息治疗。

四、主动脉瓣关闭不全

（一）病因和发病机制

主动脉瓣关闭不全（AR）系主动脉瓣和主动脉根部病变引起，分急性与慢性两类。慢性 AR 的病因有风湿、先天性畸形、主动脉瓣脱垂、老年瓣膜病变、主动脉瓣黏液变性、梅毒性 AR、升主动脉粥样硬化与扩张、马方综合征、强直性脊柱炎、特发性升主动脉扩张、严重高血压和（或）动脉粥样硬化等，其中2/3的 AR 为风心病引起，单纯风湿性 AR 较少见。

急性 AR 的原因有：感染性心内膜炎、主动脉根部夹层或动脉瘤、由外伤或其他原因导致的主动脉瓣破裂或急性脱垂、AS 行球囊成形术或瓣膜置换术的并发症。

急性 AR 时，心室舒张期血流从主动脉反流入左心室，左心室同时接受左心房和主动脉反流的血液，左心室急性扩张以适应容量过度负荷的能力有限，故左心室舒张压急剧上升，左心房压随之升高，产生肺淤血、肺水肿。同时，AR 使心脏前向排血量减少。

慢性 AR 时，病情常缓慢发展且逐渐加重，故左心室有充足的时间进行代偿，使左心室能够在反流量在心排血量 80% 左右的情况下，多年不出现严重循环障碍的症状，有些患者晚期才出现心室收缩功能降低，左心衰竭症状。

（二）临床表现

1. 症状

急性 AR 患者，轻者可无症状，重者可出现急性左心衰竭和低血压症状。慢性 AR 可多年（5～10 年）无症状，首发症状可为心悸、胸壁冲撞感、心前区不适、头部强烈搏动感。随着左心功能减退，出现劳累后气急或呼吸困难，左心衰竭逐渐加重后，可随时发生阵发性夜间呼吸困难、肺水肿及端坐呼吸，随后发生右心衰竭；亦可发生心绞痛（较主动脉瓣狭窄少见）和晕厥。患者在出现左心衰竭后，病情呈进行性恶化，常于 1～2 年死亡。

2. 体征

查体可在胸骨左缘第 3～4 肋间或胸骨右缘第 2 肋间闻及哈气样递减型舒张期杂音。该杂音沿胸骨左缘向下传导，达心尖部及腋前线，患者取坐位，前倾、深呼气后屏气最清楚。主动脉瓣区第二心音减弱或消失。脉压升高，有水冲脉，周围血管征常见。

（三）诊断

1. 辅助检查

（1）X 线胸片：表现为左心室、左心房大，心胸比率增大，左心室段延长及隆凸，心尖向下延伸，心腰凹陷，心脏呈主动脉型，主动脉继发性扩张。

（2）心电图：表现为左心室肥厚伴劳损。

（3）超声心动图：可见主动脉增宽，AR 时存在裂隙或瓣膜撕裂、穿孔等，二尖瓣前叶舒张期纤细扑动或震颤（AR 的可靠征象，但敏感性只有 43%），左心室扩大，室间隔活动增强并向右移动等。

（4）心脏多普勒超声心动图：可显示血液自主动脉反流入左心室。

（5）主动脉根部造影：诊断本病的"金标准"，若注射造影剂后，造影剂反流到左心室，可确定 AR 的诊断；若左心室造影剂浓度低于主动脉内造影剂浓度，则提示为轻度 AR；若两者浓度相近，则提示中度反流；若左心室浓度高于主动脉浓度，则提示重度反流。

2. 诊断要点

如在胸骨左缘或主动脉瓣区有哈气样舒张期杂音，左心室明显增大，并有周围血管征，则不难对 AR 做出诊断。超声心动图、心脏多普勒超声心动和主动脉根部造影可明确诊断 AR。风湿性 AR 常与 AS 并存，同时合并二尖瓣病变。

3. 鉴别诊断

风湿性 AR 需与老年性和梅毒性 AR、马方综合征及瓣膜松弛综合征、先天性主动脉瓣异常、细菌性心内膜炎、高血压和动脉粥样硬化性主动脉瓣病变、主动脉夹层、动脉瘤，以及外伤等所致的 AR 相鉴别。

（四）治疗

有症状的 AR 患者必须手术治疗，而不是长期进行内科治疗。血管扩张药（包括 ACEI）应用于慢性 AR 患者，目的是减轻后负荷，增加前向心排血量而减轻反流，但是否能有效降低左心室舒张末期容量、增加 LVEF，尚不确定。

五、护理措施

嘱患者注意休息，劳逸结合，避免过重体力活动；在心功能允许的情况下，可进行适量的轻体力活动或轻体力的工作；预防感冒，防止扁桃体炎、牙龈炎等。如果发生感染可选用青霉素治疗，对青霉素过敏者可选用红霉素或林可霉素治疗。心功能不全者应控制水分的摄入，饮食中适量限制钠盐，每天 10g 以下为宜，切忌食用盐腌制品。服用利尿剂者应吃些水果，如香蕉、橘子等。房颤的患者不宜做剧烈活动。应定期门诊随访；在适当时期要考虑行外科手术治疗，何时进行，应由医生根据具体情况定。如需拔牙或做其他小手术，术前应使用抗生素预防感染。

第四节　先天性心脏病

先天性心脏病简称"先心病"，是胎儿时期心脏血管发育异常而致的畸形，是小儿时期最常见的心脏病。根据左右心腔或大血管间有无直接分流和临床有无青紫，可将先心病分为三大类：①左向右分流型（潜伏青紫型），常见有室间隔缺损、房间隔缺损、动脉导管未闭；②右向左分流型（青紫型），常见有法洛四联征和大动脉错位；③无分流型（无青紫型），常见有主动脉缩窄和肺动脉狭窄。

小儿先天性心脏病中较为常见的是室间隔缺损、房间隔缺损、动脉导管未闭、肺动脉狭窄、法洛四联征和大动脉错位。

一、临床特点

（一）室间隔缺损

室间隔缺损（VSD）为小儿最常见的先天性心脏病，缺损可单独存在，亦可为其他畸形的一部分。按缺损部位可分为室上嵴上方、室上嵴下方、三尖瓣后方、室间隔肌部 4 种类型。临床症状与缺损大小及肺血管阻力有关。大型 VSD（缺损 1～3cm 者）可继发肺动脉高压，当肺动脉压超过主动脉压时，造成右向左分流而产生发绀，称为艾森门格综合征。

1. 症状

小型室间隔缺损可无症状；中型室间隔缺损患者易患呼吸道感染，或在剧烈运动时发生呼吸急促，生长发育多为正常，偶有心力衰竭；大型室间隔缺损患者在婴幼儿时期缺损较大，左向右分流量多超过肺循环量的 50%，使体循环内血量显著减少，而肺循环内明显充血，可于出生后 1～3 个月即发生充血性心力衰竭，平时有反复呼吸道感染、肺炎、哭声嘶哑、喂养困难、乏力、多汗等症状，并伴有生长发育迟缓。

2. 体征

VSD 体征为心前区隆起；胸骨左缘 3～4 肋间可闻及Ⅲ～Ⅳ/6 级全收缩期杂音，在心前区广泛传导；肺动脉第二心音显著增强或亢进。

3. 辅助检查

（1）X 线检查：肺充血，心脏左室或左右室大；肺动脉段凸出，主动脉结缩小。

（2）心电图：小型室间隔缺损，心电图多数正常；中等大小室间隔缺损示左心室增大或左右心室增大；大型室间隔缺损或有肺动脉高压时，心电图示左右心室增大。

（3）超声心动图：室间隔回声中断征象，左右心室增大。

（二）房间隔缺损

房间隔缺损（ASD）按病理解剖分为继发孔（第二孔）缺损和原发孔（第一孔）缺损，以继发孔缺损为多见。继发孔缺损为较常见的先天性心脏病之一，以女性较多见，缺损位于房间隔中部卵圆窝处，血流动力学特点为右心室舒张期负荷过重。原发孔缺损位于房间隔下端，是心内膜垫发育障碍未能与第一房间隔融合，常合并二尖瓣裂缺。

1. 症状

本病在初生后及婴儿期大多无症状，偶有暂时性青紫；年龄稍大，症状渐渐明显，患儿发育迟缓，体格瘦小，易反复呼吸道感染，活动耐力减低，有劳累后气促、咳嗽等症状；左胸部常隆起，一般无青紫或杵状指（趾）。

2. 体征

胸骨左缘第 2～3 肋间闻及柔和的喷射性收缩期杂音，肺动脉瓣区第二心音可增强或亢进、固定分裂。

3. 辅助检查

（1）X 线检查：右心房、右心室扩大，主动脉结缩小，肺动脉段凸出，肺血管纹理增多，肺门舞蹈。

（2）心电图：电轴右偏，完全性或不完全性右束支传导阻滞，右心房、右心室增大；原发孔 ASD 常见电轴左偏及心室肥大。

（3）超声心动图：右心房右心室增大，右心室流出道增宽，室间隔与左心室后壁呈同向运动。二维切面可显示房间隔缺损的位置及大小。

（三）动脉导管未闭

动脉导管未闭（PDA）是临床较常见的先天性心脏病，本病女性患者多于男性。开放的动脉导管位于肺总动脉分叉与主动脉之间，有管形、漏斗形和窗形，以漏斗形为多见。

1. 症状

导管较细时，本病临床无症状；导管较粗时，临床表现为反复呼吸道感染、肺炎，发育迟缓，早期即可发生心力衰竭。重症病例常有呼吸急促、心悸症状。临床无青紫，但若合并肺动脉高压，即出现青紫。

2. 体征

胸骨左缘第 2 肋间可闻及粗糙、响亮、机器样的连续性杂音，向心前区、颈部及左肩部传导，肺动脉第二音亢进。脉压增宽，出现股动脉枪击音、毛细血管搏动和水冲脉。

3. 辅助检查

（1）X 线检查：分流量小者，心影正常；分流量大者，多见左心房、左心室增大，主动脉结增宽，可有漏斗征，肺动脉段凸出，肺血增多，重症病例左右心室均肥大。

（2）心电图：左心房、左心室增大或双心室肥大。

（3）超声心动图：左心房、左心室大，肺动脉与降主动脉之间有交通。

（四）法洛四联征

法洛四联征（TOF）是临床上最常见的发绀型先天性心脏病，病变包括肺动脉狭窄、室间隔缺损、主动脉骑跨及右心室肥大，其中肺动脉狭窄程度是决定病情严重程度的主要因素。主动脉骑跨及室间隔缺损存在使体循环血液中混有静脉血，临床上出现发绀与缺氧，并代偿性引起红细胞增多现象。

1. 症状

发绀是本病的主要症状，它出现的时间和严重程度与肺动脉狭窄程度有关，多见于毛细血管丰富的浅表部位，如唇、指（趾）甲床、球结膜等。患儿活动后有气促、易疲劳、蹲踞等；并常有缺氧发作，表现为呼吸加快、加深，烦躁不安，发绀加重，持续数分钟至数小时，严重者可表现为神志不清、惊厥或偏瘫、死亡。发绀症状多在清晨、哭闹、吸乳或用力后诱发，发绀严重者常有鼻出血和咯血。

2. 体征

患者生长发育落后，全身发绀，眼结膜充血，杵状指（趾）；多有行走不远自动蹲踞姿势或膝胸位体征。胸骨左缘第 2～4 肋间闻及粗糙收缩期杂音；肺动脉第二心音减弱。

3. 辅助检查

（1）X 线检查：心影呈靴形，上纵隔增宽，肺动脉段凹陷，心尖上翘，肺纹理减少，右心房、右心室肥厚。

（2）心电图：电轴右偏，右心房、右心室肥大。

（3）超声心动图：显示主动脉骑跨及室间隔缺损，右心室流出道、肺动脉狭窄，右心室内径增大，左心室内径缩小。

（4）血常规：血红细胞增多，一般在（5.0～9.0）$\times 10^{12}$/L，血红蛋白 170～200g/L，红细胞容积 60%～80%。当有相对性贫血时，血红蛋白低于 150g/L。

二、护理评估

（一）健康史

了解母亲妊娠史，在孕期最初 3 个月内有无病毒感染、放射线接触，是否服用过影响胎儿发育的药物，孕母是否有代谢性疾病。患儿出生有无缺氧、心脏杂音，出生后各阶段的生长发育状况。是否有下列常见表现：喂养困难，哭声嘶哑，易气促、咳嗽，青紫，蹲踞现象，突发性晕厥。

（二）症状、体征

评估患儿的一般情况，生长发育是否正常，皮肤发绀程度，有无气急、缺氧、杵状指（趾），有无哭声嘶哑，有无蹲踞现象，胸廓有无畸形；听诊心脏杂音位置、性质、程度，尤其要注意肺动脉第二心音的变化；评估有无肺部啰音及心力衰竭的表现。

（三）社会-心理

评估家长对疾病的认知程度和对治疗的信心。

（四）辅助检查

了解并分析 X 线、心电图、超声心动图、血液等检查结果。较复杂的畸形者还应了解心导管检查和心血管造影的结果。

三、常见护理问题

（一）活动无耐力

活动无耐力与氧的供需失调有关。

（二）有感染的危险

感染与机体免疫力低下有关。

（三）营养失调

低于机体需要量，与缺氧使胃肠功能障碍、喂养困难有关。

（四）焦虑

焦虑与疾病严重，花费大，预后难以估计有关。

（五）合作性问题

脑血栓、脑脓肿、心力衰竭、感染性心内膜炎、晕厥。

四、护理措施

（1）休息：制定适合患儿活动的生活制度，轻症、无症状者与正常儿童一样生活，但要避免剧烈活动；有症状患儿应限制活动，避免情绪激动和剧烈哭闹；重症患儿应卧床休息，给予妥善的生活照顾。

（2）饮食护理：给予高蛋白、高热量、高维生素的饮食，适当限制食盐摄入，并给予适量的蔬菜类粗纤维食品，以保证大便通畅。重症患儿喂养困难，应有耐心，少量多餐，以免导致呛咳、气促、呼吸困难等，必要时从静脉补充营养。

（3）预防感染：病室空气清新，穿着冷热要适中，防止受凉，应避免与感染性疾病患儿接触。

（4）注意心率、心律、呼吸、血压变化，必要时使用监护仪监测。

（5）防止法洛四联征：一旦患儿由哭闹、进食、活动、排便等引起缺氧发作，可立即置于胸膝卧位，吸氧，遵医嘱应用普萘洛尔、吗啡，纠正酸中毒。

（6）青紫型先天性心脏病患儿血液黏稠度高，暑天、发热、吐泻时体液量减少，加重血液浓缩，易形成血栓，有造成重要器官栓塞的危险，应注意多饮水，必要时静脉输液。

（7）合并贫血者可加重缺氧，导致心力衰竭，须及时纠正。

（8）合并心力衰竭者按心力衰竭护理。

（9）做好心理护理，关心患儿，建立良好护患关系，充分理解家长及患儿对检查、治疗、预后的期望心理，介绍疾病的有关知识、诊疗计划、检查过程、病室环境，消除恐惧心理。

（10）健康教育。①向家长讲述疾病的相关护理知识和各种检查的必要性，以取得家长的配合；②指导患儿及家长掌握活动种类和强度；③告知家长如何观察病情变化，一旦发现异常（婴儿哭声无力，呕吐，不肯进食，手脚发软，皮肤出现花纹，较大患儿自诉头晕等），应立即呼叫；④向患儿及家长讲述重要药物，如地高辛的作用及注意事项。

五、出院指导

（1）患儿饮食宜高营养、易消化，少量多餐。人工喂养时用柔软的、奶头孔稍大的奶嘴，每次喂奶时间不宜过长。

（2）根据耐受力确立适宜的活动，以不出现乏力、气短为度，病情重者应卧床休息。

（3）避免感染，居室空气新鲜，经常通风，不去公共场所、人群集中的地方。注意气候变化及时添减衣服，预防感冒。按时预防接种。

（4）发热、出汗时要给足水分，呕吐、腹泻时应到医院就诊、补液，以免血液黏稠而发生脑血栓。

（5）保证患儿休息，避免哭闹，减少外界刺激以预防晕厥的发生。当患儿在吃奶、哭闹或活动后出现气急、青紫加重或年长儿诉头痛、头晕时应立即将患儿取胸膝卧位并送医院。

第五节　主动脉夹层动脉瘤

主动脉夹层动脉瘤（DAA）又叫主动脉夹层血肿（简称"主动脉夹层"），是主动脉内膜撕裂、血液进入动脉壁中层所形成的血肿或血流旁路，男性发病率是女性的 2～3 倍。DAA 如未得到及时有效的治疗，患者死亡率极高，有 58% 死亡于 24h 以内，仅 30%～35% 的患者可过渡为慢性。

一、病因与发病机制

任何破坏中层弹性或肌肉成分完整性的疾病都可使主动脉易患夹层分离。中层胶原及弹性硬蛋白变性所致的中层退行性病变是首要的易患因素。囊性中层退行病变是多种遗传性结缔组织缺陷（马方综合征和埃勒斯-当洛斯综合征）的内在特点。年龄增长和高血压可能是中层退行病变两个重要因素。主动脉夹层的好发年龄为 60～70 岁，男性发病率为女性的 2 倍。某些其他先天性心血管畸形，如主动脉瓣单瓣畸形和主动脉缩窄也易并发主动脉夹层。另外，动脉内导管术及主动脉球囊反搏等诊疗操作也可能引起主动脉夹层。

主动脉夹层开始于主动脉内膜撕裂，血液穿透病变中层，将中层平面一分为二，主动脉壁即出现夹层。管腔压力不断推动，分离过程沿主动脉壁推进，典型的为顺行推进，即被主动脉血流向前的力推动，有时也可见从内膜撕裂处逆向推进。主动脉壁分离层之间被血液充盈的空间成为一个假腔，剪切力可能导致内膜进一步撕裂，为假腔内的血流提供出口或额外的进口。假腔可因血液充盈而扩张，引起内膜突入真腔内，使血管腔狭窄变形。

二、分类

绝大多数主动脉夹层起源于升主动脉和（或）降主动脉。主动脉夹层有 3 种主要的分类方法，对累及的主动脉的部位及范围进行定义（表 2-1，图 2-1）。考虑预后及治疗的不同，所有这 3 种分类方法都是基于主动脉夹层是否累及升主动脉而定。一般而言，夹层分离累及升主动脉有外科手术指征，而对那些未累及升主动脉的夹层分离可考虑药物保留治疗。

表 2-1 常用的主动脉夹层分类方法

分类	起源和累及的主动脉范围
DeBakey 分类法	
Ⅰ 型	起源于升主动脉，扩展至主动脉弓或其远端
Ⅱ 型	起源并局限于升主动脉
Ⅲ 型	起源于降主动脉，沿主动脉向远端扩展
Stanford 分类法	
A 型	所有累及升主动脉的夹层分离
B 型	所有不累及升主动脉的夹层分离
解剖描述分类法	
近端	包括 DeBakeyⅠ型和Ⅱ型，Stanford 法 A 型
远端	包括 DeBakeyⅢ型，Stanford 法 B 型

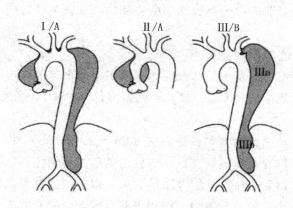

图 2-1 主动脉夹层分类

注：Ⅰ/A.DeBakeyⅠ型/Stanford A 型；Ⅱ/A.DeBakeyⅡ型/Stanford A 型；Ⅲ/B.DeBakeyⅢ型/Stanford B 型。

三、诊断

（一）临床表现特点

1. 症状

急性主动脉夹层最常见的症状是剧烈疼痛，而慢性夹层分离多数可能并无疼痛。典型症状的疼痛多突然发生，开始时即为剧痛，患者主诉疼痛呈撕裂、撕扯或刀刺样。当夹层分离沿主动脉伸展时，疼痛可沿着夹层分离的走向逐步向其他部位转移。疼痛部位对判断主动脉夹层的部位有帮助，因为局部的症状通常反应累及的主动脉；如胸痛只在前胸部，或最痛之处在前胸部，提示夹层绝大多数累及升主动脉；如胸痛只在肩胛之间，或最痛之处在肩胛之间，则绝大部分累及降主动脉；颈、喉、颌、面部的疼痛强烈提示夹层累及升主动脉；疼痛在背部的任何部位，或腹部和下肢，强烈提示累及降主动脉。

其他一些不常见情况包括充血性心力衰竭、晕厥、脑血管意外、缺血性周围神经病变、截瘫、猝死等。急性充血性心力衰竭几乎均由近端主动脉夹层所致的严重主动脉瓣反流引起。无神经定位体征的晕厥占主动脉夹层的 4%～5%，一般需紧急外科手术。

2. 体征

在一些患者中，单纯的体检结果就足以提示诊断，而在另外一些情况下，即使存在广泛的主动脉夹层，相应的体征也不明显。远端主动脉夹层患者90%以上存在高血压，但在近端主动脉夹层患者中高血压较少见。近端主动脉夹层患者与远端主动脉夹层患者相比更易发生低血压。低血压通常是心脏压塞、胸腔或腹腔内动脉破裂所致。与主动脉夹层相关的典型体征如脉搏短缺、主动脉反流杂音、神经系统表现更多见于近端夹层分离。急性胸痛伴脉搏短缺（减弱或缺如）强烈提示主动脉夹层。近端主动脉夹层分离中的50%有脉搏短缺，而远端主动脉夹层中只占15%。

主动脉瓣反流是近端主动脉夹层的重要并发症，一些患者可听到主动脉瓣反流杂音。与近端主动脉夹层相关的主动脉瓣膜反流杂音常呈乐音样，胸骨右缘比胸骨左缘听诊更清晰。根据反流的严重程度不同，可能存在其他主动脉瓣关闭不全的周围血管征象，如水冲脉和脉压增宽。

许多疾病的表现可酷似主动脉夹层，包括急性心肌梗死或严重心肌缺血，非主动脉夹层引起的急性主动脉反流，非夹层分离引起的胸主动脉瘤、腹主动脉瘤、心包炎、肌肉骨骼痛或纵隔肿瘤。

（二）实验室和其他辅助检查特点

临床上，一旦诊断上已怀疑主动脉夹层，必须迅速并准确地确定诊断。目前可用的诊断方法包括主动脉造影、造影增强CT扫描、磁共振成像（MRI）、经胸或经食管的心脏超声。

1. 胸片

最常见的异常是主动脉影变宽，占患者的80%~90%，局限性的膨出往往出现于病变起源部位。一些患者可出现上纵隔影变宽，如见主动脉内膜钙化影，则可估测主动脉壁的厚度，正常为2~3mm，如主动脉壁厚度增加到10mm以上，高度提示主动脉夹层。虽然绝大多数患者有一种或多种胸片的异常表现，但相当部分患者胸片改变不明显。因此，正常的X线胸片绝不能排除主动脉夹层。

2. 主动脉造影

逆行主动脉造影是主动脉夹层的最可靠诊断技术，如考虑行手术治疗或血管内支架治疗，术前须行主动脉造影。血管造影诊断主动脉夹层的直接征象包括主动脉双腔或分离内膜片，提示夹层分离的间接征象包括主动脉腔变形、主动脉壁变厚、分支血管异常及主动脉瓣反流。主动脉造影的主要优点在于能明确主动脉夹层和累及的分支血管范围，也能显示主动脉夹层的一些主要并发症，如假腔内血栓和主动脉瓣反流。

3. 计算机体层摄影（CT）

增强CT扫描时，如发现内膜片分割或以造影剂密度差来区分的两个明显的主动脉腔即可诊断主动脉夹层。与主动脉造影不同，CT扫描的优点在于它是无创的，但需要使用静脉内造影剂。CT还有助于识别假腔内的血栓，发现心包积液。但CT扫描不能可靠地发现有无主动脉瓣反流和分支血管病变。

4. 磁共振成像（MRI）

MRI特别适用于诊断主动脉夹层，能显示主动脉夹层的真假腔、内膜的撕裂位置、剥离的内膜片和可能存在的血栓等。MRI是无创性检查，也不需使用静脉内造影剂，从而避免了离子辐射。虽然 MRI 以其高度的准确性成为目前无创性诊断主动脉夹层的主要标准，但它存在一些缺点，如已植入起搏器、血管夹、人工金属心脏瓣膜和人工关节患者禁用。MRI 也仅提供有限的分支血管图像，不能可靠地识别主动脉瓣反流的存在。另外，显影所需时间较长，急性主动脉夹层患者行 MRI 有风险。

5. 超声心动图（UCG）

UCG 对诊断升主动脉夹层具有重要意义，且易识别并发症（如心包积血、主动脉瓣关闭不全和胸腔积血等）。在 M 型超声中可见主动脉根部扩大，夹层分离处主动脉壁由正常的单条回声带变成两条分离的回声带；在二维超声中可见主动内分离的内膜片呈内膜摆动征，主动脉夹层形成主动脉真假双腔征；有时可见心包或胸腔积液。多普勒超声不仅能检出主动脉夹层管壁双重回声之间的异常血流，而且对主动脉夹层的分型、破口定位及主动脉瓣反流的定量分析都具有重要的诊断价值。经食管超声心动图（TEE）克服了经胸廓 UCG 的一些局限性。它可以采用更高频率的超声检查，从而提供更好的解剖细节。

几种影像方法都各有其特定的优缺点。在选择时，必须考虑各种检查的准确性、安全性和可行性（表 2-2）。

表 2-2　几种影像学方法诊断主动脉夹层的性能

诊断性能	ANGIO	CT	MRI	TEE
敏感性	++	++	+++	+++
特异性	+++	+++	+++	++/+++
内膜撕裂部位	++	+	+++	+
有无血栓	+++	++	+++	+
有无主动脉关闭不全	+++	−	+	+++
心包积液	−	++	+++	+++
分支血管累积	+++	+	++	+
冠状动脉累及	++	−	−	++

注："+++"：极好。"++"：好。"+"：一般。"−"：无法检测。ANGIO：主动脉造影。CT：计算机体层摄影。MRI：磁共振成像。TEE：经食管超声心动图。

四、治疗

治疗主动脉夹层的主要目的在于阻止夹层分离的进展。那些致命的并发症并不是内膜撕裂本身，而是随之而来的主动脉夹层的并发症，如分离主动脉破裂、急性主动脉瓣关闭不全、急性心包压塞等。如果不进行及时、适当的治疗，主动脉夹层有很高的死亡率。

（一）紧急内科处理

所有高度怀疑有急性主动脉夹层的患者必须予以监护。首要的治疗目的在于解除疼痛并将收缩压降为 13.3～14.7kPa（100～110mmHg）［平均动脉压为 8.0～9.3kPa（60～70mmHg）］。无论是否存在疼痛和高血压，均应使用 β 受体阻滞剂以降低 dp/dt。对可能要进行手术的患者要避免使用长效降压药物，以免使术中血压控制变得复杂。疼痛本身可以加重高血压和心动过速，可静脉注射吗啡以缓解疼痛。

硝普钠对紧急降低动脉血压十分有效。开始滴速 $20\mu g/min$，然后根据血压反应调整滴速，最高可达 $800\mu g/min$。当单独使用时，硝普钠可能升高 dp/dt，这一作用可能潜在地促进夹层分离的扩展。因此，同时使用足够剂量的 β 受体阻滞剂十分必要。

为了迅速降低 dp/dt，应静脉内剂量递增地使用 β 受体阻滞剂，直至出现满意的 β 受体阻滞效应（心率 60～70 次/min）。超短效 β 受体阻滞剂艾司洛尔对动脉血压不稳定，准备行手术治疗的患者十分有用，如果需要可随时停用。当存在使用 β 受体阻滞剂的禁忌证，如窦缓、二度或三度房室传导阻滞、充血性心力衰竭、气管痉挛，应当考虑使用其他降低动脉压和 dp/dt 的药物，如钙通道阻滞剂。

当分离的内膜片损害一侧或双侧肾动脉时，可引起肾素大量释放，导致顽固性高血压。在这种情况下可静脉内注射血管紧张素转化酶（ACE）抑制剂。

如果患者血压正常，可单独使用 β 受体阻滞剂降低 dp/dt；如果存在禁忌证，可选择使用非二氢吡啶类钙阻滞剂，如地尔硫䓬或维拉帕米。

如果可疑主动脉夹层的患者表现为严重低血压，提示可能存在心脏压塞或主动脉破裂，应快速扩容。如果迫切需要升压药治疗顽固性低血压，可使用去甲肾上腺素。

患者治疗后一旦情况稳定，应立即进行诊断检查。如果病情不稳定，优先使用 TEE，因为它能在急诊室或重症监护病房床边操作而不需停止监护和治疗。如果一个高度可疑夹层分离的患者病情变得极不稳定，很可能发生了主动脉破裂或心脏压塞，患者应立即送往手术室而不是进行影像学诊断。在这种情况下可使用术中 TEE 确定诊断，同时指导手术修补。

（二）心脏压塞的处理

急性近端主动脉夹层经常伴有心脏压塞，这是患者死亡的常见原因之一。心脏压塞往往是主动脉夹层患者低血压的常见原因。在这种情况下，在等待外科手术修补时通常应进行心包穿刺以稳定病情。

（三）外科手术治疗

主动脉夹层的手术指征见表 2-3。应该尽可能地在患者就诊之初决定是否手术，因为这将帮助医生选择何种诊断检查方法。手术目的包括切除最严重的主动脉病变节段，切除内膜撕裂部分，通过缝合夹层分离动脉的近端和远端以闭塞假腔的入口。下列因素增加患者的手术风险：高龄、伴随其他严重疾病（特别是肺气肿）、动脉瘤破裂、心脏压塞、休克、心肌梗死、脑血管意外等。

表 2-3　主动脉夹层外科手术和药物治疗的指征

手术指征	药物治疗指征
1.急性近端夹层分离	1.无并发症的远端夹层分离
2.急性远端夹层分离伴下列情况之一	2.稳定的、孤立的主动脉弓夹层分离
·重要脏器进行性损害	3.稳定的慢性夹层分离
·主动脉破裂或接近破裂	
·主动脉瓣反流	
·夹层逆行进展至升主动脉	
·马方综合征并发夹层分离	

（四）血管内支架技术

使用血管内介入技术可治疗主动脉夹层的高危患者。如夹层分离累及肾动脉或内脏动脉时手术死亡率超过 50％，血管内支架植入可降低死亡率。带膜支架植入血管隔绝术主要适用于 Stanford B 型夹层。

五、急救护理

（一）护理目标

（1）密切注意患者病情变化，维持其生命体征稳定性；

（2）协助患者迅速进入诊疗程序，适应监护室环境，挽救患者生命；

（3）做好各项基础护理，增加患者舒适感；

（4）加强心理护理，增强患者战胜疾病的信心；

（5）加强术后监护，提高患者生存质量；

（6）帮助患者及家庭了解疾病，掌握自护知识。

（二）护理措施

1. 密切注意病情变化

严密监测患者呼吸、血压、脉搏的变化及颈静脉充盈度、末梢循环情况，持续心电图监护，观察患者心电图、心率、心律的变化。严格记录出入量，备好抢救药品、物品等，做好心肺复苏等应急准备。

（1）休克的观察和护理：注意休克的特殊性。在急性发病期约有 1/3 的患者出现面色苍白、出汗、四肢皮肤湿冷、脉搏快而弱和呼吸急促等休克现象。休克早期患者血压反而会升高，这种情况下有效地降压、止痛是治疗休克的关键。

（2）血肿压迫症状的观察：夹层动脉瘤可向近端扩展，影响主动脉瓣的功能和冠状动脉血流，导致急性左心衰竭、急性心肌缺血甚至急性心肌梗死。因此，要经常听诊心脏杂音，严密监测心电图，观察有无 P 波和 ST 段改变，及早发现冠状动脉供血不足和缺血征象。

（3）神经系统的观察：夹层动脉瘤向远端扩展，影响主动脉弓的三大分支。任何一支发生狭窄，均可引起脑部或上肢供血不足，出现偏瘫甚至昏迷。注意观察患者意识、肢体活动情况。

（4）泌尿系统和胃肠道的观察：夹层动脉瘤向远端发展，可延及腹主动脉下端，累及肠系膜上动脉或肾动脉，引起器官供血不足和缺血症状。应每 1～2h 观察 1 次患者的尿量、尿色、性状，准确记录 24h 出入量；并观察有无便秘、便血、呕血、腹痛等症状。

（5）下肢及脏器功能观察：部分主动脉夹层动脉瘤患者因夹层隔膜阻塞主动脉分支开口，往往会引起肢体及重要器官急性缺血，必须密切观察肢体的皮温、皮色、动脉搏动情况，有无腹痛、腹胀情况，密切观察患者的肌酐、尿素氮及尿量变化。

（6）周围血管搏动观察：本病发病后数小时常出现周围动脉阻塞现象，因此需经常检查患者四肢动脉（桡、股、足背动脉）和颈动脉搏动情况，观察是否有搏动消失现象或双侧足背动脉是否对称。

2. 协助患者迅速进入诊疗程序，适应监护室环境，挽救患者生命

（1）确诊为夹层动脉瘤的患者即入急诊监护室，绝对卧床休息，镇痛，吸氧，进行心电

监护及血压监测，迅速建立静脉通道，确保静脉降压药物的使用。

（2）疼痛的护理：剧烈的疼痛为 DAA 发病时最明显的症状。注意患者疼痛的性质、部位、时间及程度。DAA 疼痛的高峰时间一般较急性心肌梗死早，并为持续性、撕裂样尖锐疼痛或跳痛，有窒息甚至伴濒死感。动脉夹层撕裂部位不同，疼痛的部位及放射方向各异。疼痛一般是沿着血管夹层分离的走向放射至头颈、胸腹、背部等。疼痛缓解是夹层血肿停止扩展和治疗显效的重要指标，如果疼痛减轻后又再出现，提示夹层动脉瘤继续扩展；疼痛突然加重则提示血肿有破裂趋势；血肿溃入血管腔，疼痛可骤然减轻。因此，疼痛性质及部位的改变都是病情变化的重要标志。护士一旦发现，立即测量生命体征，同时报告医生处理。本病引起的疼痛用一般镇痛药效果较差，可遵医嘱给予吗啡 5～10mg、哌替啶（杜冷丁）50～100mg，肌肉注射，同时嘱患者忌拍打、按压、热敷疼痛处。使用吗啡等镇痛药物，注意观察呼吸、血压，呕吐时防止窒息、误吸。

（3）严密监测血压，避免其过高或过低。迅速建立静脉液路，同时每 5～10min 测量血压，血压明显升高可增加主动脉管壁压力，易导致血管瘤破裂。护士遵医嘱及时、准确地给予静脉降压药物，根据血压调整给药量。病情平稳后继续遵医嘱给予硝普钠等药物，每30～60min 测量 1 次血压。同时积极予以镇痛治疗，提供舒适的环境，保证患者能够得到充分的休息和稳定的心理状态，从而减少诱发血压升高的因素。另外，夹层动脉瘤影响主动脉弓的三大分支，导致上肢供血不足，可出现受累侧上肢脉搏减弱，血压降低症状。因此，测量血压应该双侧对比，避免提供错误信息。

（4）安全护送：患者病情稳定时，应及时遵医嘱送患者做必要的检查（CT、MRI），以进一步确诊，或及时送患者入 CCU 继续治疗；主动脉夹层患者在运送途中常因路上车床推动引起的振动发生病情突变，因此在运送患者前，应做好充分的准备。

3．加强基础护理

（1）患者应绝对卧床休息，避免情绪激动，以免交感神经兴奋，导致心率加快、血压升高，加重血肿形成。患者应在床上用餐、大小便，避免体位突然改变，避免引起腹压升高的因素，如震动性咳嗽、屏气等。

（2）患者饮食以粗纤维、低脂、易消化、营养丰富的流质、半质饮食或软食为主，少量多餐，每餐不宜过饱。

（3）嘱患者保持大便通畅，预防便秘。主动脉夹层动脉瘤患者发病急性期常常需绝对卧床休息，大部分患者因活动减少或不习惯床上大小便而引起便秘。便秘时，用力排便使腹压增加导致血压增高，易引起夹层动脉血肿的破裂，所以在急性期，常采用如下的护理措施：指导患者养成按时排便的习惯；合理调节饮食，每天补充足够的水分，多食新鲜的水果、蔬菜及粗纤维食物；按摩、热敷下腹部，促进肠蠕动；常规给予缓泻剂，如口服酚酞等，以保证每天排便 1 次。

（4）病室整洁、安静通风，保持合适温湿度，限制探视。

4．心理护理

该病起病突然，进展迅速、病情凶险，剧烈疼痛感受和特殊的住院监护环境、绝对卧床的限制，使患者紧张、无助，易产生恐惧、焦虑心理。护理人员要避免只忙于抢救而忽略患者的感受。对于意识清楚的患者，应用和蔼的语言安慰、体贴患者，消除患者的紧张、恐惧情绪，增强患者的信任和安全感，树立战胜疾病的信心。可将多萝西娅·奥瑞姆护理系统理论中的支持教育、部分补偿性护理，用于主动脉夹层动脉瘤患者的护理，给患者提供情感支持，以启发患者乐观期待，淡化对预后的忧虑。同时，给予患者信息支持，使他们获得疾病治疗及护理知识，从被动接受治疗、护理转为主动参与治疗、护理，帮助他们形成新的生活方式，为回归家庭、社会及提高生存质量打下良好的基础。

5. 加强术后监护，提高患者生存质量

(1) 术后出血的观察：因为转机时间长、凝血功能破坏、吻合口张力过大、主动脉压力过高，患者易发生手术创面及人造血管吻合口渗血或裂开，如不及时处理可导致休克、缺血性肾衰竭、心律失常等。术后应派专人护理，持续心电、血压监测，常规使用止血药，随时观察引流液的量、颜色、性质，定时挤压胸管，保持引流管在位通畅。如引流液超过100mL/h，连续 2h 或短期内引流出大量鲜红色血液，要警惕活动性出血的可能并及时向医生报告病情的变化。值班护士必须严格记录患者出入量，保持其出入量平衡，特别注意对患者的尿量进行观察。

(2) 循环系统的观察与护理：术中失血、心肌创伤都会导致术后患者血容量不足、心肌收缩无力、血管扩张改变，植入的人造血管渗血及大量利尿剂的使用均使血容量更加不足，因此要尽快补充血容量，以提高心室充盈度，增加心排量。动脉瘤患者术后大部分表现为高动力状态，心率快，血压高，术后尽早使用血管扩张剂减轻血管阻力，首选药物硝普钠，使动脉平均压维持正常较低水平，以防止高血压所致的吻合口出血或破裂。同时适量应用正性肌力药物，如多巴胺或西地兰（去乙酰毛花苷）强心，用药期间严密观察血压。

(3) 神经系统的观察：手术经股动脉插管逆行转机，阻断主动脉时间较长，术后吻合口及移植血管内血栓形成易导致脑组织缺血，也可因血供恢复后引起脑组织缺血、再灌注损伤等引起神志异常和肢体功能障碍，出现昏迷、抽搐、偏瘫等，因此，护理方面要特别注意患者术后神志是否清醒，瞳孔大小，双侧是否对称，对光反射及有无病理反射；肢体的感觉、运动功能有无障碍。

(4) 呼吸道的护理：患者术后常规应用呼吸机辅助呼吸，术后早期需充分镇静，故辅助时间应适当延长。每 30min 听肺部呼吸音 1 次，如有痰鸣音，及时吸痰。定时监测血气，根据血气结果，调整呼吸机参数。严禁使用呼气末正压（PEEP），以减少胸腔内压力，使吻合口承受最小压力。拔除气管插管后，给予面罩吸氧，鼓励咳嗽、排痰，无肺部并发症。咳嗽时不宜过于剧烈，以免增加吻合口张力。

(5) 消化系统的观察：夹层动脉瘤或腹部主动脉手术可累及腹腔动脉、肠系膜动脉，引起消化道出血、坏死。临床表现为便血、肠梗阻、腹痛等症状。故应注意有无发热、恶心、食欲下降、黄疸等症状。还应注意胃液的颜色、量和性状，听诊肠鸣音，监测腹围的变化。

(6) 预防感染：术后遵医嘱进行抗菌治疗，预防感染，伤口敷料遵循外科换药原则，严格无菌操作，监测体温变化，如有异常及时向医生汇报。病情稳定后，一方面尽早拔除体内各种管道，减少异物感染机会。另个，给予患者高热量、高蛋白饮食，以促进吻合口愈合。

6．介入手术后的护理

（1）术后患者返回 CCU，严密监测其生命体征的变化，特别是血压、心率、血氧饱和度、尿量等。

（2）术后护理时应注意切口护理，术中应用抗凝剂，术后应严密观察切口出血、渗血情况，动脉穿刺口加压包扎止血，用 1kg 沙袋放在右侧股动脉处压迫止血 8h。观察伤口有无血肿或瘀斑及感染。若发现敷料浸润，要及时更换敷料。术后 3 周内避免剧烈活动，以利于血管内膜、外膜的生长。

（3）肢体血供的观察及护理。术中在支架释放后有可能将左锁骨下动脉封堵，导致左上肢缺血。带膜支架也可能封堵脊椎动脉，影响脊髓供血导致截瘫。因此，应密切注意监测患者上下肢的血压、动脉搏动（桡动脉、足背动脉）、皮肤颜色及温度，同时注意患者的肢体感觉、运动及排便情况。

（三）健康教育

1．宣传、教育

在疾病的不同阶段，根据患者的文化程度做好有关知识的宣传和教育，讲解急性期绝对卧床休息的意义和必要性，让患者知晓需控制血压骤升，警惕瘤体破裂，若出现突发胸、背、腰、腹剧烈疼痛应及时报告，以便医务人员立即采取有效降压、止痛措施。

2．活动和休息

本病急性期应严格卧床休息。提供舒适安静的环境以利于患者休息，指导患者平卧位休息，预防体位改变的血压变化对动脉瘤的不利压力，不可活动过度，最重要的是防止跌倒。跌倒可致动脉瘤破裂，所以降低环境中跌倒的潜在危险因素很重要。恢复期患者生命体征稳定后可逐步开展床上、床边活动，并嘱避免剧烈咳嗽、活动过度和情绪波动等。

3．用药

嘱患者严格按医嘱用药，按时服药，不要随意增减药物剂量及种类。行主动脉瓣置换术者需终身服用华法林。服药过程中，需定期抽血监测凝血酶，以指导用药剂量。

4．观察病情

教育患者自己观察病情变化，如有背痛、胸痛、肢体活动障碍时，及时报告医护人员。密切观察血压变化，保持血压的稳定状态，并指导患者掌握自测血压的方法。另外需密切观察有无出血倾向，如牙龈出血、血尿、皮肤瘀斑等，如有不适随时就诊。

5．饮食

夹层动脉瘤的发病多与动脉硬化有关，因此饮食治疗是必要的。嘱患者采用低盐、低脂、低胆固醇饮食，不宜过饱，并戒烟、酒，多食新鲜水果、蔬菜及富含粗纤维的食物，以保持大便通畅。

6．预防感冒

嘱患者及时增减衣服，冬、春季节尽量避免到人群集中的场所。

7．心理护理

不管患者是否接受外科手术治疗，都会害怕和恐惧夹层动脉瘤的破裂及其导致的死亡后果。护士应评估患者对其潜在危险性的理解程度，鼓励患者改变高危行为，密切配合医护人员，避免动脉瘤的破裂。评估患者的焦虑程度，向患者解释治疗原则，因焦虑可导致血流动力学改变，必要时可遵医嘱使用镇静剂。指导患者学会自我调整心理状态，调控不良情绪。

8. 出院指导

指导患者出院后仍以休息为主，活动量要循序渐进。

9. 复查

嘱患者出院后 1 个月内来院复查 1～2 次，出现情况随时来院复查。

第三章 消化系统疾病的护理

第一节 上消化道大出血

一、疾病概述

(一) 概念和特点

上消化道出血是指屈氏韧带以上的消化道，包括食管、胃、十二指肠、胰腺、胆管等病变引起的出血，及胃空肠吻合术的空肠病变引起的出血。上消化道大出血是指数小时内失血量超过 1 000mL 或循环血容量的 20％，主要表现为呕血和（或）黑便，常伴有血容量减少而引起急性周围循环衰竭，是临床急症，严重者可导致失血性休克而危及生命。

近年来，本病的诊断和治疗水平有很大的提高，临床资料统计显示，80％～85％急性上消化道大出血患者短期内能自行停止，仅 15％～20％患者出血不止或反复出血，最终死于出血并发症，其中急性非静脉曲张性上消化道出血的发病率在我国仍居高不下，严重威胁人民的生命健康。

(二) 相关病理生理

上消化道出血多由消化性溃疡侵蚀胃基底血管导致其破裂而引发出血。出血后逐渐影响周围血液循环量，如因出血量多引起有效循环血量减少，进而引发血液循环系统代偿，以致血压降低，心悸、出汗，必须即刻处理。出血处可能因血块形成而自动止血，但也可能再次出血。

(三) 上消化道出血的病因

上消化道出血的病因包括溃疡性疾病、炎症、门脉高压、肿瘤、全身性疾病等。临床上最常见的病因是消化性溃疡，其他依次为急性糜烂出血性胃炎、食管胃底静脉曲张破裂和胃癌。现将病因归纳列述如下。

1. 上消化道疾病

（1）食管疾病、食管物理性损伤、食管化学性损伤。

（2）胃、十二指肠疾病：消化性溃疡、佐林格-埃利森（Zollinger-Ellison）综合征、胃癌等。

（3）空肠疾病：胃肠吻合术后空肠溃疡、克罗恩（Crohn）病。

2. 门静脉高压引起的食管胃底静脉曲张破裂出血

（1）各种病因引起的肝硬化。

（2）门静脉阻塞：门静脉炎、门静脉血栓形成、门静脉受邻近肿块压迫。

（3）肝静脉阻塞：如巴德-基亚里（Budd-Chiari）综合征。

3．上消化道邻近器官或组织的疾病

（1）胆管出血：胆囊或胆管结石、胆管蛔虫、胆管癌、肝癌、肝脓肿或肝血管瘤破入胆管等。

（2）胰腺疾病：急慢性胰腺炎、胰腺癌、胰腺假性囊肿、胰腺脓肿等。

（3）其他：纵隔肿瘤或囊肿破入食管、主动脉瘤、肝或脾动脉瘤破入食管等。

4．全身性疾病

（1）血液病：白血病、血友病、再生障碍性贫血、弥散性血管内凝血（DIC）等。

（2）急性感染：脓毒症、肾综合征出血热、钩端螺旋体病、重症肝炎等。

（3）脏器衰竭：尿毒症、呼吸衰竭、肝衰竭等。

（4）结缔组织病：系统性红斑狼疮、结节性多动脉炎、皮肌炎等。

5．诱因

（1）服用水杨酸类或其他非甾体类抗炎药物或大量饮酒。

（2）应激相关胃黏膜损伤：严重感染、休克、大面积烧伤、大手术、脑血管意外等应激状态下，会引起应激相关胃黏膜损伤。应激性溃疡可引起大出血。

（四）临床表现

上消化道大量出血的临床表现主要取决于出血量及出血速度。

1．呕血与黑便

呕血与黑便是上消化道出血的特征性表现。上消化道出血之后，均有黑粪。出血部位在幽门以上者常有呕血，若出血量较少、速度慢亦可无呕血。反之，幽门以下出血时，如出血量大，速度快，可由血反流入胃腔引起恶心、呕吐而表现为呕血。

呕血多棕褐色呈咖啡渣样；如出血量大，未经胃酸充分混合即呕出，则为鲜红色或有血块。黑粪呈柏油样，黏稠而发亮；当出血量大，血液在肠内推进快，粪便可呈暗红甚至鲜红色。

2．失血性周围循环衰竭

患者急性大量失血时循环血容量迅速减少，可导致周围循环衰竭。一般表现为头昏、心慌、乏力，突然起立发生晕厥、肢体冷感、心率加快、血压偏低等。严重者呈休克状态。

3．发热

大量出血后，多数患者在24h内出现低热，持续3～5d降至正常。发热原因可能与循环血量减少和周围循环衰竭导致体温调节中枢功能紊乱等因素有关。

4．氮质血症

上消化道大量出血后，大量血液蛋白质的消化产物在肠道被吸收，血中尿素氮浓度可暂时增高，称为肠源性氮质血症。一般于一次出血后数小时血尿素氮开始上升，24～48h达到高峰，一般不超过14.3mmol/L（40mg/dL），3～4d降至正常。

5．贫血和血常规

患者在急性大量出血后均有失血性贫血。但在出血的早期，血红蛋白浓度、红细胞计数与血细胞比容可无明显变化。在出血后，组织液渗入血管内，使血液稀释，一般经4h以上才出现贫血，出血后24～72h血液稀释到最大限度。贫血程度除取决于失血量外，还和出血前有无贫血、出血后液体平衡状态等因素相关。

急性出血患者为正细胞正色素性贫血，在出血后骨髓有明显代偿性增生，可暂时出现大细胞性贫血，慢性失血则呈小细胞低色素性贫血。出血24h内网织红细胞即见增高，出血停止后逐渐降至正常。白细胞计数在出血后2～5h轻至中度升高，血止后2～3d才恢复正常。但在肝硬化患者中，如同时有脾功能亢进，则白细胞计数可不升高。

（五）辅助检查

1. 实验室检查

实验室检查包括测定红细胞、白细胞和血小板计数，血红蛋白浓度、血细胞比容、肝肾功能、大便隐血检查等（以了解其病因、诱因及潜在的护理问题）。

2. 内镜检查

出血后24～48h进行急诊内镜检查，可以直接观察出血部位，明确出血的病因。对出血灶进行止血治疗是上消化道出血病因诊断的首选检查方法。

3. X线钡餐检查

X线钡餐检查对明确病因有一定价值，主要适用于不宜或不愿进行内镜检查者或胃镜检查未能发现出血原因，需排除十二指肠降段以下的小肠段有无出血病灶者。

4. 其他

放射性核素扫描或选择性动脉造影（如腹腔动脉、肠系膜上动脉造影）可帮助确定出血部位，适用于内镜及X线钡剂造影未能确诊而又反复出血者。不能耐受X线、内镜或动脉造影检查的患者，可做吞线试验，根据棉线有无沾染血迹及其部位，可以估计活动性出血部位。

（六）治疗原则

上消化道大量出血为临床急症，应采取积极措施进行抢救。抢救措施包括迅速补充血容量，纠正水、电解质失衡，预防和治疗失血性休克，给予止血治疗，同时积极进行病因诊断和治疗。

药物治疗：包括局部用药和全身用药两部分。

1. 局部用药

局部用药时将药物经口或胃管注入患者消化道内，对病灶局部进行止血，主要如下。

（1）8～16mg去甲肾上腺素溶于100～200mL冰盐水口服，强烈收缩出血的小动脉而止血，适用于胃、十二指肠出血。

（2）口服凝血酶，经接触性止血，促使纤维蛋白原转变为纤维蛋白，加速血液凝固，近年来被广泛应用于局部止血。

2. 全身用药

全身用药使药物经静脉进入体内，发挥止血作用。

（1）抑制胃酸分泌药：对消化性溃疡和急性胃黏膜损伤引起的出血，常规给予H_2受体拮抗剂或质子泵阻滞剂，以提高和保持胃内较高的pH，有利于血小板聚集及血浆凝血功能所诱导的止血过程。常用药物有：西咪替丁200～400mg，每6h1次；雷尼替丁50mg，每6h1次；法莫替丁20mg，12h1次；奥美拉唑40mg，每12h1次。急性出血期均为静脉用药。

（2）降低门静脉压力药：①血管升压素及其拟似物为常用药物，其机制是收缩内脏血管，从而减少门静脉血流量，降低门静脉及其侧支循环的压力。用法为血管升压素 0.2U/min 持续静脉滴注，视治疗反应，可逐渐加至 0.4U/min。同时用硝酸甘油静脉滴注或含服，以减轻大剂量用血管升压素的不良反应，并且硝酸甘油有协同降低门静脉压力的作用；②生长抑素及其拟似物的止血效果好，可明显减少内脏血流量，并减少奇静脉血流量，而奇静脉血流量是食管静脉血流量的标志。常用药物有：14 肽天然生长抑素，用法为首剂 250μg 缓慢静注，继以 250μg/h 持续静滴；人工合成剂奥曲肽，常用首剂 100μg 缓慢静注，继以 25～50μg/h 持续静滴。

（3）促进凝血和抗纤溶药物：补充凝血因子，如静脉注入纤维蛋白原和凝血酶原复合物对凝血功能异常引起出血者有明显疗效；抗血纤溶芳酸和 6-氨基己酸有对抗或抑制纤维蛋白溶解的作用。

二、护理评估

（一）一般评估

1. 生命体征

大量出血患者因血容量不足，外周血管收缩，体温可能偏低，出血后 2d 内多有发热，体温一般不超过38.5℃，持续 3～5d；脉搏增快（＞120 次/min）或细速；呼吸急促、浅快；血压降低，收缩压降至 80mmHg（10.66kPa）以下，甚至可持续下降至测不出，脉压减少，小于25mmHg（3.33kPa）。

2. 患者主诉

患者有无头晕、乏力、心慌、气促、冷、口干口渴等症状。

3. 相关记录

评估呕血颜色、量，皮肤、尿量、出入量、黑便颜色和量等记录结果。

（二）身体评估

1. 头颈部

上消化道大量出血时，有效循环血容量急剧减少，患者可出现精神萎靡、嗜睡、表情淡漠、烦躁不安、意识模糊甚至昏迷。

2. 腹部

（1）有无肝脾大。如果脾大、蜘蛛痣、腹壁静脉曲张或有腹水，提示肝硬化门脉高压食管静脉破裂出血；肝大、质地硬、表面凹凸不平或有结节，提示肝癌。

（2）腹部肿块的质地软硬度。如果质地硬、表面凹凸不平或有结节，应考虑胃、胰腺、肝胆肿瘤。

（3）中等量以上的腹腔积液可有移动性浊音。

（4）肠鸣音活跃、肠蠕动增强，肠鸣音在 10 次/min 以上，但音调不是特别高，提示有活动性出血。

（5）直肠和肛门有无结节、触痛和肿块、狭窄等异常情况。

3. 其他

(1) 出血部位与出血性质的评估：上消化道出血不包括口、鼻、咽喉等部位出血及咯血，应注意鉴别。出血部位在幽门以上，呕血及黑粪可同时发生；而幽门以下部位出血，多以黑粪为主。下消化道出血较少时，易被误认为是上消化道出血。下消化道出血仅有便血，无呕血，粪便鲜红、暗红或有血块，患者常感下腹部疼痛等不适感。进食动物血、肝，服用骨炭、铁剂、铋剂或中药也可使粪便发黑，但黑而无光泽。

(2) 出血量的评估：粪便隐血试验阳性，表示每天出血量大于 5mL；出现黑便时表示每天出血量在 50～70mL，胃内积血量达 250～300mL，可引起呕血；急性出血量＜400mL时，组织液及脾脏贮血补充失血量，可无临床表现；若大量出血，数小时内失血量超过1 000mL或循环血容量的 20％，可引起急性周围循环衰竭，导致急性失血性休克而危及患者生命。

(3) 失血程度的评估：失血程度除按出血量评估外，还应根据全身状况来判断。失血的表现多伴有全身症状，表现为：①轻度失血，失血量在全身总血量 10％～15％，患者表现为皮肤苍白、头晕、怕冷，血压可正常但有波动，脉搏稍快，尿量减少。②中度失血，失血量在全身总血量 20％以上，患者表现为口干、眩晕、心悸，血压波动、脉压变小，脉搏细数，尿量减少。③重度失血，失血量在全身总血量 30％以上，患者表现为烦躁不安、意识模糊、出冷汗、四肢厥冷、血压显著下降、脉搏细数超过120 次/min钟，尿少或尿闭，重者失血性休克。

(4) 出血是否停止的评估。①反复呕血，呕吐物由咖啡色转为鲜红色，黑便次数增多且粪便稀薄色泽转为暗红色，伴肠鸣音亢进；②周围循环衰竭的表现经充分补液、输血仍未见明显改善，或暂时好转后又恶化，血压不稳，中心静脉压不稳定；③红细胞计数、血细胞比容、血红蛋白测定不断下降，网织红细胞计数持续增高；④在补液足够、尿量正常时，血尿素氮升高；⑤门脉高压患者的脾脏大，因出血而暂时缩小，如不见脾脏恢复肿大，提示出血未止。

（三）心理、社会评估

发生呕血与黑便都可导致患者紧张、烦躁不安、恐惧、焦虑等反应。病情危重者可出现濒死感，而此时其家属表现伤心状态，可使患者出现较强烈的紧张及恐惧感。慢性疾病或全身性疾病致反复呕血与黑便者，易使患者对治疗和护理失去信心，表现为护理工作上的不合作。患者及其家属对疾病的认识态度影响患者的生活质量，影响其工作、学习、社交等活动。

（四）辅助检查结果评估

1. 血常规

上消化道出血后患者均有急性失血性贫血症状；出血后 6～12h 红细胞计数、血红蛋白浓度及血细胞比容下降；在出血后 2～5h 白细胞数开始增高，止血后 2～3d 降至正常。

2. 血尿素氮测定

患者呕血的同时，因部分血液进入肠道，血红蛋白的分解产物在肠道被吸收，故在出血数小时后尿素氮开始不升，24～48h 可达高峰，持续时间不等，与出血时间长短有关。

3．粪便检查

患者的粪便隐血试验（OBT）呈阳性，但检查前需禁止食动物血、肝，绿色蔬菜等3～4d。

4．内镜检查

内镜检查可直接观察出血的原因和部位，黏膜皱襞迂曲可提示胃底静脉曲张。

（五）常用药物治疗效果的评估

1．输血

输血前评估患者的肝功能，肝功能受损宜输新鲜血，因库存血含氨量高易诱发肝性脑病。同时要评估患者年龄、病情、周围循环动力学及贫血状况，注意避免因输液、输血过快、过多导致肺水肿，原有心脏病或老年患者必要时可根据中心静脉压调节输液量。

2．血管升压素

使用血管升压素时滴注速度应准确，并严密观察有无出现腹痛、血压升高、心律失常、心肌缺血，甚至发生心肌梗死等不良反应。在护理过程中，护理人员应该评估是否药液外溢，一旦外溢，使用50％硫酸镁湿敷，因该药有抗利尿作用，突然停用血管升压素会引起反射性尿液增多，故应观察尿量并向家属做好解释工作。同时，孕妇、冠心病、高血压禁用血管升压素。

3．凝血酶

患者口服凝血酶时评估其有无有恶心、头昏等不良反应，并指导患者更换体位。此药不能与酸碱及重金属等药物配伍，应现用现配，若出现过敏现象应立即停药。

4．镇静剂

评估患者的肝功能，肝病患者忌用吗啡、巴比妥类等强镇静药物。

三、主要护理诊断/问题

（一）体液不足

患者体液不足的体征与上消化道大量出血有关。

（二）活动无耐力

患者活动无耐力与上消化道出血所致周围循环衰竭有关。

（三）营养失调

营养低于机体需要量与急性期禁食及贫血有关。

（四）恐惧

患者的恐惧心理与急性上消化道大量出血有关。

（五）知识缺乏

患者常缺乏有关出血的知识及防治的知识。

（六）潜在并发症

本病的潜在并发症包括休克、急性肾衰竭。

四、护理措施

（一）一般护理

1．休息与体位

少量出血者应卧床休息，大出血时绝对卧床休息。患者应取平卧位并将下肢略抬高，以保证脑部供血；呕吐时头偏向一侧，防止窒息或误吸。指导患者坐起、站起时动作要缓慢，出现头晕、心慌、出汗时立即卧床休息并告知护士。病情稳定后，患者应逐渐增加活动量。

2. 饮食护理

急性大出血伴恶心、呕吐者应禁食。少量出血无呕吐者，可进食温凉、清淡流质食物。出血停止后改为营养丰富、易消化、无刺激性半流质、软食，少量多餐，逐渐过渡到正常饮食。食管胃底静脉曲张破裂出血者避免粗糙、坚硬、刺激性食物，且应细嚼慢咽，防止损伤曲张静脉而再次出血。

3. 安全护理

轻症患者可起身稍作活动，可上厕所大小便。但应注意有活动性出血时，患者常因有便意而至厕所，在排便时或便后起立时晕厥，因此必要时由护士陪同如厕或暂时改为在床上排泄。重症患者应多巡视，用床栏加以保护。

（二）病情观察

上消化道大量出血时，有效循环血容量急剧减少，可导致休克或死亡，所以要严密监测患者病情。①精神和意识状态：是否精神萎靡、嗜睡、表情淡漠、烦躁不安、意识模糊甚至昏迷。②生命体征：体温不升或发热、呼吸急促、脉搏细弱、血压降低、脉压变小，必要时进行心电监护。③周围循环状况：观察皮肤和甲床色泽，肢体温暖还是湿冷，周围静脉特别是颈静脉充盈情况。④准确记录 24h 出入量，测每小时尿量，应保持尿量大于每小时30mL，并记录呕吐物和粪便的性质、颜色及量。⑤定期复查红细胞计数、血细胞比容、血红蛋白、网织红细胞计数、血尿素氮、粪潜血，以了解贫血程度、出血是否停止。

（三）用药护理

护理人员应立即建立静脉通道，遵医嘱迅速、准确地实施输血、输液、各种止血治疗及用药等抢救措施，并观察治疗效果及不良反应。血管升压素可引起腹痛、血压升高、心律失常、心肌缺血，甚至发生心肌梗死，故滴注速度应准确，并严密观察不良反应。同时，孕妇、冠心病、高血压禁用血管升压素，肝病患者忌用吗啡、巴比妥类药物，宜输新鲜血，因库存血含氨量高，易诱发肝性脑病。

（四）三腔双囊管护理

插管前应仔细检查，确保三腔双囊管通畅、无漏气，并分别做好标记，以防混淆。插管后检查管道是否在胃内，抽取胃液，确定管道在胃内分别向胃囊和食管囊注气，将食管引流管、胃管连接负压吸引器，定时抽吸，观察出血是否停止，并记录引流液的性状及量，做好留置于腔气囊管期间的护理和拔管出血停止后的观察及拔管。

（五）心理护理

护理人员应关心、安慰患者，尤其是反复出血者；解释各项检查、治疗措施，耐心细致地解答患者或家属的提问，消除他们的疑虑；同时经常巡视，大出血时陪伴患者，以减轻患者的紧张情绪；抢救工作应迅速而不忙乱，使其产生安全感、信任，保持稳定情绪，帮助患者消除紧张恐惧心理，更好地配合治疗及护理。

（六）健康教育

1. 疾病知识指导

应帮助患者和家属掌握有关疾病的病因和诱因，及预防、治疗和护理知识，以减少再度出血的危险。并且指导患者及家属学会识别早期出血征象及应急措施。

2. 饮食指导

合理饮食是避免诱发上消化道出血的重要措施。嘱患者注意饮食卫生和饮食规律；进食营养丰富、易消化的食物；避免粗糙、刺激性食物，或过冷、过热、产气多的食物、饮料；禁烟、浓茶、咖啡等对胃有刺激的食物。

3. 生活指导

嘱患者生活起居要有规律，劳逸结合、情绪乐观，保证身心愉悦，避免长期精神紧张。患者应在医生指导下用药，同时，慢性病者应定期门诊随访。

4. 自我观察

教会患者出院后识别早期出血征象及应急措施：出现头晕、心悸等不适，或呕血、黑便时，立即卧床休息，保持安静，减少身体活动；呕吐时取侧卧位以免误吸，并立即送医院治疗。

5. 及时就诊的指标

（1）有呕血和黑便。

（2）出现血压降低、头晕、心悸等不适。

五、护理效果评估

（1）患者呕血和黑便停止，生命体征正常。

（2）患者活动耐受力增加，活动时无晕厥、跌倒危险。

（3）置管期间患者无窒息、意外吸入，食管胃底黏膜无溃烂、坏死。

（4）患者体重逐渐恢复正常，营养状态良好。

第二节　慢性胰腺炎

慢性胰腺炎是一种伴有胰实质进行性毁损的慢性炎症，我国以胆石症为常见原因，国外则以慢性酒精中毒为主要病因。慢性胰腺炎可伴急性发作，称为慢性复发性胰腺炎。本病临床表现缺乏特异性，可为腹痛、腹泻、消瘦、黄疸、腹部肿块、糖尿病等，易被误诊为消化性溃疡、慢性胃炎、胆管疾病、肠炎、消化不良、胃肠神经症等。本病虽发病率不高，但近年来有逐步增高的趋势。

一、病因

慢性胰腺炎的发病因素与急性胰腺炎相似，主要有胆管系统疾病、酒精、腹部外伤、代谢和内分泌障碍、营养不良、高钙血症、高脂血症、血管病变、血色病、先天性遗传性疾病、肝脏疾病及免疫功能异常等。

二、临床表现

慢性胰腺炎的症状繁多且无特异性。典型病例可出现五联征，即上腹疼痛、胰腺钙化、胰腺假性囊肿、糖尿病及脂肪泻。但是同时具备上述五联征的患者较少，临床上常以某一或某些症状为主要特征。

（一）腹痛

腹痛为慢性胰腺炎最常见的症状，见于60％～100％的病例。疼痛常剧烈，并持续较长时间，一般呈钻痛或钝痛，绞痛少见，多局限于上腹部，放射至季肋下，半数以上病例放射至背部。疼痛发作的频度和持续时间不一，一般随着病变的进展，疼痛期逐渐延长，间歇期逐渐变短，最后整天腹痛。在无痛期，患者常有轻度上腹部持续隐痛或不适症状。

痛时患者取坐位，膝屈曲，压迫腹部可使疼痛部分缓解，躺下或进食则加重（这种体位称为胰体位）。

（二）体重减轻

体重减轻是慢性胰腺炎常见的表现，见于3/4以上病例。主要是患者担心进食后疼痛而减少进食所致。少数患者因胰功能不全、消化吸收不良或糖尿病而导致严重消瘦，经过补充营养及助消化剂后，体重减轻情况往往可暂时好转。

（三）食欲减退

本病患者常有食欲欠佳，特别是厌油类或肉食情况，有时食后腹胀、恶心和呕吐。

（四）吸收不良

本病患者的吸收不良表现为疾病后期，胰脏丧失90％以上的分泌能力，可引起脂肪泻。患者有腹泻，大便量多、带油滴、恶臭。脂肪吸收不良，临床上也可出现脂溶性维生素缺乏症状。碳水化合物的消化吸收一般不受影响。

（五）黄疸

少数病例可出现明显黄疸（血清胆红素高达20mg/dL）症状，由胰腺纤维化压迫胆总管所致，但更常见的是假性囊肿或肿瘤的压迫所致的黄疸。

（六）糖尿病症状

约2/3的慢性胰腺炎病例有葡萄糖耐量减少症状，半数有显性糖尿病，常出现于反复发作腹痛持续几年以后。当糖尿病出现时，一般均有某种程度的吸收不良存在。糖尿病症状一般较轻，易用胰岛素控制，偶可发生低血糖、糖尿病酸中毒、微血管病变和肾病变。

（七）其他

少数病例腹部可扪及包块，易误诊为胰腺肿瘤；个别患者呈抑郁状态或有幻觉、定向力障碍等。

三、并发症

慢性胰腺炎的并发症很多，一些与胰腺炎有直接关系，另一些则可能是病因（如酒精）作用的后果。

（一）假性囊肿

假性囊肿见于9％～48％的慢性胰腺炎患者，多数为单个囊肿，囊肿大小不一，表现多样。假性囊肿内胰液泄漏至腹腔，可引起胰性无痛性腹水，呈隐匿起病，腹水量甚大，内含高活性淀粉酶。

巨大假性囊肿压迫胃肠道，可引起幽门或十二指肠近端狭窄，甚至压迫十二指肠空肠交接处和横结肠，引起不全性或完全性梗阻。假性囊肿破入邻近脏器可引起内瘘。囊肿内胰酶腐蚀囊肿壁内小血管可引起囊肿内出血，如腐蚀邻近大血管，可引起消化道出血或腹腔内出血。

（二）胆管梗阻

8%～55%的慢性胰腺炎患者发生胆总管的胰内段梗阻，临床上可能发生黄疸。有黄疸者中罕有需手术治疗者。

（三）其他

酒精性慢性胰腺炎可合并存在酒精性肝硬化。慢性胰腺炎患者好发口腔、咽、肺、胃和结肠癌肿。

四、实验室检查

（一）血清和尿淀粉酶测定

慢性胰腺炎急性发作时血尿淀粉酶浓度和 Cam/Ccr 比值可一过性地增高。随着病变的进展和较多的胰实质毁损，在急性炎症发作时可不合并淀粉酶升高。测定血清胰型淀粉酶同工酶（Pam）可作为反映慢性胰腺炎时胰功能不全的试验。

（二）葡萄糖耐量试验

本病患者的葡萄糖耐量试验结果可出现糖尿病曲线。有报告数据显示慢性胰腺炎患者中78.7%试验阳性。

（三）胰腺外分泌功能试验

在慢性胰腺炎时，有 80%～90%病例胰外分泌功能异常。

（四）吸收功能试验

简便的吸收功能试验是做粪便脂肪和肌纤维检查。

（五）血清转铁蛋白放射免疫测定

慢性胰腺炎血清转铁蛋白明显增高，特别对酒精性钙化性胰腺炎有特异价值。

五、护理

（一）体位

协助患者卧床休息，选择舒适的卧位。有腹膜炎者宜取半卧位，利于引流和使炎症局限。

（二）饮食

脂肪对胰腺分泌具有强烈的刺激作用，并可使腹痛加剧。因此，本病患者一般以进食适量的优质蛋白、丰富的维生素、低脂无刺激性半流质或软饭为宜，如米粥、藕粉、脱脂奶粉、新鲜蔬菜及水果等。每日脂肪供给量应控制在20～30g，避免粗糙、干硬、胀气及刺激性食物或调味品，应少食多餐，禁止饮酒。伴糖尿病患者，应按糖尿病患者食谱进餐。

（三）疼痛护理

绝对禁酒、避免进食大量肉类饮食、服用大剂量胰酶制剂等均可使胰液与胰酶的分泌减少，缓解疼痛。护理中应注意观察患者疼痛的性质、部位、程度及持续时间，有无腹膜刺激征，协助其取舒适卧位以减轻疼痛，适当应用非麻醉性镇痛剂，如阿司匹林、消炎痛、布洛芬、扑热息痛等非团体抗炎药。对腹痛严重，确实影响生活质量者，可酌情使用麻醉性镇痛剂，但应避免长期使用，以免导致患者对药物产生依赖性。给药20～30min后需评估并记录镇痛药物的效果及不良反应。

（四）维持营养需要量

蛋白质-能量营养不良在慢性胰腺炎患者中是非常普遍的。进餐前30min为患者镇痛，以防止餐后腹痛加剧，使患者惧怕进食，进餐时胰酶制剂同食物一起服用，可以保证酶和食物适当混合，取得满意效果。同时，根据医嘱及时给予静脉补液，保证热量供给，维持水、电解质、酸碱平衡。严重的慢性胰腺炎患者和中至重度营养不良者，在准备手术阶段应考虑提供肠外或肠内营养支持。护理上需加强肠内、外营养液的输注护理，防止并发症。

（五）心理护理

因病程迁延及反复疼痛、腹泻等症状，患者常有消极悲观的情绪反应，对手术及预后的担心常引起焦虑和恐惧。护理上应关心患者，采用同情、安慰、鼓励法与患者沟通，稳定患者情绪，讲解疾病知识，帮助患者树立战胜疾病的信心。

第三节　肝硬化

肝硬化是长期肝细胞坏死继发广泛纤维化伴结节形成的结果。一种或多种致病因子长期或反复损伤肝实质，致使肝细胞弥漫性变性、坏死和再生，进而引起肝脏结缔组织弥漫性增生和肝细胞再生，最后导致肝小叶结构破坏和重建，肝内血液循环发生障碍。肝功能损害和门脉高压为本病的主要临床表现，晚期常出现严重的并发症。

肝硬化是世界性疾病，所有种族，不论国籍、年龄或性别均可罹患，男性和中年人易患此病。

在我国，肝硬化主要为肝炎后肝硬化，血吸虫病性、单纯乙醇性、心源性、胆汁性肝硬化均少见。

一、病因

引起肝硬化的病因很多，以病毒性肝炎最为常见。同一病例可由一种、两种或两种以上病因同时或先后作用引起，有些病例则原因不明。

（一）病毒性肝炎

病毒性肝炎经慢性活动性肝炎阶段逐步演变为肝硬化，称为肝炎后肝硬化。乙型肝炎和丙型肝炎常见，甲型肝炎一般不发展为肝硬化。由急性或亚急性肝坏死演变的肝硬化称为坏死后肝硬化。

（二）寄生虫感染

感染血吸虫病时，大量血吸虫卵进入肝窦前的门脉小血管内，刺激结缔组织增生引起门脉高压，肝细胞的坏死和增生一般不明显，没有肝细胞的结节再生。但如伴发慢性乙型肝炎，其结果多为混合结节型肝硬化。

（三）酒精中毒

酒精中毒主要由酒精的中间代谢产物（乙醛）对肝脏的直接损害引起。酗酒引起人体长期营养失调，使肝脏对某些毒性物质的抵抗力降低，在发病机制上也起一定作用。

（四）胆汁淤积

肝外胆管阻塞或肝内胆汁淤积持续存在时，高浓度的胆酸和胆红素对肝细胞有损害作用，久之可发展为肝硬化。肝外胆管阻塞引起的肝硬化称为继发性胆汁性肝硬化。由原因未明的肝内胆汁淤积引起的肝硬化称为原发性胆汁性肝硬化。

（五）循环障碍

慢性充血性心力衰竭、缩窄性心包炎和各种病因引起肝小静脉阻塞综合征等，导致肝脏充血、肝细胞缺氧，引起小叶中央区肝细胞坏死及纤维组织增生，最终发展为肝硬化。

（六）药物和化学毒物

长期服用某些药物如双醋酚汀、辛可芬、异烟肼、甲基多巴、对氨水杨酸钠（PAS）和利福平等，或反复接触化学毒物如四氯化碳、磷、砷、氯仿等均可损伤肝脏，引起中毒性肝炎，最后演变为肝硬化。

（七）遗传和代谢性疾病

血友病、肝豆状核变性、半乳糖血症、糖原贮积等遗传代谢性疾病，亦可发展为肝硬化，称为代谢性肝硬化。

（八）慢性肠道感染和营养不良

慢性菌痢、溃疡性结肠炎等常引起消化和吸收障碍，发生营养不良，同时肠内的细菌毒素及蛋白质腐败的分解产物等经门静脉到达肝内，引起肝细胞损害，演变为肝硬化。

（九）隐匿性肝硬化

病因难以确定的肝硬化称为隐匿性肝硬化，其中很大部分病例可能与隐匿性无黄疸型肝炎有关。

二、临床表现

肝硬化的病程一般比较缓慢，可能隐伏数年至数十年之久。肝脏具有很强的代偿功能，因此，早期临床表现常不明显或缺乏特征性。肝硬化的临床分期为肝功能代偿期和肝功能失代偿期。

（一）肝功能代偿期

肝功能代偿期患者一般症状较轻，缺乏特征性，常有乏力、食欲减退、消化不良、恶心、厌油、腹胀、中上腹隐痛或不适及腹泻症状，部分有踝部水肿、鼻衄、齿龈出血等症状。上述症状多呈间歇性，常因过度疲劳而发病，经适当休息及治疗可缓解。肝功能代偿期患者体征一般不明显，肝脏可轻度肿大，无或有轻度压痛，部分患者可有脾脏肿大；肝功能检查结果多在正常范围内或有轻度异常。

（二）肝功能失代偿期

随着疾病的进展，患者症状逐渐明显，肝脏常逐渐缩小，质地变硬。临床表现主要是肝功能减退和门脉高压。

1. 肝功能减退

（1）营养障碍：表现为消瘦、贫血、乏力、水肿、皮肤干燥而松弛、面色灰暗、黝黑、口角炎、毛发稀疏无光泽等。

（2）消化道症状：早期出现的食欲不振、腹胀、恶心、腹泻等消化道症状逐渐明显，稍进油腻肉食，即引起腹泻。部分患者还可出现轻度黄疸症状。

（3）出血倾向：轻者有鼻衄、齿龈出血，重者有胃肠道黏膜弥漫性出血及皮肤紫癜。这与肝脏合成凝血因子减少，脾大及脾功能亢进引起血小板减少有关。毛细血管脆性增加是出血倾向的附加因素。

（4）发热：部分患者可有低热，多为病变活动及肝细胞坏死时释出的物质影响体温调节中枢所致。此类发热用抗生素治疗无效，只有肝病好转时才能消失。如持续发热或高热，则提示合并有感染、血栓性门静脉炎、原发性肝癌等。

（5）黄疸：表现为巩膜浅黄、尿色黄。如巩膜甚至全身皮肤黏膜呈深度金黄色，应考虑有肝硬化伴肝内胆汁淤积的可能。

（6）内分泌功能失调的表现：肝对雌激素灭活作用减退导致脸、颈、肩、手背及上胸处的蜘蛛痣及（或）毛细血管扩张；肝掌表现为大、小鱼际和指尖斑点状发红，加压后褪色；可出现男性乳房发育、睾丸萎缩、性功能减退，女性月经不调、闭经、不孕等症状；皮肤色素沉着，面色污黑、晦暗，可能由继发性肾上腺皮质功能减退所致，也可能与肝脏不能代谢黑色素有关；继发性醛固酮、抗利尿激素增加导致水、钠潴留，尿量减少，对水肿与腹水的形成亦起重要促进作用。

2. 门脉高压症

在肝硬化发展过程中，肝细胞的坏死、再生结节的形成、结缔组织增生和肝细胞结构的改建，使门静脉小分支闭塞、扭曲，门静脉血流障碍，导致门脉压力增高。

（1）脾肿大及脾功能亢进：门脉压力增高时，脾脏淤血、纤维结缔组织及网状内皮细胞增生，使脾脏肿大（多为正常的 2~3 倍，部分可平脐或达脐下）。脾肿大时常伴有脾功能亢进，表现为末梢血中白细胞和血小板减少，红细胞也可减少。胃底静脉破裂出血时脾缩小，输血、补液后渐增大。关于脾功能亢进的原因，可能是增生的网状内皮细胞对血细胞的吞噬、破坏作用加强，或是脾脏产生某些体液因素抑制骨髓造血功能或加速血细胞的破坏。

（2）侧支循环的形成：因门静脉回流受阻，门静脉与腔静脉间的吻合支渐次扩张开放，形成侧支循环。胃冠状静脉与食管静脉丛吻合，形成食管下段和胃底静脉曲张。这些静脉位于黏膜下疏松组织中，常腹内压突然增高或消化液反流侵蚀及食物的摩擦而破裂出血。脐旁静脉与脐周腹壁静脉沟通，形成脐周腹壁静脉曲张，有时该处可听到连续的静脉杂音。直肠上静脉与直肠中、下静脉吻合扩张形成内痔。

（3）腹水：腹水的产生表明肝硬化病情较重。患者初期时有腹胀感，体检可发现移动性浊音（腹水量＞500mL）。大量腹水可使横膈抬高而致呼吸困难和心悸，腹部膨隆，腹壁皮肤紧张发亮，有移动性浊音和水波感。腹内压力明显增高时，脐可突出而形成脐疝。在腹水出现的同时，常可发生肠胀气。部分腹水患者伴有胸腔积液，其中以右侧多见，两侧者较少。胸腔积液系腹水通过横膈淋巴管进入胸腔所致。腹水为草黄色漏出液，其形成的主要因素有：清蛋白合成减少、蛋白质摄入和吸收障碍。当血浆清蛋白<23g/L时，血浆胶体渗透压降低，促使血浆外渗；门脉压力增高至2.94～5.88kPa（正常为0.785～1.18kPa），腹腔毛细血管的滤过压增高，组织液回吸收减少而漏入腹腔；进入肝静脉血流受阻使肝淋巴液增加与回流障碍，淋巴管内压增高，造成大量淋巴液从肝包膜及肝门淋巴管溢出；肝脏对醛固酮、抗利尿激素灭活作用减退；腹水形成后循环血容量减少，通过肾小球旁器使肾素分泌增加，产生肾素-血管紧张素-醛固酮系统反应，醛固酮分泌增多，导致肾远曲小管水钠潴留作用加强，腹水进一步加重。

（4）食管和胃底曲张静脉破裂出血是门脉高压症的主要并发症，死亡率为30%～60%。当门静脉压力超过下腔静脉压力在1.47～1.60kPa时，曲张静脉就可发生出血。曲张静脉大者比曲张静脉小者更易破裂出血，最常见的表现是呕血。出血可以是大量的，并迅速发生休克，也可自行停止，以后再发；偶尔仅表现为便血或黑便。

3. 肝肾综合征

肝肾综合征（功能性肾衰）指严重肝病患者出现肾功能不良，并排除其他引起肾功不良的原因，发病机制尚未明确，通常见于严重的肝脏疾病患者，主要表现为少尿、蛋白尿、尿钠低（<10mmol/L），尿与血浆肌酐比值≥30∶1，尿与血浆渗透压比值>1。这些尿的改变与急性肾小管坏死不同。肝肾综合征患者肾功能损害的发展程度不一，一些患者于数日内肾功能完全丧失，另一些患者血清肌酐随肝脏功能逐渐恶化而缓慢上升达数周之久。

4. 肝性脑病

肝性脑病指肝脏功能衰竭而导致代谢紊乱、中枢神经系统功能失调的综合征，是晚期肝硬化的最严重表现，也是常见致死原因。临床上以意识障碍和昏迷为主要表现。

肝硬化是肝性脑病的最主要原发病因。常见的其他诱发因素有：上消化道出血、感染、摄入高蛋白饮食、含氮药物、大量利尿或放腹水、大手术、麻醉、安眠药和饮酒等。肝性脑病的发病机制尚未明确，主要有氨和硫醇中毒学说、假性神经递质学说、γ-氨基丁酸能神经传导功能亢进学说等。

临床上按意识障碍、神经系统表现和脑电图改变将肝性脑病分为5期（表3-1）。

表 3-1　肝性脑病分期

分　期	精神状况	运动改变
亚临床期	常规检查无变化，完成工作或驾驶能力受损	完成常规精神运动试验或床边实验，如画图或数字连接的能力受损
Ⅰ期（前驱期）	思维紊乱、淡漠、激动、欣快、不安、睡眠紊乱	细震颤、协调动作缓慢、扑翼样震颤
Ⅱ期（昏迷前期）	嗜睡、昏睡、定向障碍、行为失常	扑翼样震颤、发音困难、初级反射出现
Ⅲ期（昏睡期）	思维显著紊乱，言语费解	反射亢进、巴宾斯基征、尿便失禁、肌阵挛、过度换气
Ⅳ期（昏迷期）	昏迷	去大脑强直，短促的头眼反射，疼痛刺激反应早期存在，进展为反应减弱和刺激反应消失

肝性脑病患者呼气时常具有一种类似烂苹果的臭味，称为"肝臭"，这与肝脏不能分解甲

硫氨酸的中间产物二甲基硫和甲基硫醇有关，肝臭可在昏迷前出现，是一种预后不良的征象。

5. 其他

肝硬化患者常因抵抗力降低，并发各种感染，如支气管炎、肺炎、自发性腹膜炎、结核性腹膜炎、尿路感染等。腹膜炎发生的机制可能是细菌通过血液或淋巴液播散入腹腔，或是穿过肠壁而入腹腔。腹水患者易发生腹膜炎，死亡率高，早期诊断非常重要。自发性腹膜炎起病较急者常表现为腹痛和腹胀；起病缓者则多表现为低热或不规则的发热，伴有腹部隐痛、恶心、呕吐及腹泻。体检可发现腹膜刺激征，腹水性质由漏出液转为渗出液。

长期低钠盐饮食、利尿及大量放腹水易发生低钠血症和低钾血症；长期使用高渗葡萄糖溶液与肾上腺糖皮质激素、呕吐及腹泻亦可使钾、氯减少，而产生低钾、低氯血症，并致代谢性碱中毒和肝性脑病。

（三）肝脏体征

不同时期肝硬化患者的肝脏大小不一，早期肝脏肿大，质地中等或中等偏硬，晚期缩小、坚硬、表面呈颗粒状或结节状。一般无压痛，但在肝细胞进行性坏死或并发肝炎或肝周围炎时，则可有触痛与叩击痛。肝边缘锐利提示无炎症活动，边缘圆钝表明有炎症、水肿、脂肪浸润或纤维化。肝硬化时右叶下缘不易触及而左叶增大。

三、检查

（一）血常规

肝硬化患者的白细胞和血小板明显减少。失血、营养障碍、叶酸及维生素 B_{12} 缺乏导致缺铁性或巨幼红细胞性贫血。

（二）肝功能检查

肝硬化患者的早期蛋白电泳即显示球蛋白增高，而清蛋白到晚期才降低。絮状及浊度试验在肝功能代偿期可正常或轻度异常，而在失代偿期多为异常。失代偿期转氨酶活力可呈轻、中度升高，一般以血清谷丙转氨酶（SGPT）活力升高较显著，肝细胞有严重坏死时，则血清谷草转氨酶（SGOT）活力常高于 SGPT。

静脉注射磺溴酞 $5mg/kg \times$ 体重 45min 后，正常人血内滞留量应低于 5%，肝硬化时多有不同程度的增加。磺溴酞可有变态反应，检查前应做皮内过敏试验。吲哚靛青绿亦是一种染料，一般静脉注射 $0.5mg/kg \times$ 体重 15min 后，正常人血中滞留量 <10%，肝硬化尤其是结节性肝硬化患者的潴留值明显增高，在 30% 以上。本试验为诊断肝硬化的最好的方法，比磺溴酞试验更敏感，更安全可靠。

肝功能代偿期，血中胆固醇多正常或偏低；失代偿期，血中胆固醇下降，特别是胆固醇酯部分常低于正常水平。凝血酶原时间测定在代偿期可正常，失代偿期则呈不同程度延长，虽注射维生素 K 亦不能纠正。

（三）影像学检查

B 型超声波检查可探查肝、脾大小及有无腹水，可显示脾静脉和门静脉增宽，有助于诊断。食管静脉曲张时，吞钡 X 线检查可见蚯蚓状或串珠状充盈缺损，纵行黏膜皱襞增宽。胃底静脉曲张时，可见菊花样充盈缺损。放射性核素肝脾扫描可见肝摄取减少、分布不规则，脾摄取增加，脾脏增大可明显显影。

（四）纤维食管镜

纤维食管镜检查可见食管钡餐检查阴性的食管静脉曲张。

（五）肝穿刺活组织检查

肝活组织检查常可明确诊断，但此为创伤性检查，仅在临床诊断确有困难时才选用。

（六）腹腔镜检查

腹腔镜检查可直接观察肝脏表面、色泽、边缘及脾脏等改变，并可在直视下进行有目的的穿刺活组织检查，对鉴别肝硬化、慢性肝炎和原发性肝癌及明确肝硬化的病因很有帮助。

四、基本护理

（一）观察要点

一般症状和体征的观察：观察患者全身情况，有无消瘦、贫血、乏力、面色灰暗黝黑、口角炎、毛发稀疏无光泽等营养障碍表现；观察皮肤黏膜、巩膜有无黄染，尿色有无变化；注意蜘蛛痣、杵状指、色素沉着、肝臭、水肿、男性乳房发育等体征；了解有无肝区疼痛、纳差、厌油、恶心、呕吐、排便不规则、腹胀等消化道症状。

（二）并发症的观察

1. 门脉高压症

观察患者腹水、腹胀和其他压迫症状，腹壁静脉曲张、痔出血、贫血，及鼻衄、齿龈出血、瘀点、瘀斑、呕血、黑便。

2. 腹水

观察患者尿量、腹围、体重变化和有无水肿。

3. 肝性脑病

注意患者的意识和精神活动，有无嗜睡、昏睡、昏迷、定向障碍、胡言乱语，有无睡眠节律紊乱和扑翼样震颤。

（三）一般护理

1. 合理的休息

研究证明卧位与站立时肝脏血流量有明显差异，前者比后者多40%以上。因此，合理的休息既可减少体能消耗，又能降低肝脏负荷，增加肝脏血流量，防止肝功能进一步受损和促进肝细胞恢复。肝功能代偿期患者应适当减少活动和工作强度，注意休息，避免劳累。若病情不稳定、肝功能试验异常，则应减少活动，充分休息。有发热、黄疸、腹水等表现的失代偿患者，应以卧床休息为主，并保证充足的睡眠。

2. 正确的饮食

饮食营养是改善肝功能的基本措施之一。正确的进食和合理的营养，能促进肝细胞再生；反之则会加重病情，诱发上消化道出血、肝昏迷、腹泻等。肝硬化患者应选择高热量、高蛋白、高维生素且易消化的食物，适当限制动物脂肪的摄入，不吃增加肝脏解毒负荷的食物和药物。一般要求每日总热量10.46～12.55kJ（2.5～3.0kcal）；蛋白质每日 100～150g，蛋白食物宜多样化、易消化、含有丰富的必需氨基酸；脂肪每日 40～50g，要有足量的 B 族维生素、维生素 C 等。为防便秘，可给予含纤维素多的食物。肝功能显著减退的晚期患者或有肝昏迷先兆者给予低蛋白饮食，限制蛋白每日在 30g 左右；伴有腹水者按病情给予低盐

（每日 3～5g）和无盐饮食；腹水严重时应限制每日的入水量；黄疸患者补充胆盐；禁忌饮酒、咖啡、烟草和高盐食物；避免有刺激性及粗糙坚硬的食物，进食时应细嚼慢咽，以防引起食管或胃底静脉破裂出血；教育患者和家属认识到正确饮食和合理营养的意义，并且理解饮食疗法必须长期持续，要有耐心和毅力，使患者能正确掌握、家属能予以监督。

（四）心理护理

肝硬化患者病程漫长，久治不愈，尤其是进入失代偿期后，患者心身遭受很大痛苦，承受的心理压力大，心理变化也大。因此，在常规治疗护理中更应强调心理护理，做好以下几方面工作：①保持病房的整洁、安静、舒适，从视、听、嗅、触等方面消除不良刺激，使患者对生活起居感到满意。②对病情稳定者，要主动指导患者和家属掌握治疗性自我护理方法，包括通过多种形式宣教有关医疗知识，消除他们的恐惧、悲观感，树立信心；帮助分析并发症发生的诱因，增强患者预防能力；对心理状态稳定型患者可客观地介绍病情及检查化验结果，以取得其配合。③对病情反复发作者，要热情帮助其恢复生活自理能力，增加战胜疾病的信心。对忧郁悲观型患者应给予极大的同情心，充分理解他们，帮助他们解决困难。对怀疑类型的患者应明确告知诊断无误，客观介绍病情，并使其冷静面对现实。④根据病情需要适当安排娱乐活动。

（五）药物治疗的护理

严重患者，特别是老年患者进食少时。可静脉供给能量，以补充机体所需。研究表明，80%～100%的肝硬化患者存在不同程度的蛋白质能量营养不足。因此，老年人按每日每千克体重摄入 1.0g 蛋白质作为基础需要量，附加由疾病相关因素造成的额外丢失。补充蛋白质（氨基酸）时，应提供以必需氨基酸为主的氨基酸溶液。若肝功损害严重，则优选含丰富支链氨基酸（45%）的溶液作为氨源。目前冰冻血浆的使用越来越广泛，使用过程中应注意掌握正确的融化方法和输注不良反应的观察，一般融化后不再复冻。

使用利尿剂时，应教会患者正确服用利尿药物。通常需向患者讲述常用利尿药的作用及不良反应，指导患者掌握利尿药观察方法，如体重每日减少 0.5kg，尿量每日在 2 000～2 500mL，腹围逐渐缩小。

第四节　反流性食管炎

反流性食管炎（RE）是指胃、十二指肠内容物反流入食管所引起的食管黏膜炎症、糜烂、溃疡和纤维化等病变，甚至引起咽喉、气道等食管以外的组织损害。其发病率为 1.92%，男性患者多于女性，男女比例大约为 3∶2。随着年龄的增长，食管下段括约肌收缩力下降，胃、十二指肠内容物发生自发性反流，使老年人反流性食管炎的发病率有所增加。

一、病因与发病机制

（一）抗反流屏障削弱

食管下括约肌是指食管末端 3～4cm 长的环形肌束。正常人静息时其压力为 10～30mmHg（1.3～4.0kPa），为一高压带，防止胃内容物反流入食管。年龄增长、机体老化导致食管下括约肌的收缩力下降引起食物反流。一过性食管下括约肌松弛也是反流性食管炎的主要发病机制。

（二）食管清除作用减弱

正常情况下，一旦发生食物的反流，大部分反流物通过1～2次食管自发和继发性的蠕动性收缩将食管内容物排入胃内，即容量清除，剩余的部分则由唾液缓慢地中和。老年人食管蠕动缓慢，唾液产生减少，影响了食管的清除作用。

（三）食管黏膜屏障作用下降

反流物进入食管后，食管上皮表面黏液、不移动水层和表面 HCO_3^-、复层鳞状上皮等构成的上皮屏障，及黏膜下丰富的血液供应构成的后上皮屏障，可以发挥抗反流物对食管黏膜损伤的作用。随着机体老化，食管黏膜逐渐萎缩，黏膜屏障作用下降。

二、护理评估

（一）健康史

询问患者的饮食结构及习惯、有无长期服用药物史。

（二）身体评估

1. 反流症状

反流症状包括反酸、反胃（指胃内容物在无恶心和不用力的情况下涌入口腔）、嗳气等，多在餐后明显或加重，平卧或躯体前屈时易出现。

2. 反流物引起的刺激症状

反流物引起的刺激症状包括患者胸骨后或剑突下的烧灼感、胸痛、吞咽困难等。由胸骨下段向上伸延，常在餐后1h出现，平卧、弯腰或腹压增高时可加重。反流物刺激食管痉挛导致胸痛，常发生在胸骨后或剑突下，严重时可为剧烈刺痛，可放射到后背、胸部、肩部、颈部、耳后，有的酷似心绞痛的特点。

3. 其他症状

其他症状包括咽部不适，有异物感、棉团感或堵塞感，可能与酸反流引起食管上段括约肌压力升高有关。

4. 并发症

（1）上消化道出血：食管黏膜炎症、糜烂及溃疡可以导致上消化道出血。

（2）食管狭窄：食管炎反复发作致使纤维组织增生，最终导致瘢痕性狭窄。

（3）Barrett 食管：在食管黏膜的修复过程中，食管、贲门交界处 2cm 以上的食管鳞状上皮被特殊的柱状上皮取代，称为 Barrett 食管。Barrett 食管发生溃疡时，又称 Barrett 溃疡。Barrett食管是食管癌的主要癌前病变，其腺癌的发生率较常规值高 30～50 倍。

（三）辅助检查

1. 内镜检查

内镜检查是反流性食管炎最准确、最可靠的诊断方法，能判断其严重程度和有无并发症，结合活检可与其他疾病相鉴别。

2. 24h 食管 pH 监测

应用便携式 pH 记录仪在生理状态下对患者进行 24h 食管 pH 监测，可提供食管是否存在过度酸反流的客观依据。在进行该项检查前 3d，患者应停用抑酸药与促胃肠动力的药物。

3. 食管吞钡 X 线检查

对不愿意接受或不能耐受内镜检查者行食管吞钡 X 线检查。严重患者可发现阳性 X 线征。

（四）心理-社会状况

反流性食管炎长期持续存在，病情反复、病程迁延，因此患者会出现食欲减退、体重下降症状，导致患者心情烦躁、焦虑；合并消化道出血时会使患者紧张、恐惧。应注意评估患者的情绪状态及对本病的认知程度。

三、常见护理诊断及问题

（一）疼痛：胸痛

胸痛与胃食管黏膜炎性病变有关。

（二）营养失调：低于机体需要量

低于机体需要量与害怕进食、消化吸收不良等有关。

（三）有体液不足的危险

体液不足的危险与合并消化道出血引起活动性体液丢失、呕吐及液体摄入量不足有关。

（四）焦虑

患者的焦虑情绪与病情反复、病程迁延有关。

（五）知识缺乏

患者缺乏对反流性食管炎病因和预防知识的了解。

四、诊断要点与治疗原则

（一）诊断要点

RE 在临床上有明显的反流症状；内镜下有反流性食管炎的表现，过度酸反流的客观依据即可做出诊断。

（二）治疗原则

RE 的治疗以药物治疗为主，药物治疗无效或发生并发症者可做手术治疗。

1. 药物治疗

目前多主张采用递减法，即开始时使用质子泵抑制剂加促胃肠动力药，迅速控制症状，待症状控制后再减量维持。

（1）促胃肠动力药：目前常用的主要药物是西沙必利，常用量为每次 5～15mg，每天 3～4 次，疗程 8～12 周。

（2）抑酸药。①H_2 受体拮抗剂（H_2RA）：西咪替丁 400mg、雷尼替丁 150mg、法莫替丁 20mg，每日 2 次，疗程 8～12 周。②质子泵抑制剂（PPI）：奥美拉唑 20mg、兰索拉唑 30mg、泮托拉唑 40mg、雷贝拉唑 10mg 和埃索美拉唑 20mg，一日 1 次，疗程 4～8 周。③抗酸药：仅用于症状轻、间歇发作的患者作为临时缓解症状用。反流性食管炎有并发症或停药后很快复发者，需要长期维持治疗。H_2RA、西沙必利、PPI 均可用于维持治疗，其中以 PPI 效果最好。维持治疗的剂量因患者而异，以调整至患者无症状的最低剂量为合适剂量。

2．手术治疗

治疗 RE 的手术为不同术式的胃底折叠术。手术指征为：①经内科治疗无效；②虽经内科治疗有效，但患者不能忍受长期服药；③经反复扩张治疗后仍反复发作的食管狭窄；④确证由反流性食管炎引起的严重呼吸道疾病。

3．并发症的治疗

（1）食管狭窄：大部分狭窄可行内镜下食管扩张术治疗，扩张后予以长程 PPI 维持治疗可防止狭窄复发。少数严重瘢痕性狭窄需行手术切除。

（2）Barrett 食管：药物治疗是预防 Barrett 食管发生和发展的重要措施，必须使用 PPI 治疗并长期维持。

五、护理措施

（一）一般护理

为减少患者平卧时及夜间反流，可将床头抬高 15～20cm。患者避免睡前 2h 内进食，白天进餐后亦不宜立即卧床；应避免食用使食管下括约肌压力降低的食物和药物，如高脂肪、巧克力、咖啡、浓茶及硝酸甘油、钙拮抗剂等；应戒烟及禁酒；减少一切影响腹压增高的因素，如肥胖、便秘、紧束腰带等。

（二）用药护理

遵医嘱给予患者药物治疗，注意观察药物的疗效及不良反应。

1．H_2 受体拮抗剂

药物应在餐中或餐后即刻服用，若需同时服用抗酸药，则两药应间隔 1h 以上。若静脉给药应注意控制速度，过快可引起低血压和心律失常。西咪替丁对雄性激素受体有亲和力，可导致男性乳腺发育、阳痿及性功能紊乱，应做好解释工作。该药物主要通过肾排泄，用药期间应监测肾功能。

2．质子泵抑制剂

奥美拉唑可引起头晕，应嘱患者用药期间避免开车或做其他必须高度集中注意力的工作。兰索拉唑的不良反应包括荨麻疹、皮疹、瘙痒、头痛、口苦、肝功能异常等，轻度不良反应不影响继续用药，较严重时应及时停药。泮托拉唑的不良反应较少，偶可引起头痛和腹泻。

3．抗酸药

抗酸药在饭后 1h 和睡前服用。服用片剂时应嚼服，乳剂给药前应充分摇匀。

抗酸剂应避免与奶制品、酸性饮料及食物同时服用。

（三）饮食护理

（1）指导患者有规律地进餐，饮食不宜过饱，选择营养丰富、易消化的食物，避免摄入过咸、过甜、过辣的刺激性食物。

（2）与患者共同制订饮食计划，指导患者及家属改进烹饪技巧，增加食物的色、香、味，引起患者食欲。

（3）观察并记录患者每天进餐次数、量、种类，以了解其摄入营养素的情况。

六、健康指导

（一）疾病知识的指导

向患者及家属介绍本病的有关病因，避免诱发因素。嘱患者保持良好的心理状态，平时生活要有规律，合理安排工作和休息时间，注意劳逸结合，积极配合治疗。

（二）饮食指导

指导患者加强饮食卫生和饮食营养，养成有规律的饮食习惯；避免过冷、过热、辛辣等刺激性食物及浓茶、咖啡等饮料；嗜酒者应戒酒。

（三）用药指导

根据病因及病情进行指导，嘱患者长期维持治疗，介绍药物的不良反应，如有异常及时复诊。

第五节　急性肝衰竭

一、定义

急性肝衰竭是原本无肝病者肝脏受损后短时间内发生的严重临床综合征，死亡率高，最常见的病因是病毒性肝炎。

二、病因及发病机制

（一）病因

在中国，引起急性肝衰竭的主要病因是肝炎病毒（主要是乙型肝炎病毒），其次是药物及肝毒性物质（如乙醇、化学制剂等）；在欧美国家，药物是引起急性、亚急性肝衰竭的主要原因。

（二）发病机制

1. 内毒素与肝损伤

内毒素使肝脏能量代谢发生障碍，还可诱导中性粒细胞向肝内聚集，并激活中性粒细胞，参与导致大块肝细胞坏死的炎症过程。内毒素作用于肝窦内皮细胞及微血管，引起肝微循环障碍，导致缺血缺氧性损伤。

2. 细胞因子与肝损伤

细胞因子不仅是肝坏死过程的主要因素，还与肝衰竭时肝细胞再生抑制状态有关。

3. 细胞凋亡

肝细胞凋亡在肝衰竭病理形成过程中也起着重要的作用。

4. 多器官功能衰竭与肝衰竭

肝衰竭是多器官功能衰竭的主要起因，而多器官功能衰竭又可加重肝衰竭。

三、临床表现

（一）神经、精神症状

本病早期表现以患者性格和行为改变为主，如情绪激动、精神错乱、行为荒诞等，少数患者可被误诊为精神病；晚期出现肝昏迷、肝臭，各种反射迟钝或消失，肌张力改变，踝阵牵阳性。

(二) 黄疸

本病的典型病例先是尿色加深，2～3d皮肤巩膜出现黄疸，迅速加深，少数患者的黄疸可出现在神经、精神症状前，但较轻微，以后随病情恶化而加深。

(三) 出血

肝脏内凝血因子合成障碍，导致弥散性血管内凝血、血小板减少。

(四) 肝脏缩小

多数急性肝衰竭肝脏呈进行性缩小，此为诊断本病的重要体征。

(五) 腹腔积液

多数患者迅速出现腹腔积液，大多属于漏出液，少数为渗出液或血性。

(六) 脑水肿、脑疝综合征

脑水肿、脑疝综合征发生率为24％～82％。单纯脑水肿表现为呕吐、头痛、烦躁、血压轻度上升；合并脑疝则出现去大脑强直、抽搐、瞳孔对光反应减弱或消失、呼吸节律不齐、呼吸骤停等症状。

(七) 肝肾综合征

肝肾综合征表现为少尿或无尿、氮质血症、稀释性低血钠、低尿钠，尿中可无蛋白质及管型。

四、实验室及其他检查

肝炎病毒学检查：肝功能检查转氨酶升高或发生胆酶分离现象；血生化检查凝血酶原时间延长。

五、紧急救护

(一) 去除诱因

针对引起急性肝衰竭的不同诱因，给予治疗和护理。

(二) 保肝治疗

(1) 应用细胞活性药物，如ATP、辅酶A、肌苷、1，6-二磷酸果糖等。

(2) 胰高血糖素-胰岛素疗法。

(3) 促肝细胞生长素促使肝细胞再生。

(4) 前列腺素E可扩张血管，改善肝微循环，稳定肝细胞膜，防止肝细胞坏死。

(5) 适量补充新鲜血、新鲜血浆及清蛋白，有利于提高胶体渗透压，促进肝细胞的再生和补充凝血因子。

(三) 对症处理

1. 肝性脑病

避免使用麻醉、镇痛、催眠等中枢抑制药物，及时控制感染和上消化道出血，注意纠正水、电解质和酸碱平衡紊乱，降低血氨。

(1) 禁止经口摄入蛋白质，尤其是动物蛋白，以减少氨的形成。

(2) 抑制肠道产氨细菌生长，可口服或鼻饲新霉素1～2g/d；甲硝唑0.2g，每天4次。

(3) 清除肠道积食、积血或其他含氮物质，应用乳果糖或拉克替醇，口服或高位灌肠，可酸化肠道，促进氨的排出，减少肠源性毒素吸收。

（4）视患者的电解质和酸碱平衡情况酌情选择谷氨酸钠、谷氨酸钾、精氨酸等降氨药。

（5）使用支链氨基酸或支链氨基酸与精氨酸混合制剂，以纠正氨基酸失衡。

2. 出血

（1）预防胃部应激性溃疡出血，可用 H_2 受体拮抗药或质子泵抑制药。

（2）凝血功能障碍者注射维生素 K，可促进凝血因子的合成；血小板减少或功能异常者可输注血小板悬液。

（3）胃肠道出血者可用冰盐水加血管收缩药物局部灌注止血。

（4）活动性出血或需接受损伤性操作者，应补充凝血因子，以输新鲜血浆为宜。

（5）一旦出现 DIC、颅内出血，须积极配合抢救。

（四）急性并发症的处理

1. 肝肾综合征

（1）及时去除诱因，如避免强烈利尿及大量放腹腔积液，不使用损害肾功能的药物。

（2）在改善肝功能的前提下，适当输注右旋糖酐-40、清蛋白等胶体溶液，以提高循环血容量。

（3）补充血容量的同时给予利尿药，常用 20％甘露醇，无效时可用呋塞米，可消除组织水肿、腹腔积液，减轻心脏负荷，清除有害代谢产物。

（4）应用血管活性药，可选用多巴胺、酚妥拉明等药物，以扩张肾血管，增加肾血流量。

（5）经上述治疗无效时，宜尽早进行血液透析，清除血内有害物质，减轻氮质血症，纠正高钾血症和酸中毒。

2. 感染

一旦出现感染，可单用或联合应用抗生素，但不应使用有肝、肾毒性的药物。

3. 脑水肿

颅内压增高者给予高渗性脱水药。

（五）血液净化疗法

血液净化疗法可清除因肝功能严重障碍而产生的各种有害物质，使血液得以净化，帮助患者度过危险期。血浆置换是较为成熟的血液净化方法，可以去除与血浆蛋白结合的毒物，补充血浆蛋白、凝血因子等人体所需物质，从而减轻急性肝衰竭患者的症状。

（六）肝替代治疗

（1）人工肝支持治疗：人工肝是指通过体外的机械，物理、化学或生物装置，清除各种有害物质，补充必需物质，改善内环境，暂时替代衰竭肝的部分功能的治疗方法。这种疗法能为肝细胞再生及肝功能恢复创造条件，并等待机会进行肝移植。

（2）肝移植。

六、观察要点

（1）判断患者神志是否清醒，性格和行为有无异常，以便及时发现肝性脑病的先兆。

（2）密切观察患者生命体征变化，注意每天测量其腹围、体重。

（3）黄疸：了解患者黄疸的程度，有无逐渐加重。

（4）出血：注意患者皮肤、黏膜及消化道等部位有无出血，抽血及穿刺后要长时间压迫穿刺点，防止渗血。

（5）监测患者的中心静脉压、血气分析变化。

（6）监测患者的肝功能、凝血功能变化。

（7）对接受胰高血糖素-胰岛素疗法患者，用药期间随时监测血糖水平，以便随时调整药物的用量。

（8）应用谷氨酸钾时需监测钾、钠、氯含量，保持电解质平衡。

七、护理要点

（一）充分休息与心理护理

患者应绝对卧床休息，腹腔积液患者采取半卧位。鼓励患者保持乐观情绪，以最佳心理状态配合治疗。

（二）饮食护理

给予患者低脂、低盐、高热量、清淡、易消化的食物。嘱患者戒烟酒、忌辛辣、刺激性食物，少量多餐，可进食流质或半流质食物，以保证营养的充分吸收，促进肝细胞再生和修复。有腹腔积液者控制钠盐摄入，肝性脑病者忌食蛋白。

（三）口腔护理

饭前饭后可用 5％碳酸氢钠漱口。

（四）皮肤护理

保持皮肤清洁干燥，黄疸较深、瘙痒严重者可给予抗组胺药物。

（五）并发症的护理

（1）肝肾综合征：严格控制液体入量，避免使用损害肝、肾功能的药物；注意观察尿量的变化及尿的颜色和性质，准确记录每天出入液量。

（2）感染：加强支持疗法，调整免疫功能。

（3）大量腹腔积液：①安置半卧位，限制钠盐和每天入水量；②遵医嘱应用利尿药，避免快速和大量利尿，用药后注意监测血电解质；③每天称体重，测腹围，记录尿量，密切观察腹腔积液增长及消退情况；④腹腔穿刺放腹腔积液 1 次量不能超过 3 000mL，防止水、电解质紊乱和酸碱失衡。

（4）脑水肿：密切观察患者有无头痛、呕吐、眼底视盘水肿及意识障碍等表现，一旦发生，应协助患者取平卧位，抬高床头 15°～30°，以利颅内静脉回流，减轻脑水肿；使用脱水药、利尿药后易出现电解质紊乱，应定时监测。

（六）安全防护

对于昏迷患者加护床档；烦躁患者慎用镇静药，必要时可用水合氯醛灌肠。

（七）肠道护理

灌肠可清除肠内积血，使肠内保持酸性环境，减少氨的产生和吸收。协助患者采取左侧卧位，用37～38℃温水 100mL 加食醋 50mL 灌肠 1～2 次/d，或乳果糖 500mL 加温水 500mL 保留灌肠，使血氨降低。肝性脑病者禁用肥皂水灌肠。

第六节　急性出血坏死性肠炎

急性出血坏死性肠炎是由产生 B 毒素的 C 型产气荚膜梭状芽孢杆菌感染所致的肠道急性炎症，病变主要累及空、回肠，偶尔累及十二指肠、结肠。夏秋季发病多见，儿童多发，其次为青少年，常见于食用变质肉食之后。

一、诊断

（一）急性腹痛

本病患者常突发性左上腹、脐周疼痛，阵发性绞痛，逐渐转为持续性腹痛伴阵发性加重，常伴有恶心、呕吐，病情严重者局部有压痛、反跳痛与腹肌紧张。

（二）腹泻及便血

本病患者每日可腹泻数次，有时在 10 次以上。其大便初为糊状，带有粪质，继而发展为果酱样、鲜红或暗红色血便，具有腥臭味，有时混有腐肉状坏死黏膜。患者发生肠麻痹时可无腹泻，但肛门指检时可发现血便。

（三）发热

本病患者体温可在 38～39℃，甚至 40℃，伴有畏寒、乏力，白细胞升高，明显核左移，不同程度贫血。

（四）毒血症状

本病患者常表现为面色苍白、冷汗、口唇发绀，甚至谵语、嗜睡及休克，并有明显腹胀、肠麻痹，幼儿可出现高热抽搐。

（五）检查

患者大便镜检可见大量红、白细胞，需做厌氧菌培养；腹部平片见小肠胀气、肠腔扩张、肠间隙增宽，坏死肠段可呈不规则致密阴影团。

二、治疗

绝大多数患者经内科治疗后康复，甚少复发。

（一）非手术治疗

1. 一般治疗

一般治疗包括禁食、休息，待呕吐停止、便血减少、腹痛减轻后给予流质饮食，逐步过渡至正常饮食。

2. 支持疗法

支持疗法包括输血、补液、补充清蛋白、各种维生素。注意水、电解质平衡。

3. 抗休克

抗休克疗法包括补充血容量，纠正酸中毒，酌情应用血管活性药物如间羟胺、多巴胺；短程静脉滴注肾上腺皮质激素，成人每日给予氢化可的松 200～300mg，或地塞米松 5～10mg。

4. 抗感染治疗

可选用头孢菌素、甲硝唑等联合使用，进行抗感染治疗。

5. 中药治疗

可予清热、解毒、行气、止血类中药进行辨证施治。

（二）手术治疗

大部分患者可通过非手术疗法痊愈，仅有少数患者需手术治疗。术探查的指征是：①反复大量便血，内科治疗无效；②有明显腹膜炎表现者，腹腔诊断性穿刺有脓性或血性渗液；③中毒性休克治疗后，病情仍不稳定，提示肠道毒素持续吸收者；④未能排除其他需手术的急腹症患者。

三、急救护理

（一）病情评估

1. 患者评估

明确患者对有关疾病知识的了解程度、心理状态、自理能力。

2. 生命体征观察

（1）密切观察患者的体温、呼吸、脉搏、心率、心律、血压等变化。

（2）当患者表现出脉搏细数、血压下降、末梢循环衰竭等中毒性休克时，立即通知医生组织抢救。

（3）密切观察患者腹痛、便血变化，发现有肠穿孔的征兆，应及时通知医生处理。

（4）准确记录患者 24h 出入量。

（5）密切观察患者意识变化。

3. 有无潜在并发症发生

密切观察患者生命体征，预防潜在并发症。

（二）护理关键

（1）严密观察患者生命体征、精神状态，腹痛剧烈者立即报告医生。

（2）嘱患者绝对卧床休息，立即禁食水，禁食期间输入静脉营养液。

（3）嘱患者每日用生理盐水清洁口腔 2 次。

（4）做好患者的心理护理，避免精神紧张。如保守治疗无明显效果，患者腹痛加剧，应考虑手术治疗并做好术前宣教。

（三）护理措施

1. 腹痛、腹胀的护理

嘱患者禁食水，行胃肠减压术，遵医嘱补液。

2. 呕吐护理

（1）液体支持，对危重患者应建立有效的静脉通道，防止脱水和电解质失衡。

（2）嘱患者呕吐时头偏向一侧，并记录呕吐物的色、质及量；及时清除呕吐物，保持皮肤及床单位清洁。

3. 心理护理

让患者充分了解此病的情况，有助于患者消除恐惧感，配合各项检查；如保守治疗无明显效果，患者腹痛加剧，休克症状明显，应考虑手术治疗；做好术前宣教，让患者积极配合治疗，早日康复。

（四）健康指导

（1）帮助患者掌握有关饮食的控制、皮肤和口腔卫生等护理知识，并使其了解病情，取得配合。

（2）嘱患者注意饮食卫生，不食腐败变质食物，避免暴饮暴食和过食生冷油腻食物，及时治疗肠道寄生虫病。

第四章 神经系统疾病的护理

第一节 脑卒中

脑血管病（CVD）是一组脑血管发生血液循环障碍而引起的脑功能障碍的疾病。脑卒中又称中风或脑血管意外，是一组以急性起病、局灶性或弥漫性脑功能缺失为共同特征的脑血管病，通常包括脑出血、脑梗死、蛛网膜下腔出血。脑卒中主要是血管壁异常、血栓、栓塞及血管破裂等所造成的神经功能障碍性疾病。我国脑卒中呈现高发病率、高复发率、高致残率、高死亡率的特点。据世界卫生组织调查结果显示，我国脑卒中发病率高于世界平均水平。世界卫生组织的心血管病人群监测（MONICA）研究表明，我国的脑卒中发生率正以每年8.7%的速率上升。我国第三次居民死因调查报告显示，脑血管病已成为国民第1位的死因。我国脑卒中的死亡率是欧美国家4～5倍，是日本的3.5倍，甚至高于泰国、印度等发展中国家。MONICA研究也表明，脑卒中病死亡率为20%～30%。世界卫生组织对中国脑卒中死亡的人数进行了预测，如果死亡率维持不变，到2030年，我国每年将有近400万人口死于脑卒中；如果死亡率增长1%，到2030年，我国每年将有近600万人口死于脑卒中。我国现幸存脑卒中患者近700万人，其中致残率高达75%，约有450万名患者不同程度地丧失劳动能力或生活不能自理。脑卒中复发率超过30%，5年内再次发生率达54%。

一、脑出血的护理评估

脑出血（ICH）是指原发于脑内动脉、静脉和毛细血管的病变出血，以动脉出血为多见，血液在脑实质内积聚，形成脑内血肿。脑内出血的临床病理过程与出血量和部位有关。小量出血时，血液仅渗透在神经纤维之间，对脑组织破坏较少；出血量较大时，血液在脑组织内积聚，形成血肿，血肿的占位效应压迫周围脑组织，撕裂神经纤维间的横静脉，使血肿进一步增大，血液成分特别是凝血酶、细胞因子 IL-1、TNF-α、血红蛋白的溶出等致使血肿周围的脑组织可在数小时内形成明显脑水肿、缺血和点状的微出血，血肿进一步扩大，导致邻近组织受压移位以致形成脑疝。脑内血肿和脑水肿可向内压迫脑室使之移位，向下压迫丘脑、下丘脑，引起严重的自主神经功能失调症状。幕上血肿时，中脑受压的危险性很大；小脑血肿时，延髓易于受下疝的小脑扁桃体压迫。脑内血肿可破入脑室或蛛网膜下腔，形成继发性脑室出血和继发性蛛网膜下腔出血。

（一）病因分析

高血压、动脉硬化是自发性脑出血的主要病因，高血压患者约有1/3的概率发生脑出血，而93.91%的脑出血患者有高血压病史。其他还包括脑淀粉样血管病、动脉瘤、动-静脉畸形、动脉炎、血液病等。

（二）临床观察

高血压性脑出血以 50 岁左右的高血压患者发病最多。与高血压的密切关系使年轻高血压患者甚至 30 余岁的患者也可发生脑出血。脑出血虽然在患者休息或睡眠时也会发生，但通常是在其白天情绪激动、过度用力，以及体力或脑力活动紧张时即刻发病。除有头昏、头痛、工作效率差、鼻出血等高血压症状外，平时患者身体一般无特殊情况。脑出血发生前常无预感，极个别患者在出血前数小时或数天诉有瞬时或短暂意识模糊、手脚动作不便或说话含混不清等脑部症状。高血压性脑出血常突然发生，起病急骤，往往在数分钟到数小时病情发展到高峰。

1. 壳核出血

大脑基底节为脑出血最常见的出血部位，约占脑出血的 60%。因其损伤到内囊故称为内囊出血。除具有脑出血的一般症状外，内囊出血的患者常有头和眼转向出血病灶侧，呈"凝视病灶"状和"三偏"症状，即偏瘫、偏身感觉障碍和偏盲。

（1）偏瘫：出血病灶对侧的肢体偏瘫，瘫痪侧鼻唇沟较浅，呼气时瘫侧面颊鼓起较高。瘫痪肢体由弛缓性瘫痪逐渐转为痉挛性瘫痪，上肢呈屈曲内收，下肢强直，腱反射转为亢进，可出现踝阵挛，病理反射阳性，呈典型上运动神经元性偏瘫。

（2）偏身感觉障碍：出血灶对侧偏身感觉减退，用针刺激患者肢体、面部时无反应或反应较另一侧迟钝。

（3）偏盲：在患者意识状态能配合检查时还可发现病灶对侧同向偏盲，主要是经过内囊的视辐射受累所致。

另外，主侧大脑半球出血可伴有失语症，脑出血患者亦可发生顶叶综合征，如体象障碍（偏瘫无知症、幻多肢症、错觉性肢体移位等）、结构性失用症、空间定向障碍等。记忆力、分析理解、计算等智能活动往往在脑出血后明显减退。

2. 脑桥出血

脑桥出血常突然起病，患者出现剧烈头痛、头晕、眼花、坠地、呕吐、复视、讷吃、吞咽困难、一侧面部发麻等症状。起病初意识可部分保留，但常在数分钟内进入深度昏迷。出血往往先自一侧脑桥开始，表现为交叉性瘫痪，即出血侧面部瘫痪和对侧上下肢弛缓性瘫痪。头和两眼转向非出血侧，呈"凝视瘫肢"状。脑桥出血常迅速波及躯体两侧，导致两侧面部和肢体均瘫痪，肢瘫大多呈弛缓性，少数呈痉挛性或呈去大脑强直症状。双侧病理反射呈阳性。患者头和两眼位置回到正中，两侧瞳孔极度缩小。这种"针尖样"瞳孔见于 1/3 的脑桥出血患者，为特征性症状，系脑桥内交感神经纤维受损所致。脑桥出血常阻断下丘脑对体温的正常调节而使患者体温急剧上升，呈持续高热状态。脑干呼吸中枢的影响，患者常出现不规则呼吸，可于早期就出现呼吸困难。脑桥出血后，如患者两侧瞳孔散大、对光反射消失、呼吸不规则、脉搏和血压失调、体温不断上升或突然下降，则提示病情危重。

3. 小脑出血

小脑出血多发生在一侧小脑半球，可导致急性颅内压增高，脑干受压，甚至发生枕骨大孔疝。此病起病急骤，少数患者病情凶险异常，可即刻导致神志深度昏迷，短时间内呼吸停止；多数患者起病时神志清楚，常诉一侧后枕部剧烈头痛和眩晕，呕吐频繁，发音含混；瞳孔往往缩小，两眼球向病变对侧同向凝视，病变侧肢体动作共济失调，但瘫痪可不明显，可有脑神经麻痹症状、颈项强直等。患者病情逐渐加重，意识渐趋模糊或昏迷，呼吸不规则。

4. 脑室出血

脑室出血（IVH）多因大脑基底节处出血后破入侧脑室，导致血液充满整个脑室和蛛网膜下腔系统。小脑出血和脑桥出血也可破入第四脑室，这种情况极其严重。患者往往在 $1\sim2h$ 陷入深度昏迷，出现四肢抽搐发作或四肢瘫痪。双侧病理反射呈阳性。四肢常呈弛缓性瘫痪，所有腱反射均引不出，可阵发出现强直性痉挛或去大脑强直状态。呕吐咖啡色残渣样液体，高热、多汗和瞳孔极度缩小，呼吸深沉，带有鼾声，后转为浅速和不规则。

（三）辅助检查

1. CT 检查

CT 检查可显示血肿部位、大小、形态，是否破入脑室，血肿周围有无低密度水肿带及占位效应、脑组织移位等。24h 内出血灶表现为高密度，边界清楚。48h 以后，出血灶高密度影周围出现低密度水肿带。

2. 数字减影血管造影（DSA）

脑血管 DSA 对颅内动脉瘤、脑血管畸形等的诊断均有重要价值。颈内动脉造影正位像可见大脑前、中动脉间距在正常范围，豆纹动脉外移（黑箭头）。

3. 磁共振成像（MRI）

MRI 具有比 CT 更高的组织分辨率，且可直接多方位成像，无颅骨伪影干扰，又具有血管流空效应等特点，使其对脑血管疾病的显示率及诊断准确性比 CT 更胜一筹。CT 能诊断的脑血管疾病，MRI 均能做到；而对发生于脑干、颞叶和小脑等的血管性疾病，MRI 比CT 更佳；对脑出血、脑梗死的演变过程，MRI 比 CT 显示更完整；对 CT 较难判断的脑血管畸形、烟雾病等，MRI 比 CT 更敏感。

4. 经颅多普勒超声（TCD）

多普勒超声检查基本的参数为血流速度与频谱形态。血流速度增加可表示高血流量、动脉痉挛或动脉狭窄；血流速度减慢则可能是动脉近端狭窄或循环远端阻力增高的结果。

（四）内科治疗

（1）静脉补液：静脉给予患者生理盐水或乳酸林格氏液静点，维持正常的血容量。

（2）控制血糖：既往有糖尿病病史和血糖 $>200mg/L$ 者应给予胰岛素。低血糖者最好给予 $10\%\sim20\%$ 葡萄糖静脉输液，或静推 50% 葡萄糖溶液纠正。

（3）血压的管理：有高血压病史的患者，血压水平应控制在平均动脉压（MAP）130mmHg 以下。颅内压（ICP）监测增高的患者，脑灌注压（CPP）〔CPP＝（MAP－ICP）〕应保持大于 70mmHg。刚手术后的患者应避免平均动脉压大于 110mmHg。心力衰竭、心肌缺血或动脉内膜剥脱患者，血压 $>200/110mmHg$ 时，应控制平均动脉压在 130mmHg 以下。

（4）控制体温：体温大于 38.5℃ 的患者及细菌感染者，给予退烧药及早期使用抗生素。

（5）维持体液平衡。

（6）禁用抗血小板和抗凝治疗。

（7）降颅压治疗：甘露醇（$0.25\sim0.5g/kg$ 静脉滴注），每隔 6h 给 1 次。通常每天的最大量是2g/kg。

(8) 纠正凝血异常：常用药物如华法林、鱼精蛋白、6-氨基己酸、凝血因子Ⅷ和新鲜血小板。

(五) 手术治疗

1. 开颅血肿清除术

对基底节区出血和皮层下出血，传统手术为开颅血肿清除术。壳核出血一般经颞叶中回切开入路。1972年，铃木（Suzuki）提倡经侧裂入路，以减少颞叶损害。脑室积血较多时可经额叶前角或经侧脑室三角区入路清除血肿，并行脑室外引流术。传统开颅术因时间较长、出血较多，手术常需全麻，术后并发症较多，易发生肺部感染及上消化道出血，使年龄较大、心肺功能较差的患者失去手术治疗的机会。其优点在于颅压高、有脑疝的患者可同时行去骨片减压术。

2. 颅骨开窗血肿清除术

这种手术用于壳核出血、皮层下出血及小脑出血。壳核出血在患侧颞部做一向前的弧形皮肤切口，分开颞肌，颅骨钻孔后扩大骨窗至3cm×3cm大小，星形剪开脑膜，手术宜在显微镜下进行，既可减小皮层切开及脑组织切除的范围，还能窥清出血点。在颞中回做1.5cm皮层切开，用窄脑压板轻轻牵开脑组织，见血肿后用吸引器小心吸除血块，其内侧壁为内囊方向不易出血，应避免压迫或电灼，而血肿底部外侧常见豆纹动脉出血点，用银夹夹闭或用双极电凝止血，其余地方出血常为静脉渗血，用吸收性明胶海绵片压迫即可止血。小脑出血如血肿不大、无扁桃体疝，也可在患侧枕外隆凸水平下2cm，正中旁开3cm为中心做皮肤切口，钻颅后咬除枕鳞部成3cm直径骨窗即可清除小脑出血。该手术方法简单、快捷、失血较少，在局麻下也可完成，所以术后患者意识恢复较快，并发症特别是肺部感染相对减少，即使高龄、一般情况差的患者也可承受该手术。

3. 钻颅血肿穿刺引流术

这种手术多采用CT引导下立体定向穿刺加引流术。现主要有三种方法：以CT示血肿中心为靶点，局麻下颅骨钻孔行血肿穿刺，首次抽吸量一般达血肿量的1/3～1/2，然后注入尿激酶6 000U，6～12h后再次穿刺及注药，或同时植入硅胶引流管做引流，以避免反复穿刺而损伤脑组织。新妻（Niizuma）用此方法治疗除脑干外的其他各部位出血175例，半年后随访优良率达86％，死亡率11％。优点在于操作简单、安全，局麻下能完成，同时应用尿激酶可较全面地清除血肿，高龄或危重患者均可采用，但在出血早期，因血肿无液化，效果不好。

4. 锥颅血肿碎吸引流术

以CT示血肿中心为靶点，局麻下行锥颅血肿穿刺，植入带螺旋绞丝的穿刺针于血肿中心，在负压吸引下将血块粉碎吸出，根据吸除量及CT复查结果，血肿清除量平均可达70％。此法简单易行，在急诊室和病床旁均可施行，高龄及危重患者也可应用。但有碎吸过度损伤脑组织及再出血危险，一般吸出量在血肿量50％～70％时即应终止手术。

5. 微创穿刺冲洗尿激酶引流术

这种手术是将锥颅、穿刺、冲洗引流功能融为一体的穿刺管，植入血肿中心后用含尿激酶、肝素的生理盐水每天冲洗 1 次，现已被许多医院应用。

6. 脑室外引流术

单纯脑室出血和脑内出血破入脑室无开颅指征者，可行脑室外引流术。一般行双额部钻孔引流，1980 年铃木提出在双侧眶上缘、中线旁开 3cm 处分别钻孔，置管行外引流，因放入的引流管与侧脑室体部大致平行，可引流出后角积血。也有人主张双侧置管，一管做冲洗、另一管用于引流，或注入尿激酶加速血块的溶解。

7. 脑内镜辅助血肿清除术

颅骨钻孔或小骨窗借助脑镜在直视下清除血肿，其对脑组织的创伤小，清除血肿后可以从不同角度窥清血肿壁。

二、蛛网膜下腔出血的护理评估

颅内血管破裂后血液流入蛛网膜下腔时，称为蛛网膜下腔出血（SAH）。自发性蛛网膜下腔出血可由多种病因所致，临床表现为急骤起病的剧烈头痛、呕吐、意识障碍、脑膜刺激征和血性脑脊液，占脑卒中的 10%～15%。其中半数以上是先天性颅内动脉瘤破裂所致，其余是各种其他的病因造成的。

（一）病因分析

引起蛛网膜下腔出血的病因很多，以动脉瘤破裂占多数，达 76%，动静脉畸形占 6%～9%，动静脉畸形合并动脉瘤占 2.7%～22.8%。较常见的为：①颅内动脉瘤及动静脉畸形的破裂；②高血压、动脉硬化引起的动脉破裂；③血液病，如白血病、血友病、恶性贫血等；④颅内肿瘤，原发者有胶质瘤、脑膜瘤等，转移者有支气管性肺癌等；⑤血管性变态反应，如多发性、结节性动脉炎，系统性红斑狼疮等；⑥脑与脑膜炎症，包括化脓性、细菌性、病毒性、结核性等；⑦抗凝治疗的并发症；⑧脑血管闭塞性疾病引起出血性脑梗死，脑底异常血管网病常以蛛网膜下腔出血为主要表现；⑨颅内静脉的血栓形成；⑩妊娠并发症。

（二）临床观察

蛛网膜下腔出血任何年龄均可发病，多见于青壮年，常见的表现为颅内压增高症状、意识障碍、脑膜刺激征、脑神经损伤症状、肢体活动障碍或癫痫等。

1. 出血前症状及诱因

部分患者于数日或数周前出现头痛、头昏、动眼神经麻痹或颈强直等先驱症状，又称前兆渗漏。其产生与动脉瘤扩大压迫邻近结构有关。只有 1/3 患者在活动状态下发病，如解大小便、弯腰、举重、咳嗽、生气等。

2. 出血后观察

脑血管突然破裂，本病起病多很急骤。患者突感头部劈裂样剧痛，分布于前额、后枕或整个头部，并可延及颈、肩、背、腰及两腿部，伴有面色苍白、全身出冷汗、恶心呕吐症状。半数以上的患者出现不同程度的意识障碍。轻者有短暂的神志模糊，重者则昏迷逐渐加深。有的患者意识始终清醒，但表现出淡漠、嗜睡，并有畏光、胆小、怕响、拒动；有的患者出现谵妄、木僵、定向及记忆障碍、幻觉及其他精神症状；有的患者伴有部分性或全身性癫痫发作。起病初期，患者血压上升，1～2d 逐渐恢复至原有水平，脉搏明显加快，有时节律不齐，呼吸无显著改变。起病 24h 后可逐渐出现发热、脉搏不稳、血压波动、多汗、皮肤黏膜充血、腹胀等症状。重症患者立即陷入深昏迷，伴有去大脑强直发作及脑疝形成，可很快导致死亡。老年患者临床表现常不典型，头痛多不明显，而精神症状和意识障碍则较多见。

3. 护理查体

颈项强直明显，克尼格（Kernig）征及布鲁辛斯基征阳性，往往发病1～2d出现，是蛛网膜下腔出血常见的体征。眼底检查可见视盘周围、视网膜前的玻璃体下出血。

（三）辅助检查

1. CT检查

利用血液浓缩区判定动脉瘤的部位。急性期（1周内）多数可见脑沟、脑池或外侧裂中有高密度影。在蛛网膜下腔高密度区中出现局部特高密度影者，可能为破裂的动脉瘤。脑表面出现局部团块影像者，可能为脑血管畸形。

2. DSA检查

脑血管DSA是确定颅内动脉瘤、脑血管畸形等的"金标准"。一般选在发病后3d内或3周后进行检查。

3. 脑脊液检查

脑脊液压力一般均增高，多为均匀一致血性。

4. 血液检查

监测血糖、血脂等化验检查。

5. MRI检查

急性期不宜显示病变，亚急性期T_1加权像上蛛网膜下腔呈高信号，MRI对超过1周的蛛网膜下腔出血有重要价值。

三、脑梗死的护理评估

（一）疾病概述

脑梗死是指局部脑组织（包括神经细胞、胶质细胞和血管）血液供应缺乏而发生的坏死。引起脑梗死的根本原因是：供应脑部血液的颅外或颅内动脉中发生闭塞性病变而未能获得及时、充分的侧支循环，使局部脑组织的代谢需要与可能得到的血液供应之间发生超过一定限度的供不应求现象。

血液供应障碍的原因，有以下3个方面。

1. 血管病变

重要而常见的血管病变是动脉粥样硬化和在此基础上发生的血栓。其次是高血压病伴发的脑小动脉硬化。其他还有血管发育异常，如先天性动脉瘤和脑血管畸形可发生血栓，或出血后导致邻近区域的血供障碍、脉管炎，如感染性的风湿热、结核病和国内已极罕见的梅毒等所致的动脉内膜炎等。

2. 血液成分改变

血管病变处内膜粗糙，使血液中的血小板易于附着、积聚，释放更多的5-羟色胺等化学物质；血液成分中脂蛋白、胆固醇、纤维蛋白原等含量的增高，可使血液黏度增高和红细胞表面负电荷降低，致血流速度减慢；血液病如白血病、红细胞增多症、严重贫血等和各种影响血液凝固性增高的因素均易于使血栓形成。

3. 血流速度改变

脑血流量的调节受到多种因素的影响。血压的改变是影响局部血流量的重要因素。当平均动脉压低于 9.3kPa（70mmHg）和高于 24kPa（180mmHg）时，血管本身存在的病变，血管狭窄，自动调节功能失调，局部脑组织的血供即将发生障碍。

一些全身性疾病如高血压、糖尿病等可加速或加重脑动脉粥样硬化，亦与脑梗死的发生密切相关。通常临床上诊断为脑梗死或脑血栓的患者中，大多数是动脉粥样硬化血栓形成性脑梗死，简称为"动脉硬化性脑梗死"。

此外，导致脑梗死的另一类重要病因是脑动脉的栓塞，即脑动脉栓塞性脑梗死，简称为"脑栓塞"。脑栓塞患者供应脑部的血管本身多无病变，绝大多数的栓子来源于心脏。

（二）动脉硬化性脑梗死的护理评估

动脉粥样硬化血栓形成性脑梗死，简称"动脉硬化性脑梗死"，是供应脑部的动脉系统中的粥样硬化和血栓使动脉管腔狭窄、闭塞，导致急性脑供血不足引起的局部脑组织坏死，临床上常表现为偏瘫、失语等突然发生的局灶性神经功能缺失。

1. 病因分析

动脉硬化性脑梗死的基本病因是动脉粥样硬化，最常见的伴发病是高血压，两者之间虽无直接的病因联系，但高血压常使动脉粥样硬化的发展加速、加重。动脉粥样硬化是可以发生在全身各处动脉管壁的非炎症性病变，其发病原因与脂质代谢障碍和内分泌改变有关，确切原因尚未阐明。

脑动脉的粥样硬化和全身各处的动脉粥样硬化相同，主要改变是动脉内膜深层的脂肪变性和胆固醇沉积，形成粥样硬化斑块及各种继发病变，使管腔狭窄甚至闭塞。管腔狭窄需达80%～90%方才影响脑血流量，硬化斑块本身并不引起症状。如病变逐渐发展，则内膜分裂、内膜下出血（动脉本身的营养血管破裂所致）并形成内膜溃疡。内膜溃疡处易发生血栓形成，使管腔进一步狭窄或闭塞；硬化斑块内容物或血栓的碎屑可脱入血流形成栓子。

2. 临床观察

在年龄方面，脑动脉粥样硬化性发展年龄一般较同样程度的冠状动脉粥样硬化晚 10 年。60 岁以后动脉硬化性脑梗死发病率增高，男性较女性稍多。高脂肪饮食者血胆固醇高而高密度脂蛋白胆固醇偏低时，易有动脉粥样硬化形成。在高血压、糖尿病、吸烟、红细胞增多症患者中，均有较高发病率。

动脉硬化性脑梗死占脑卒中的 60%～80%。本病起病较其他脑卒中稍慢些，常在数分钟到数小时、半天，甚至一两天达到高峰。数天到 1 周内逐渐加重到高峰者为少见。不少患者在睡眠中发生，占小半数的患者以往经历过短暂脑缺血发作。

本病起病时患者可有轻度头痛，可能由侧支循环血管代偿性扩张所致。头痛常以缺血侧头部为主，有时可伴眼球后部疼痛。动脉硬化性脑梗死患者发生偏瘫时意识常很清楚，如果起病时即有意识不清症状，要考虑椎-基底动脉系统脑梗死。大脑半球较大区域梗死、缺血、水肿可影响间脑和脑干的功能，使患者在起病后不久出现意识障碍。

脑的局灶损害症状主要根据受累血管的分布而定。如颈动脉系统动脉硬化性脑梗死的临床表现主要为病变对侧肢体瘫痪或感觉障碍；主侧半球病变常伴不同程度的失语，非主侧半球病变伴偏瘫无知症，患者的两眼向病灶侧凝视。如病灶侧单眼失明伴对侧肢体运动或感觉障碍，为颈内动脉病变无疑。颈内动脉狭窄或闭塞可使整个大脑半球缺血，造成严重症状，也可仅表现轻微症状。这种变异极大的病情取决于前、后交通动脉，眼动脉，脑浅表动脉等侧支循环的代偿功能状况。如瘫痪和感觉障碍限于面部和上肢，以大脑中动脉供应区缺血的可能性为大。大脑前动脉的脑梗死可引起对侧的下肢瘫痪，但大脑前交通动脉的侧支循环供应，这种瘫痪亦可不发生。大脑后动脉供应大脑半球后部、丘脑及上脑干，脑梗死可出现对侧同向偏盲，如病变在主侧半球时，除皮质感觉障碍外还可出现失语、失读、失写、失认和顶叶综合征。椎-基底动脉系统动脉硬化性脑梗死主要表现为眩晕、眼球震颤、复视、同向偏盲、皮质性失明、眼肌麻痹、发音不清、吞咽困难、肢体共济失调、交叉性瘫痪或感觉障碍、四肢瘫痪，可有后枕部头痛和程度不等的意识障碍。

3. 辅助检查

(1) 血生化、血流变学检查、心电图等。

(2) CT 检查：早期多正常，24~48h 后出现低密度灶。

(3) MRI：急性脑梗死及伴发的脑水肿，在 T_1 加权像上均为低信号，T_2 加权像上均为高信号，如伴出血，T_1 加权像上可见高信号区。

(4) TCD 和颈动脉超声检查：发现有血管高度狭窄或局部血流异常。

(5) 脑脊液检查显示脑脊液正常。

4. 防治

患动脉粥样硬化者应摄取低脂饮食，多吃蔬菜和植物油，少吃胆固醇含量丰富的食物和动物内脏、蛋黄和动物油等。伴有高血压、糖尿病者，应重视对该病的治疗，注意防止可能引起血压骤降的情况，如降压药物服用过量、严重腹泻、大出血等。生活要有规律，注意劳逸结合、避免身心过度疲劳。经常进行适当的体育运动，如保健体操，加强心血管的应激能力。对已有短暂性脑缺血发作者，应积极治疗。这是防止发生动脉硬化性脑梗死的重要环节。

(三) 脑栓塞的护理评估

异常的物体（固体、液体、气体）沿血液循环进入脑动脉或供应脑的颈部动脉，造成血流阻塞而产生脑梗死，称为脑栓塞，亦属于缺血性脑卒中。脑栓塞占脑卒中发病率的10%~15%。2/3 患者的复发均发生在第一次发病后的 1 年之内。

1. 病因分析

脑栓塞的栓子来源可分为心源性、非心源性、来源不明性三大类。

2. 临床观察

脑栓塞的起病年龄不一，因其多数与心脏病尤其是风湿性心脏病有关，所以发病年龄以中青年居多。本病起病急骤，大多数并无任何前驱症状，起病后常于数秒钟或很短时间内症状发展到高峰。个别患者的症状可在数天内呈阶梯式、进行性恶化，系反复栓塞所致。脑栓塞可仅发生在单一动脉，也可广泛多发，因而临床表现不一。除颈内动脉栓塞外，患者一般并不昏迷。一部分患者可在起病时有短暂的意识模糊、头痛或抽搐。神经系统局灶症状突然发生，并限于一个动脉支的分布区。约 4/5 的栓塞发生在脑底动脉环前半部的分布区，因而患者临床表现为面瘫、上肢单瘫、偏瘫、失语、局灶性抽搐等颈内动脉和大脑中动脉系统病变。偏瘫也以面部和上肢为重，下肢较轻。患者感觉和视觉可能有轻度影响，但一般不明显。抽搐大多数为局限性，如为全身性大发作，则提示梗死范围广泛，病情较重。1/5 的脑栓塞发生在脑底部动脉环的后半部的分布区，患者可出现眩晕、复视、共济失调、交叉性瘫痪等椎-基底动脉系统病变的表现。

3．辅助检查

（1）血生化、血流变学检查等。

（2）CT 检查：一般于 24～48h 出现低密度灶。病程中如低密度区中有高密度影，则提示为出血性梗死。

（3）颈动脉和主动脉超声检查可发现有不稳定斑块。

（4）TCD 栓子检测可发现脑血流中有过量的栓子存在。

（5）脑脊液检查：感染性梗死者脑脊液中的白细胞增加；出血性梗死者可见红细胞；脂肪栓塞时，可见脂肪球。

（6）心电图：有心房颤动。必要时做超声心动。

4．治疗

防治心脏病是防治脑栓塞的一个重要环节。一旦发生脑栓塞，其治疗原则上与动脉硬化性脑梗死相同。患者应取左侧卧位，右旋糖酐、扩血管药物、激素均有一定作用。风湿性二尖瓣病变等心源性脑栓塞的充血性梗死区极易出血，故抗凝治疗必须慎用。

四、短暂性脑缺血发作的护理评估

短暂性脑缺血发作（TIA）是颈内动脉系统或椎-基底动脉系统的短暂性血液供应不足，表现为突然发作的局限性神经功能缺失，在数秒钟、数分钟及数小时，最长不超过 24h 完全恢复，而不留任何症状和体征，常反复发作。该定义是在 20 世纪 50 年代提出来的。随着临床脑卒中的研究，尤其是缺血性卒中起病早期溶栓治疗的应用，国内外有关 TIA 的时限产生了争议。最近美国 TIA 工作组推荐的定义为，TIA 是局部脑组织或者视网膜缺血，引起短暂的神经功能异常发作，典型的临床症状持续不超过 1h，没有临床急性梗死的证据。一旦出现持续的临床症状或者临床症状虽很短，但是已经出现典型的影像学异常就应该诊断为脑梗死而不是 TIA。

（一）病因分析

动脉粥样硬化是引起 TIA 最主要的原因。主动脉弓、颈总动脉和颅内大血管动脉粥样斑块脱落，是引起动脉至动脉微栓塞常见的原因。

（二）临床观察

TIA 好发于中年以后，50～70 岁多见，男性多于女性。本病起病突然，历时短暂，症状和体征出现后迅速达高峰，持续时间为数秒至数分钟、数小时，24h 内完全恢复正常而无后遗症。各个患者的局灶性神经功能缺失症状常按一定的血管支配区而反复、刻板地出现，多则 1d 数次，少则数周、数月甚至数年才发作一次，椎-基底动脉系统 TIA 发作较频繁。根据受累的血管不同，临床上将 TIA 分为两大类：颈内动脉系统 TIA 和椎-基底动脉系统 TIA。

1. 颈内动脉系统 TIA

颈内动脉系统 TIA 症状多样，以大脑中动脉支配区 TIA 最常见。常见的症状可有患侧上肢和（或）下肢无力、麻木、感觉减退或消失，亦可有失语、失读、失算、书写障碍症状，偏盲较少见，瘫痪通常以上肢和面部较重。短暂的单眼失明是颈内动脉分支眼动脉缺血的特征性症状，为颈内动脉系统 TIA 所特有。如果发作性偏瘫伴有瘫痪对侧的短暂单眼失明或视觉障碍，则临床上可诊断为失明侧颈内动脉短暂性脑缺血发作。上述症状可单独或合并出现。

2. 椎-基底动脉系统 TIA

椎-基底动脉系统 TIA 有时仅表现为头昏、眼花、走路不稳等含糊症状，从而难以诊断，局灶性症状以眩晕为最常见，一般不伴有明显的耳鸣。若有脑干、小脑受累的症状，如复视、构音障碍、吞咽困难、交叉性或双侧肢体瘫痪等感觉障碍、共济失调，则诊断较为明确，大脑后动脉供血不足可表现为皮质性盲和视野缺损。倾倒发作为椎基底动脉系 TIA 所特有，患者突然双下肢失去张力而跌倒在地，而无可觉察的意识障碍，患者可即刻站起，此乃双侧脑干网状结构缺血所致。枕后部头痛、猝倒，特别是在急剧转动头部或上肢运动后发作，上述症状均提示椎基底动脉系供血不足并有颈椎病、锁骨下动脉盗血征等存在的可能。

3. 共同症状

有些症状既可见于颈内动脉系统 TIA，亦可见于椎基底动脉系统 TIA。这些症状包括构音困难、同向偏盲等。发作时单独表现为眩晕（伴或不伴恶心、呕吐）、构音困难、吞咽困难、复视者，最好不要轻易诊断为 TIA，应结合其他临床检查寻找确切的病因。上述两种以上症状合并出现，或交叉性麻痹伴运动、感觉、视觉障碍及共济失调，即可诊断为椎基底动脉系统 TIA 发作。

4. 发作时间

TIA 的时限短暂，持续 15min 以内，一般不超过 30min，少数也可在 12～24h。

（三）辅助检查

1. CT 和 MRI 检查

CT 和 MRI 检查多数无阳性发现。恢复几天后，MRI 可有缺血改变。

2. TCD 检查

TCD 检查可了解有无血管狭窄及动脉硬化程度。VBI 患者早期发现脑血流量异常。

3. 单光子发射计算机断层扫描

单光子发射计算机断层扫描（SPECT）脑血流灌注显像可显示血流灌注减低区。发作和缓解期均可发现异常。

4. 其他

其他辅助检查包括血生化检查血液成分或流变学检查等。

（四）临床治疗

1. 抗血小板聚集治疗

阿司匹林是治疗 TIA 首选的抗血小板药物。对服用阿司匹林后仍有 TIA 发作者，可改用噻氯匹定或氯吡格雷。

2. 抗凝治疗

抗凝治疗包括肝素或低分子肝素。

3. 危险因素的干预

干预危险因素包括：控制高血压、糖尿病；治疗冠状动脉性疾病和心律不齐、充血性心力衰竭、瓣膜性心脏病；控制高脂血症；停用口服避孕药；终止吸烟；减少饮酒；适量运动。

4. 外科治疗

对于颈动脉狭窄在70%以上的患者可做颈动脉内膜剥脱术。颅内动脉狭窄的血管内支架治疗正受到重视，但对 TIA 的预防效果正在评估中。

五、脑卒中的常见护理问题

（一）意识障碍

患者出现昏迷，说明患者病情危重，而正确判断患者意识状态，给予适当的护理，则可以防止不可逆的脑损伤。

（二）气道阻塞

吸入分泌物及胃内容物造成气道阻塞或通气不足可引起低氧血症及高碳酸血症，导致心肺功能的不稳定，缺氧加重脑组织损伤。

（三）肢体麻痹或畸形

大脑半球受损时，对侧肢体的运动与感觉功能便发生了障碍，再加上脑血管疾病初期，肌肉呈现张力迟缓的现象，紧接着会发生肌肉张力痉挛，若发病初期未给予适当的良肢位摆放，则肢体关节会有僵硬、挛缩的现象，导致肢体麻痹或畸形。

（四）语言沟通障碍

患者左侧大脑半球受损时，因语言中枢的受损部位不同而产生感觉性失语、表达性失语，或两者兼有，因而会产生语言沟通障碍问题。

（五）吞咽障碍

因口唇、颊肌、舌及软腭等肌肉的瘫痪，食物团块经口腔向咽部及食管入口部移动困难，食管入口部收缩肌不能松弛，食管入口处开大不全等阻碍食物团块进入食管，导致食物易逆流入鼻腔及误入气管。吞咽障碍可致患者营养摄入不足。

（六）恐惧、绝望、焦虑

脑卒中患者在卒中突然发生后处于急性心理应激状态：生理的、社会的、经济的多种因素，可引起患者一系列心理变化，害怕病治不好；对疾病的治疗无信心，因担心自己会成为一个残疾的人而绝望；来自对工作、家庭等的忧虑，担心自己病不会好，成为家庭和社会的负担。

（七）知觉刺激不足

中枢神经的受损，在神经传导上，可能在感觉刺激传入时会发生障碍，知觉刺激无法传达感受，尤其是感觉性失语症的患者，会失去语言信息的刺激感受。此外，患者一侧肢体麻痹，因此感受的触觉刺激也会减少，常造成知觉刺激不足。

（八）并发症

1. 神经源性肺水肿

脑卒中引起下丘脑功能紊乱，中枢交感神经兴奋，释放大量儿茶酚胺，使周围血管收缩，血液从高阻的体循环向低阻的肺循环转移，肺血容量增加，肺毛细血管压力升高而诱发肺水肿；中枢神经系统的损伤导致体内血管活性物质大量释放，使肺毛细血管内皮和肺泡上皮通透性增高，肺毛细血管流体静压增高，致使动静脉分流，加重左心负担，出现左心功能衰竭而加重肺部淤血；颅内高压引起的频繁呕吐，患者昏迷状态下误吸入酸性胃液，可使肺组织发生急性损伤，引起急性肺水肿。脑卒中，呼吸中枢处于抑制状态，支气管敏感部位的神经反应性及敏感性降低，咳嗽能力下降，不能有效排出过多的分泌物，使其流入肺内造成肺部感染。平卧、床头角度过低增加向食管反流及分泌物逆流入呼吸道的机会。

2. 发热

体温升高的原因包括体内产热增加、散热减少和下丘脑体温调节中枢功能异常。脑卒中患者发热的原因可分为感染性和非感染性。

3. 褥疮

脑卒中患者发生肢体瘫痪或长期卧床，容易发生褥疮，临床又叫压迫性溃疡，是脑卒中患者的严重并发症之一。

4. 应激性溃疡

脑卒中患者常因颅内压增高，下丘脑及脑干受损而引起上消化道应激性溃疡出血，多发生于发病后 7～15d，也有发病后数小时就大量呕血而死亡者。

5. 肾功能损害

脑损伤使肾血管收缩，肾血流减少，造成肾皮质损伤，肾小管坏死；另外脑损伤神经体液调节紊乱直接影响肾功能；脑损伤神经体液调节紊乱，心肺功能障碍，造成肾缺血、缺氧；脑损伤神经内分泌调节功能紊乱，肾素-血管紧张素分泌增加，肾缺血加重。加之使用脱水药，肾血管和肾小管的细胞膜通透性改变，易出现肾缺血、坏死。

6. 便失禁

脑卒中引起上运动神经元或皮质损害，可出现粪嵌塞伴溢出性便失禁。长期粪嵌塞，直肠膨胀感消失和外括约肌收缩无力导致粪块外溢；昏迷、吞咽困难等原因导致营养不良及低蛋白血症，肠道黏膜水肿，容易发生腹泻。

7. 便秘

便秘是排便反射被破坏、长期卧床、脱水治疗、摄食减少、排便动力不足、焦虑及抑郁所致。

8. 尿失禁

脑卒中可直接导致高反射性膀胱或48h内低张力性膀胱；当皮质排尿中枢损伤，不能接收和发出排尿信息，出现不择时间和地点的排尿，表现为尿失禁。脑桥水平以上的中枢抑制解除，膀胱表现为高反射性，或者脑休克导致膀胱表现为低反射性，引起膀胱-骶髓反射弧的自主控制功能丧失，导致尿失禁；长期卧床导致耻骨尾骨肌和尿道括约肌松弛，使患者在没有尿意的情况下流出尿液。

9. 下肢深静脉血栓

下肢深静脉血栓（DVT）是指血液在下肢深静脉系统的不正常凝结若未得到及时诊治，可导致下肢深静脉致残性功能障碍。有资料显示，卧床 2 周患者的发病率明显高于卧床 3d 的患者。严重者血栓脱落可继发致命性肺栓塞（PE）。

六、脑卒中的护理目标

（1）抢救患者生命，保证其气道通畅；

（2）使患者摄取足够营养；

（3）预防并发症；

（4）帮助患者实现自我照顾；

（5）指导患者及家属共同参与；

（6）稳定患者的健康和保健；

（7）帮助患者达到期望。

七、脑卒中的护理措施

（一）脑卒中的院前救护

发生脑卒中要启动急救医疗服务体系，使患者得到快速救治，并能在关键的时间窗内获得有益的治疗。脑卒中处理的要点可记忆为"7D"：检诊（Detection）、派送（Dispatch）、转运（Delivery）、收入急诊（Door）、资料（Data）、决策（Decision）、药物（Drug）。前 3 个"D"是基本生命支持阶段，后 4 个"D"是进入医院脑卒中救护急诊绿色通道流程。在脑卒中紧急救护中护理人员起着重要的作用。

1. 分诊护士职责

（1）鉴别下列症状、体征为脑血管常见症状，需分诊至神经内科：①身体一侧或双侧，上肢、下肢或面部出现无力、麻木或瘫痪；②单眼或双眼突发视物模糊，或视力下降，或视物成双；③言语表达困难或理解困难；④头晕目眩、失去平衡，或任何意外摔倒，或步态不稳；⑤头痛（通常是严重且突然发作）或头痛的方式意外改变。

（2）出现下列危及生命的情况时，迅速通知神经内科医生，并将患者护送至抢救室：①意识障碍；②呼吸、循环障碍；③脑疝。

（3）对极危重患者监测生命体征：意识、瞳孔、血压、呼吸、脉搏。

2. 责任护士职责

（1）生命体征监测。

（2）开辟静脉通道，留置套管针。

（3）采集血标本：血常规、血生化（血糖、电解质、肝肾功能）、凝血四项。

（4）行心电图（ECG）检查。

（5）静脉输注第一瓶液体：生理盐水或林格液。

3. 护理员职责

（1）对佩戴绿色通道卡片者，一对一地负责患者。

（2）运送患者行头颅 CT 检查。

（3）对无家属陪同者，必要时送血、尿标本。

（二）院中护理

1. 观察患者病情变化，防止颅内压增高

（1）急性期患者要绝对卧床休息，避免不必要的搬动，保持环境安静。出血性脑卒中患者应将床头抬高30°，缺血性脑卒中患者可平卧。意识障碍者头偏向一侧，如呼吸道有分泌物应立即协助其吸出。

（2）评估患者颅内压变化，密切观察患者生命体征、意识和瞳孔等变化，评估患者吞咽、感觉、语言和运动等情况。

（3）了解患者思想情况，防止其过度兴奋、情绪激动。对癫痫、偏瘫和有精神症状的患者，应加用床档或适当约束，防止其坠床发生意外。感觉障碍者，保暖时注意防止烫伤。患者应避免用力咳嗽、用力排便等，保持大便通畅。

（4）若有发热，应设法控制患者的体温。

2. 评估吞咽情况，给予营养支持

（1）暂禁食：首先评估患者吞咽和胃肠功能情况，如是否有呕吐、腹胀、排便异常、未排气及肠鸣音异常，应激性溃疡出血量在100mL以上者，必要时应暂禁食。

（2）观察脱水状态：很多患者往往会出现相对脱水状态，脱水所致血细胞比容和血液黏稠度增加，血液明显减少，使动脉血压降低。护理者可通过观察颈静脉搏动的强或弱、周围静脉的充盈度和末梢体温来判断患者是否出现脱水状态。

（3）营养支持：在为患者补充营养时，应尽量避免静脉内输液，以免增加缺血性脑水肿的蓄积作用，最好的方法是鼻饲法。多数吞咽困难患者需要2周左右的营养支持。有误吸危险的患者，则需将管道末端置于十二指肠；有消化道出血的患者应暂停鼻饲，可改用胃肠外营养；经口腔进食的患者，要给予高蛋白、高维生素、低盐、低脂、富有纤维素的饮食，还可多吃含碘的食物。

（4）给予鼻饲喂养，预防误吸护理：评估胃管的深度和胃潴留量。鼻饲前查看管道在鼻腔外端的长度，嘱患者张口查看鼻饲管是否盘卷在口中。用注射器注入10mL空气，同时在患者腹部听诊，可听到气过水声；或鼻饲管中抽吸胃内容物，表明鼻饲管在胃内。无肠鸣音或胃潴留量超过100～150mL应停止鼻饲。抬高床头30°，使患者呈半卧位减少反流，通常每天喂入总量以2 000～2 500mL为宜，天气炎热或患者发热和出汗多时可适当增加。可喂入流质饮食，如牛奶、米汤、菜汁、西瓜水、橘子水等，药品要研成粉末。在鼻饲前后和注药前后，应冲洗管道，以预防管道堵塞。对于鼻饲患者，要注意固定好鼻饲管，躁动患者的手要适当地加以约束。

（5）喂食注意：对面肌麻痹的患者，喂食时应将食物送至其口腔健侧近舌根处。进食时宜采用半卧位、颈部向前屈的姿势，这样既可以利用重力使食物容易吞咽，又可减少误吸。每口食物量要从少量开始，逐步增加，寻找合适的"一口量"。进食速度应适当放慢，出现食物残留口腔、咽部而不能完全吞咽情况时，应停止喂食并让患者重复多次吞咽动作或配合给予一些流质来促进残留食物吞入。

3. 心脏损害的护理

心脏损害是脑卒中引起的循环系统并发症之一，大都在发病1周左右发生，如心电图显示心肌缺血、心律不齐和心力衰竭等，故护理者应经常观察心电图变化。在患者应用脱水剂时，应注意其尿量和血容量，避免脱水造成血液浓缩或入量太多加重心脏负担。

4. 应激性溃疡的护理

应注意患者的呕吐物和大便的性状，鼻饲患者于每天喂食前应先抽取胃液观察，同时定期检查胃中潜血及酸碱度。腹胀者应注意其肠鸣音是否正常。

5. 泌尿系统并发症的护理

对排尿困难的患者，尽可能避免导尿，可用诱导或按摩膀胱区的方法以助患者排尿。患者活动受限，处于某些妨碍排尿的位置；也可能是失语不能表达所致。护理者应细心观察，主动询问，定时给患者便器，在可能情况下尽量取直立姿势解除排尿困难。

（1）尿失禁的男患者可用阴茎套连接引流尿袋，每天清洁会阴部，以保持会阴部清洁舒适。

（2）女性尿失禁患者，留置导尿管虽然影响患者情绪，但在急性期内短期的应用是必要的，因为它明显增加了患者的舒适感并减少了褥疮发生的机会。

（3）留置导尿管期间要每日进行会阴部护理。密闭式集尿系统除因阻塞需要冲洗外，集合系统的接头不可轻易打开。应定时查患者尿常规，必要时做尿培养。

6. 褥疮的护理

褥疮可由感染引起骨髓炎、化脓性关节炎、蜂窝织炎，甚至迅速通过表浅组织引起败血症等，这些并发症往往严重威胁患者的生命。

（1）褥疮好发部位：多在受压和缺乏脂肪组织保护、无肌肉包裹或肌层较薄的骨骼隆凸处，如枕骨粗隆、耳郭、肩胛部、肘部、脊椎体隆凸处、髋部、骶尾部、膝关节的内外侧、内外踝、足跟部等处。

（2）褥疮的预防措施。①对褥疮的预防要做到"七勤"：勤翻身、勤擦洗、勤按摩、勤换洗、勤整理、勤检查、勤交代。定时变换患者体位，1～2h 翻身 1 次。如皮肤干燥且有脱屑者，可涂少量润滑剂，以免其皮肤干裂出血。另外还应监测患者的清蛋白指标。②患者如有大、小便失禁，呕吐及出汗等情况，应及时擦洗干净，保持干燥，及时更换衣服、床单，褥子应柔软、干燥、平整。③对肢体瘫痪的卧床患者，配备气垫床以达到对患者整体减压的目的，气垫床使用时注意根据患者的体重调节气垫床充气量。骨骼隆凸易受压处，放置海绵垫或棉圈、软枕、气圈等，以防受压水肿。肥胖者不宜用气圈，以软垫更好，或软枕置于腿下，并抬高肢体，变换体位。可疑褥疮部位使用减压贴保护。④护理患者时动作要轻柔，不可拖曳患者，以防止关节牵拉、脱位或周围组织损伤。患者翻身后要仔细观察其受压部位的皮肤情况，观察有无将要发生褥疮的迹象，如皮肤是否呈暗红色。检查鼻管、尿管、输液管等是否脱出、折曲或压在身下。取放便盆时，动作要轻巧，防止损伤患者皮肤。

7. 下肢深静脉血栓的护理

长期卧床者，首先在护理中应帮助他们避免形成静脉血栓的因素，如抬高下肢 20°～30°，下肢远端高于近端，尽量避免膝下垫枕、过度屈髋，影响静脉回流。另外，肢体瘫痪者应增加其患肢活动量，并督促患者在床上主动屈伸下肢，做跖屈和背屈运动，内、外翻运动、足踝的"环转"运动；被动按摩下肢腿部比目鱼肌和腓肠肌，下肢应用弹力长袜，以防止血液滞留在下肢。还应减少在下肢输血、输液，并注意观察患肢皮温、皮色，倾听患者疼痛主诉，因为下肢深静脉是静脉血栓的好发部位。鼓励患者深呼吸及咳嗽并进行早期下床活动。

8. 发热的护理

急性脑卒中患者常伴有发热，主要类型包括感染性发热、中枢性发热、吸收热和脱水热。

（1）感染性发热：多在急性脑卒中后数天开始，体温逐渐升高，常不规则，伴有呼吸、心率增快，白细胞总数升高。对于这种患者，应做细菌培养，应用有效抗生素治疗。

（2）中枢性发热：病变侵犯了下丘脑，患者的体温调节中枢失去调节功能而导致发热。主要表现出两种情况：其一是持续性高热，发病数小时后患者体温升高在 39～40℃，持续不退，躯干和肢体近端大血管处皮肤灼热，四肢远端厥冷，肤色灰暗，静脉塌陷等，患者表现为深昏迷、去大脑强直（一种病理性体征）、阵挛性或强直性抽搐、无汗、肢体发凉，患者常在 1～2d 死亡；其二是持续性低热，患者表现为昏迷、阵发性大汗、血压不稳定、呼吸不规则、血糖升高、瞳孔大小多变，体温多在 37～38℃。对中枢性发热的治疗主要是对病因进行治疗，同时给予物理降温，如乙醇擦浴、头置冰袋或冰帽等。但应注意缺血性脑卒中患者禁用物理降温法，可行人工冬眠。

物理降温。①乙醇、温水擦浴：可通过乙醇、温水在皮肤上的蒸发，吸收走机体大量的热；②冰袋降温：冰袋可放置在前额或体表大血管处（如颈部、腋下、腹股沟等处）；③冰水灌肠：冰水要保留 30min 后再排出，便后 30min 测量体温。

人工冬眠疗法：冬眠法分冬眠Ⅰ号和冬眠Ⅱ号，应用人工冬眠疗法可降低组织代谢，减少氧的消耗，并增强脑组织对创伤和缺氧的耐受力，减轻脑水肿、降低颅内压，改善脑缺氧，有利于损伤后的脑细胞功能恢复。

人工冬眠注意事项：①用药前应测量患者体温、脉搏、呼吸和血压；②注入冬眠药半小时内不宜搬动患者，防止体位性低血压；③用药半小时后，患者进入冬眠状态，方可行物理降温，因为此时镇静降温作用较强；④冬眠期间，应严密观察患者生命体征变化及神经系统的变化，如有异常及时报告医生处理，冬眠期间每 2h 测量生命体征 1 次，并详细记录，警惕颅内血肿引起脑疝，结束冬眠仍应每 4h 测体温 1 次，保持观察体温的连贯性；⑤冬眠期间应加强基础护理，防止并发症发生；⑥减少输液量，并注意水、电解质和酸碱平衡；⑦停止冬眠药物和物理降温时，首先停止物理降温，然后逐渐停用冬眠药，以免引起寒战或体温升高，如有体温不升者要适当保暖，增加盖被和热水袋保温。

（3）吸收热：脑出血或蛛网膜下腔出血时，红细胞分解后吸收而引起反应热，常在患者发病后 3～10d 发生，患者体温多在 37.5℃ 左右。吸收热一般无须特殊处理，但要观察记录出入量并加强生活护理。

（4）脱水热：应用脱水剂或补水不足，使血浆渗透压明显升高，脑组织严重脱水，脑细胞和体温调节中枢受损导致发热。患者表现为体温升高，意识模糊，皮肤黏膜干燥，尿少或尿比重高，血清钠升高，血细胞比容增高。治疗给予补水或静脉输入 5% 葡萄糖，待缺水症状消失后，根据情况补充电解质。

9. 介入治疗的护理

神经介入治疗是指在 X 线下，经血管途径借助导引器械（针、导管、导丝）递送特殊材料进入中枢神经系统的血管病变部位，如各种颅内动脉瘤、颅内动静脉畸形、颈动脉狭窄、颈动脉海绵窦瘘、颅内血管狭窄及其他脑血管病。治疗技术分为血管成形术（血管狭窄的球囊扩张、支架植入）、血管栓塞术（固体材料栓塞术、液体材料栓塞术、可脱球囊栓塞术、弹簧圈栓塞术等）、血管内药物灌注（超选择性溶栓、超选择性化疗、局部止血）。广义的神经介入治疗还包括经皮椎间盘穿刺髓核抽吸术、经皮穿刺椎体成形术、微创穿刺电刺激等，以及在影像仪器定位下进行和神经功能治疗有关的各种穿刺、活检技术等。相比常规开颅手术，血管内治疗技术具有创伤小、恢复快、疗效好的特点。

在护理上应做到以下几个方面。

(1) 治疗前护理。①遵医嘱查血、尿、便常规，血型及生化，凝血四项和出凝血时间等。②准备好物品：注射泵，监护仪器，药品如甘露醇、天普乐新等。③建立可靠的静脉通路（套管针），尽量减少患者的穿刺，防止出血及瘀斑。④须手术者术前手术区域备皮，沐浴、更衣。遵医嘱局麻 4～6h 前、全麻 9～12h 前，须禁食、水、药。遵医嘱给予留置导尿。监测患者生命体征，遵医嘱给术前药。⑤心理护理：术前了解患者思想动态，减轻其心理负担，创造安静的休养环境，使患者得到充分休息。

(2) 治疗中护理：①密切观察给药时间及患者的病情变化，调节好给药的速度及浓度，并做好详细记录，以利于了解病情；②注意患者血压的变化，溶栓过程中每 15min 测量 1 次，如出现异常应及时处理；③患者如在溶栓过程中出现烦躁、意识障碍加重、瞳孔异常等生命体征的改变，并伴有鼻出血和四肢肌力瘫痪加重等各种异常反应，应及时通知医生停止溶栓；④患者如在用药过程中出现寒战、高热等不良反应，应停止溶栓；⑤护理者应准确、熟练地遵医嘱为患者给药。

(3) 治疗后护理。①神经系统监测：严密观察患者病情变化，如意识、瞳孔、生命体征、感觉、运动、语言等。特别是血压、心率的异常变化。②行腹股沟穿刺者穿刺区加压包扎制动 24h，观察有无出血及血肿。避免增加腹压动作，咳嗽时用手压迫穿刺部位，防止出血。观察穿刺肢体皮肤的色泽、温度，15min 测量1 次足背动脉搏动，共测量 2h。保持动脉鞘通畅，防止脱落。鼓励患者多饮水，增加血容量，促进造影剂的排泄。③注意观察患者四肢的肌力，防止血栓再形成而引起的偏瘫、偏身感觉障碍。④24h 监测出凝血时间、凝血酶原时间、纤维蛋白原，防止血栓再形成。⑤应用抗凝药前做出、凝血功能及肝、肾功能测定。用肝素初期应每小时测定出、凝血时间，稳定后可适当延长。注意观察穿刺处、切口是否渗血过多或有无新的渗血，有无皮肤、黏膜、消化道、尿道出血，反复检查大便潜血及尿中有无红细胞。⑥用肝素时主要观察活化部分凝血活酶时间（APTT），应为正常的1.5～2.5倍；用华法林时主要监测抗凝血酶（AT），应降至正常的 20%～50%。注意观察药物的其他不良反应，肝素注意有无过敏如荨麻疹、哮喘、发热、鼻炎等；注意华法林有无皮肤坏死，有无脱发、皮疹、恶心、腹泻等不良反应。⑦使用速避凝皮下注射时应选择距肚脐4.5～5cm处的皮下脂肪环行注射，并捏起局部垂直刺入，拔出后应按压片刻。注射前针头排气时要避免肝素挂在针头外面，造成皮下组织微小血管出血。⑧术后遵医嘱行颈动脉超声，观察支架的位置及血流情况。

10. 患者早期康复训练，提高患者的生活质量

（1）早期康复的内容有：①保持良好的肢体位置；②体位变换；③关节的被动活动；④预防吸入性肺炎；⑤床上移动训练；⑥床上动作训练；⑦起坐训练；⑧坐位平衡训练；⑨日常生活活动能力训练；⑩移动训练等。

（2）早期康复的时间：康复治疗开始的时间应为患者生命体征稳定、神经病学症状不再发展后 48h。有人认为，康复应从急性期开始，只要不妨碍治疗，康复训练越早，功能恢复的可能性越大，预后就越好。脑卒中后，只要不影响抢救，马上就可以进行康复治疗、保持良肢位、体位变换和适宜的肢体被动活动等，而主动训练则应在患者神志清醒、生命体征平稳且精神症状不再进展后 48h 开始。SAH 近期再发的可能性很大，故对未手术的患者，应观察 1 个月左右再谨慎地开始康复训练。

（3）影响脑卒中预后和康复的主要因素。①影响脑卒中预后和康复的不利因素有：发病至开始训练的时间较长；病灶较大；以前发生过脑血管意外；年龄较大；严重的持续性、弛缓性瘫痪；严重的感觉障碍或失认症；二便障碍；完全失语；严重认知障碍或痴呆；抑郁症状明显；以往有全身性疾病，尤其是心脏病；缺乏家庭支持。②对脑卒中患者预后和康复的有利因素有：发病至开始训练的时间较短；病灶较小；年轻；轻偏瘫或纯运动性偏瘫；无感觉障碍或失认症；反射迅速恢复；随意运动有所恢复；能控制小便；无言语困难；认知功能完好或损害甚少；无抑郁症状；无明显复发性疾病；家庭支持。

（4）早期的康复治疗和训练：床上卧位正确与否关系到康复预后的好坏。为预防并发症，应使患者肢体置于良好体位，即良肢位。这样既可使患者感觉舒适，又可使肢体处于功能位置，预防褥疮和肢体挛缩，为进一步康复训练创造条件。

保持抗痉挛体位：目的是预防或减轻患者以后易出现的痉挛模式。患者取仰卧位时，头枕枕头，不要有过伸、过屈和侧屈。患肩垫起防止肩后缩，患侧上肢伸展、稍外展，前臂旋后，拇指指向外方。患髋垫起以防止后缩，患腿股外侧垫枕头以防止大腿外旋。本体位是护理上最容易采取的体位，但容易引起紧张性迷路反射及紧张性颈反射所致的异常反射活动，被称为"应避免的体位"。"推荐体位"是侧卧位：取健侧侧卧位时，头用枕头支撑，避免向后扭转；躯干大致垂直，患侧肩胛带充分前伸，肩屈曲 90°～130°，肘和腕伸展，上肢置于前面的枕头上；患侧髋、膝屈曲似踏出一步置于身体前面的枕头上，足不要悬空。取患侧侧卧位时，头部用枕头舒适地支撑，躯干稍后仰，后方垫枕头，避免患肩被直接压于身体下，患侧肩胛带充分前伸，肩屈曲90°～130°，患肘伸展，前臂旋后，手自然地呈背屈位；患髋伸展，膝轻度屈曲；健侧上肢置于体上或稍后方，健腿屈曲置于前面的枕头上，注意足底不放任何支撑物，手不握任何物品。

体位变换：主要目的是预防褥疮和肺感染，另外仰卧位强化伸肌优势，健侧侧卧位强化患侧屈肌优势，患侧侧卧位强化患侧伸肌优势，不断变换体位可使肢体的伸屈肌张力达到平衡，预防痉挛模式出现。一般每 60～120min 变换体位 1 次。

关节被动运动：主要是为了预防关节活动受限（挛缩），另外可能有促进肢体血液循环和增加感觉输入的作用。先从健侧开始，然后参照健侧关节活动范围进行患侧运动。一般按

从肢体近端到肢体远端的顺序进行，动作要轻柔缓慢。重点进行肩关节外旋、外展和屈曲，肘关节伸展，腕和手指伸展，髋关节外展和伸展，膝关节伸展，足背屈和外翻。在急性期每天做2次，每次每个关节做3～5遍，以后视肌张力情况确定被动运动次数，肌张力越高关节被动运动次数应越多。较长时间卧床者尤其要注意做此项活动。

11. **心理护理措施**

（1）护理者对患者要热情关心，多与患者交流，在患者病情允许的情况下，鼓励其做自己力所能及的事情，减少对其过多、过细的照顾，给予患者心理上战胜疾病的信念。

（2）注意发挥药物的生理效应，在患病急性期要及时向患者通报疾病好转的消息，减少患者过分的担心和对自身疾病的不必要、不准确的猜疑等。

（3）鼓励患者参与治疗护理计划，教育患者重建生活、学习和工作内容，开始新的生活，使患者能早日回归家庭、回归社会。

12. **语言沟通障碍的护理**

（1）评估：失语的性质、理解能力，记录患者能表达的基本语言。观察患者手势、表情等，及时满足患者需要。向患者解释语言锻炼的目的、方法，促进其语言功能恢复，如鼓励讲话、不耻笑患者，消除其羞怯心理，为患者提供练习机会。

（2）训练。

肌群运动：指进行唇、舌、齿、软腭、咽、喉与颌部肌群运动，包括缩唇，叩齿，卷舌，上下跳举舌，弹舌，鼓腮，吹气、叹气、咳嗽、清嗓子等活动。

发音训练：先练习易发或能够发的音，按无意义的词—有意义的词—短语—句子的顺序。例如：你—你好—你住院—你配合医生治疗。发单音后训练发复音，如教患者先做吹的动作然后发 p 音。

复述训练：复述单字和词汇。命名训练：让患者说出常用物品的名称。①词句训练与会话训练：给患者一个字音，让其组成各种词汇造句并与其会话交流。②听觉言语刺激训练：听语指图、指物、指字，并接触实物叫出物名。

（3）方法。①手势法：与患者共同约定手势意图，如上竖拇指表示大便，下竖拇指表示小便；张口是吃饭，手掌上、下翻动是翻身；手捂前额表示头痛，手在腹部移动表示腹部不适。除偏瘫或双侧肢体瘫痪者和听力或听力理解障碍患者不能应用外，其他失语均可应用。②实物图片法：利用一些实物图片，进行简单的思想交流以满足生理需要，解决实际困难。利用常用物品如茶杯、便器、碗、人头像、病床等，反复教患者使用。如茶杯表示要喝水，人头像表示头痛，病床表示翻身。此种方法最适合于与听力障碍患者的交流。③文字书写法：适用于文化素质高，无机械书写障碍和视空间书写障碍的患者，在认识疾病的特点后，医护人员、护理者有什么要求，可用文字表达，并根据病情和需要进行卫生知识宣教。

（4）沟通。对理解能力有缺陷的患者（感觉性失语）的沟通：①交谈时减少外来的干扰；②若患者不注意，他将难以了解对方说了些什么，所以需将患者精神分散的情形降至最低；③从患者视野中除去不必要的东西，关掉收音机或电视；④一次只有一人对患者说话；⑤若患者精神分散，则重复叫患者的名字或拍其肩膀，走进其视野，使其注意。

对表达能力有缺陷的患者（运动性失语）的沟通：①用简短的"是""不是"的问题让

患者回答；②说话的时候语速缓慢，并给予患者充分的时间以回答问题；③设法了解患者的某些需要，主动询问他们是否需要哪一件东西；④若患者所说的话我们听不懂，则应加以猜测并予以澄清；⑤让患者说熟悉的有关事物，如家人的名字、工作的性质，患者较易表达；⑥可教导患者用手势表达或用手指出其需要的东西或身体的不适；⑦利用所有的互动方式刺激患者说话；⑧患者若难以说出物体的名称，则先对患者说一遍，如先对患者说出"水"这个字，然后写下"水"，给患者看，让患者跟着念或拿实物给患者看。

13. 控制危险因素，建立良好生活方式

（1）了解脑卒中的危险因素。

不可改变的危险因素。①年龄：主要的危险因素，脑卒中发病率随年龄的升高而增高，55岁以上患者年龄每增加10年，脑卒中危险增加一倍，60～65岁后急剧增加，发病率和死亡率分别是60岁以前的2～5倍。②性别：一般男性高于女性。③家族史：脑卒中家族史是易发生脑卒中的一个因素。父母双方直系亲属发生脑卒中或心脏病时年龄小于60岁即为有家族史。④种族：不同种族的脑卒中发病率不同，可能与遗传因素有关。社会因素如生活方式和环境，也可能起一部分作用。非洲裔的发病率大于亚洲裔。我国北方各少数民族脑卒中发病率高于南方。⑤出生低体重，即出生体重＜2 500g者发生脑卒中的概率高于出生体重≥4 000g者两倍以上（中间出生体重者有显著的线性趋势）。

明确且可以改变的危险因素。①高血压：脑卒中的主要危险因素，大量研究资料表明，90％脑卒中归因于高血压，70％～80％的脑卒中患者都患有高血压，无论是缺血还是出血性脑卒中都与高血压密切相关。在有效控制高血压后，脑卒中的发病率和死亡率随之下降。②吸烟：缺血性脑卒中独立的危险因素，长期吸烟者发生脑卒中的危险性是不吸烟者的6倍。戒烟者发生脑卒中的危险性可减少50％。吸烟会促进狭窄动脉的血栓形成，加重动脉粥样硬化，可使不明原因脑卒中的发生风险提高将近3倍。③心房颤动：发生缺血性脑卒中重要的危险因素。随年龄的增长，心房颤动患者血栓栓塞性脑卒中的发生率迅速增长。心房颤动可使缺血性脑卒中的年发病率增加0.5％～12％。其他血管危险因素调整后单独心房颤动可以增加脑卒中的风险3～4倍。④冠心病：心肌梗死后脑卒中危险性为每年1％～2％。心肌梗死后1个月内脑卒中危险性最高可达31％。有冠心病史患者的脑卒中危险性增加2～2.2倍。⑤高脂血症：总胆固醇每升高1mmol/L，脑卒中发生率就会增加25％。⑥无症状颈动脉狭窄：50％～99％的无症状性颈动脉狭窄者脑卒中的年发病率在1％～3.4％。⑦TIA/脑卒中史：TIA是早期脑卒中的危险因素，高达10％的未经治疗的缺血性脑卒中患者将在1个月内再次发生脑卒中。高达15％的未经治疗的缺血性脑卒中患者将在1年内再次发生脑卒中。高达40％的未经治疗的缺血性脑卒中患者将在5年内再次发生脑卒中。⑧镰状细胞病：5％～25％镰状细胞性贫血患者有发生TIA/脑卒中的风险。

明确且潜在可改变的危险因素。①糖尿病：缺血性脑卒中独立的危险因素，2型糖尿病患者发生脑卒中的危险性增加2倍。②高同型半胱氨酸血症：血浆同型半胱氨酸每升高5μmol/L，脑卒中风险增高1.5倍。

较少证据的危险因素：肥胖、过度饮酒、凝血异常、缺乏体育锻炼、口服避孕药、激素替代治疗和口服替代治疗、呼吸暂停综合征。

（2）脑卒中危险因素干预建议。①控制高血压：定时测量血压，合理服用降压药。全面评估缺血性事件的病因后，高血压的治疗应以收缩压低于140mmHg，舒张压低于90mmHg为目标。对于患有糖尿病的患者，建议血压低于130/85mmHg。降压不能过快，选用平稳降压的降压药，降压药要长期、规律服用；降压药最好在早晨起床后立即服用，不要在睡前服用。②冠状动脉疾病、心律失常、充血性心衰及心脏瓣膜病应给予治疗。③严格戒烟：采取咨询专家、烟碱替代治疗及正规的戒烟计划等戒烟措施。④禁止酗酒，建议制订正规的戒酒计划。轻度到中度的乙醇摄入（1～2 杯）可减少脑卒中的发生率。饮酒者男性每日饮酒的乙醇含量不应超过 30g（相当于葡萄酒 100～150mL；啤酒 250～500mL；白酒 25～50mL；果酒 200mL），女性不应超过 20g。⑤治疗高脂血症：限制食物中的胆固醇量；减少饱和脂肪酸，增加多烯脂肪酸；适当增加食物中的混合碳水化合物、降低总热量，假如血脂维持较高水平（LDL＞130mg/dL），建议应用降脂药物。治疗的目标应使 LDL＜100mg/dL。⑥控制糖尿病：监测血糖，空腹血糖应＜7mmol/L，可通过控制饮食、口服降糖药物或使用胰岛素控制高血糖。⑦控制体重：适度锻炼，维持理想体重，成年人每周至少进行 3 次适度的体育锻炼活动，每次活动的时间不少于 30min。运动后感觉自我良好，且保持理想体重，则表明运动量和运动方式合适。⑧合理膳食：根据中国居民膳食指南及平衡膳食宝塔，建议每日食物以谷薯类及豆类为主，辅以蔬菜和水果，适当进食蛋类、鱼虾类、畜禽肉类及奶类，少食菜用油和盐。

（3）注意脑卒中先兆，及时就诊：脑卒中虽然多为突然发病，但有些脑卒中在发病前有先兆，生活中要多加注意，如发现一侧手脚麻木、无力、全身疲倦；头痛、头昏、颈部不适；恶心、剧烈呕吐；视力模糊；口眼㖞斜要立即到医院就诊。

第二节　偏头痛

偏头痛是一类发作性且常为单侧的搏动性头痛。发病率各家报告不一，所罗门（Solomon）描述约 6% 的男性，18% 的女性患有偏头痛，男女之比为 1∶3；威尔金森（Wilkinson）的报告显示约 10% 的英国人口患有偏头痛；萨伯尔（Saper）报告在美国约有 2 300 万人患有偏头痛，其中男性占 6%，女性占 17%。偏头痛多开始于青春期或成年早期，约 25% 的患者于 10 岁以前发病，55% 的患者发生在 20 岁以前，90% 以上的患者发生于 40 岁以前。在美国，偏头痛造成的社会经济负担为 10 亿～17 亿美元。在我国也有大量患者因偏头痛而影响工作、学习和生活。多数患者有家族史。

一、病因与发病机制

偏头痛的确切病因及发病机制仍处于讨论之中。很多因素可诱发、加重或缓解偏头痛的发作。

（一）激发或加重因素

对于某些个体而言，很多外部或内部环境的变化都可激发或加重偏头痛发作。

（1）激素变化：口服避孕药可增加偏头痛发作的频度；月经是偏头痛常见的触发或加重

因素（"周期性头痛"）；妊娠、性交可触发偏头痛发作（"性交性头痛"）。

（2）某些药物：某些易感个体服用硝苯地平、硝酸异山梨酯或硝酸甘油后可出现典型的偏头痛发作。

（3）天气变化：特别是天气转热、多云或天气潮湿。

（4）某些食物添加剂和饮料：最常见的是酒精性饮料，如某些红葡萄酒；奶制品，奶酪，特别是硬奶酪；咖啡；含亚硝酸盐的食物，如汤、热狗；某些水果，如柑橘类水果；巧克力（"巧克力性头痛"）；某些蔬菜；酵母；人工甜食；发酵的腌制品如泡菜；味精。

（5）运动：头部的微小运动可诱发偏头痛或使之加重，有些患者因惧怕乘车会引起偏头痛发作而不敢乘车；踢足球的人以头顶球可诱发头痛（"足球运动员偏头痛"）；爬楼梯上楼可出现偏头痛。

（6）睡眠过多或过少。

（7）一顿饭漏吃或延后。

（8）吸烟或置身于吸烟环境中。

（9）闪光、灯光过强。

（10）紧张、生气、情绪低落、哭泣（"哭泣性头痛"）；很多女性逛商场或到人多的场合可致偏头痛发作。

在激发因素中，剂量、联合作用及个体差异也应考虑。如对于敏感个体，吃一片橘子可能不致引起头痛，而吃数枚橘子则可引起头痛；有些情况下，吃数枚橘子也不引起头痛发作，但如同时有月经的影响，这种联合作用就可引起偏头痛发作；有的个体在商场中待一会儿即发作；而有的个体于商场中久待才出现偏头痛发作。

偏头痛尚有很多改善因素。有人于偏头痛发作时静躺片刻，即可使头痛缓解；有人于光线较暗淡的房间闭目而使头痛缓解；有人于头痛发作时喜以双手压迫双颞侧，以期使头痛缓解；有人通过冷水洗头使头痛得以缓解。妇女绝经后及妊娠3个月后偏头痛也可趋于缓解。

（二）有关发病机制的几个学说

1. 血管活性物质

在所有血管活性物质中，5-羟色胺（5-HT）是学者提及最多的一个。人们发现偏头痛发作期血小板中5-HT浓度下降，而尿液中5-HT代谢物5-羟吲哚乙酸增加。脑干中5-HT能神经元及去甲肾上腺素能神经元可调节颅内血管舒缩。很多5-HT受体拮抗剂治疗偏头痛有效。以利血压耗竭5-HT可加速偏头痛发生。

2. 三叉神经血管脑膜反应

刺激啮齿动物的三叉神经，可使其脑膜产生炎性反应，而治疗偏头痛药物麦角胺、双氢麦角胺、舒马普坦（sumatriptan）等可阻止这种神经源性炎症。在偏头痛患者体内可检测到由三叉神经所释放的降钙素基因相关肽（CGRP），而降钙素基因相关肽为强烈的血管扩张剂。双氢麦角胺、sumatriptan既能缓解头痛，又能降低降钙素基因相关肽含量。因此，偏头痛的疼痛是由神经血管性炎症产生的无菌性脑膜炎引起的。威尔金森认为三叉神经分布于涉痛区域，偏头痛可能就是一种神经源性炎症。所罗门在复习儿童偏头痛的研究文献后提出，儿童眼肌瘫痪型偏头痛的复视源于海绵窦内颈内动脉的肿胀伴第Ⅲ对脑神经的损害。另一种解释是小脑上动脉和大脑后动脉肿胀造成的第Ⅲ对脑神经的损害，也可能为神经的炎症。

3. 内源性疼痛控制系统障碍

中脑水管周围及第四脑室室底灰质含有大量与镇痛有关的内源性阿片肽类物质，如脑啡肽、β-内啡肽等。正常情况下，这些物质通过对疼痛传入的调节而起镇痛作用。虽然报告的结果不一，但多数报告显示偏头痛患者脑脊液或血浆中β-内啡肽或其类似物降低，提示偏头痛患者存在内源性疼痛控制系统障碍。这种障碍导致患者疼痛阈值降低，对疼痛感受性增强，易于发生疼痛。鲑钙紧张素治疗偏头痛的同时可引起患者血浆β-内啡肽水平升高。

4. 自主功能障碍

自主功能障碍很早即引起了学者的重视。瞬时心率变异及心血管反射研究显示，偏头痛患者存在交感功能低下症状。24h动态心率变异研究提示，偏头痛患者存在交感、副交感功能平衡障碍症状。也有学者指出，偏头痛患者存在瞳孔直径不均症状，提示这部分患者自主功能异常。有人认为在偏头痛患者中的猝死现象可能与自主功能障碍有关。

5. 偏头痛的家族聚集性及基因研究

偏头痛患者具有肯定的家族聚集性倾向。遗传因素最明显，研究较多的是家族性偏瘫型偏头痛及基底型偏头痛。有先兆偏头痛比无先兆偏头痛具有更高的家族聚集性。有先兆偏头痛和偏瘫发作可在同一个体中交替出现，并可同时出现于家族中，基于此，学者认为家族性偏瘫型偏头痛和非复杂性偏头痛可能具有相同的病理生理和病因。巴洛赫（Baloh）等针对数个家族开展了研究，研究报告显示，其家族中多个成员出现偏头痛性质的头痛，并有眩晕发作或原发性眼震，有的晚年继发进行性周围性前庭功能丧失，有的家族成员发病年龄趋于一致，如均于25岁前出现症状。

有数据显示，偏瘫型偏头痛家族基因缺陷与19号染色体标志点有关，但也有发现提示有的偏瘫型偏头痛家族与19号染色体无关，提示家族性偏瘫型偏头痛存在基因的变异。与19号染色体有关的家族性偏瘫型偏头痛患者出现发作性意识障碍的频度较高，这提示各种与19号染色体有关的偏头痛发作的外部诱发阈值较低是由遗传决定的。奥费夫（Ophoff）报告34例与19号染色体有关的家族性偏瘫型偏头痛家族，在电压闸门控钙通道α_1亚单位基因代码功能区域存在4种不同的错义突变。

有一种伴有发作间期眼震的家族性发作性共济失调，其特征是共济失调。眩晕伴以发作间期眼震，为显性遗传性神经功能障碍，这类患者约有50％出现无先兆偏头痛，临床症状与家族性偏瘫型偏头痛有重叠，二者亦均与基底型偏头痛的典型状态有关，且均可有原发性眼震及进行性共济失调。奥费夫报告了2例伴有发作间期眼震的家族性共济失调家族，存在19号染色体电压依赖性钙通道基因的突变，这与在家族性偏瘫型偏头痛中探测到的一样。所不同的是其阅读框架被打断，并产生一种截断的α_1亚单位，这导致正常情况下可在小脑内大量表达的钙通道密度的减少，由此可能解释其发作性及进行性加重的共济失调。同样的错义突变如何导致家族性偏瘫型偏头痛中的偏瘫发作尚不明。

巴洛赫报告了3个伴有双侧前庭病变的家族性偏头痛家族。家族中多个成员经历偏头痛性头痛、眩晕发作（数分钟），晚年继发前庭功能丧失，当眩晕发作停止，双侧前庭功能丧失导致平衡障碍及走路摆动。

6. 血管痉挛学说

颅外血管扩张可伴有典型的偏头痛性头痛发作。偏头痛患者是否存在颅内血管的痉挛尚有争议。以往认为偏头痛的视觉先兆是由血管痉挛引起的，现在有确切的证据表明，这种先兆是皮层神经元活动由枕叶向额叶的扩布抑制（3mm/min）造成的。血管痉挛更像是视网膜性偏头痛的始动原因，一些患者经历短暂的单眼失明，于发作期检查，可发现视网膜动脉的痉挛。另外，这些患者对抗血管痉挛剂有反应。与偏头痛相关的听力丧失和（或）眩晕可基于内听动脉耳蜗和（或）前庭分支的血管痉挛来解释。血管痉挛可导致内淋巴管或囊的缺血性损害，引起淋巴液循环损害，并最终发展成为水肿。经颅多普勒（TCD）脑血流速度测定发现，无论是在偏头痛发作期还是发作间期，均存在血流速度的加快，提示这部分患者颅内血管紧张度升高。

7. 离子通道障碍

很多偏头痛综合征所共有的临床特征与遗传性离子通道障碍有关。偏头痛患者内耳存在局部细胞外钾的积聚，当钙进入神经元时钾退出。因为内耳的离子通道在维持富含钾的内淋巴和神经元兴奋功能方面是至关重要的，脑和内耳离子通道的缺陷可导致可逆性毛细胞除极及听觉和前庭症状。偏头痛中的头痛则是继发现象，这是细胞外钾浓度增加的结果。偏头痛综合征的很多诱发因素，包括紧张、月经，可能是激素对有缺陷的钙通道影响的结果。

8. 其他学说

有人发现偏头痛于发作期存在血小板自发聚集和黏度增加现象。另有人发现偏头痛患者存在 TXA_2、PGI_2 平衡障碍、P 物质及神经激肽的改变。

二、临床表现

（一）偏头痛发作

萨伯尔在描述偏头痛发作时将其分为五期来叙述。需要指出的是，这五期并非每次发作所必备的，一方面有的患者可能只表现其中的数期，大多数患者的发作表现为两期或两期以上，有的仅表现其中的一期。另外，每期特征可以存在很大不同，同一个体的发作也可不同。

1. 前驱期

60％的偏头痛患者在头痛开始前数小时至数天出现前驱症状。前驱症状并非先兆，不论是有先兆偏头痛，还是无先兆偏头痛均可出现前驱症状，可表现为精神、心理改变，如精神抑郁、疲乏无力、懒散、昏昏欲睡；也可情绪激动，如易激惹、焦虑、心烦或欣快感等；尚可表现为自主神经症状，如面色苍白、发冷、厌食或明显的饥饿感、口渴、尿少、尿频、排尿费力、打哈欠、颈项发硬、恶心、肠蠕动增加、腹痛、腹泻、心慌、气短、心率加快，对气味过度敏感等。不同患者前驱症状具有很大的差异，但每例患者每次发作的前驱症状具有相对稳定性。这些前驱症状可在前驱期出现，也可于头痛发作中，甚至持续到头痛发作后成为后续症状。

2. 先兆

约有20％的偏头痛患者出现先兆症状。先兆多为局灶性神经症状，偶为全面性神经功能障碍。典型的先兆应符合下列 4 条特征中的 3 条，即重复出现，逐渐发展，持续时间不多于 1h，并跟随出现头痛。大多数病例先兆持续 5～20min，极少数情况下先兆可突然发作，也有的患者于头痛期间出现先兆性症状，尚有伴迁延性先兆的偏头痛，其先兆不仅始于头痛之前，尚可持续到头痛后数小时至 7d。

先兆可为视觉性的、运动性的、感觉性的，也可表现为脑干或小脑功能障碍。最常见的先兆为视觉性先兆，约占先兆的 90%。如闪电、暗点、单眼黑蒙、双眼黑蒙、视物变形、视野外空白等。闪光可为锯齿样或闪电样闪光、城垛样闪光。视网膜动脉型偏头痛患者眼底可见视网膜水肿，偶可见樱红色黄斑。仅次于视觉现象的常见先兆为麻痹。典型的是影响一侧手和面部的麻痹，也可出现偏瘫。如果优势半球受累，可出现失语。数十分钟后出现对侧或同侧头痛，多在儿童期发病。这称为偏瘫型偏头痛。偏瘫型偏头痛患者的局灶性体征可持续 7d 以上，甚至在影像学上发现脑梗死。偏头痛伴迁延性先兆和偏头痛性偏瘫以前曾被划入"复杂性偏头痛"。偏头痛反复发作后出现眼球运动障碍称为眼肌瘫痪型偏头痛。多为动眼神经麻痹所致，其次为滑车神经和展神经麻痹。多有无先兆偏头痛病史，反复发作者麻痹可经久不愈。如果先兆涉及脑干或小脑，则这种状况被称为基底型偏头痛，又称基底动脉型偏头痛。可出现头昏、眩晕、耳鸣、听力障碍、共济失调、复视，视觉症状包括闪光、暗点、黑蒙、视野缺损、视物变形。双侧损害可出现意识抑制，后者尤见于儿童，尚可出现感觉迟钝，偏侧感觉障碍等。

偏头痛先兆可不伴头痛出现，称为偏头痛等位症，多见于儿童偏头痛，有时见于中年以后。先兆可为偏头痛发作的主要临床表现而头痛很轻或无头痛，也可与头痛发作交替出现，可表现为闪光、暗点、腹痛、腹泻、恶心、呕吐、复发性眩晕、偏瘫、偏身麻木及精神心理改变。如儿童良性发作性眩晕、前庭性梅尼埃病、成人良性复发性眩晕。有跟踪研究显示，为数不少的以往诊断为梅尼埃病的患者，其症状大多数与偏头痛有关。有报告描述了一组成人良性复发性眩晕患者，年龄在 7～55 岁，晨起发病症状表现为反复发作的头晕、恶心、呕吐及大汗，持续数分钟至 4d。发作开始及末期表现为位置性眩晕，发作期间无听觉症状。发作间期几乎所有患者均无症状，这些患者眩晕发作与偏头痛有着几个共同的特征，包括可因酒精、睡眠不足、情绪紧张造成及加重，女性多发，常见于经期。

3. 头痛

头痛可出现于围绕头或颈部的任何部位，可位于颞侧、额部、眶部。多为单侧痛，也可为双侧痛，甚至发展为全头痛，其中单侧痛者约占 2/3。头痛性质往往为搏动性痛，但也有的患者描述为钻痛；疼痛程度往往为中、重度痛，甚至难以忍受；往往是晨起后发病，逐渐发展，达高峰后逐渐缓解；也有的患者于下午或晚上起病，成人头痛大多历时 4h～3d，而儿童头痛多历时 2h～2d，尚有持续时间更长者，可持续数周。有人将发作持续 3d 以上的偏头痛称为偏头痛持续状态。

头痛期间不少患者伴随恶心、呕吐、视物不清、畏光、畏声等，喜独居。恶心为最常见伴随症状，达一半以上，且常为中、重度恶心。恶心可先于头痛发作，也可于头痛发作中或发作后出现。近一半的患者出现呕吐，有些患者的经验是呕吐后发作即明显缓解。其他自主功能障碍也可出现，如尿频、排尿障碍、鼻塞、心慌、高血压、低血压，甚至可出现心律失常。发作累及脑干或小脑者可出现眩晕、共济失调、复视、听力下降、耳鸣、意识障碍症状。

4. 头痛终末期

此期为头痛开始减轻至最终停止这一阶段。

5. 后续症状期

为数不少的患者于头痛缓解后出现一系列后续症状，表现为怠倦、困顿、昏昏欲睡。有的感到精疲力竭、饥饿或厌食、多尿、头皮压痛、肌肉酸痛，也可出现精神心理改变，如烦躁、易怒、心境高涨或情绪低落、少语、少动等。

（二）儿童偏头痛

儿童偏头痛是儿童期头痛的常见类型。儿童偏头痛与成人偏头痛在一些方面有所不同。性别方面，发生于青春期以前的偏头痛，男女患者比例大致相等，而成人期偏头痛，女性比例大大增加，约为男性的3倍。

儿童偏头痛的诱发及加重因素有很多与成人偏头痛一致，如劳累和情绪紧张可诱发或加重头痛；为数不少的儿童可因运动而诱发头痛，儿童偏头痛患者可有睡眠障碍；而相对于成人来说，儿童患上呼吸道感染及其他发热性疾病时更易使头痛加重。

在症状方面，儿童偏头痛与成人偏头痛亦有区别。儿童偏头痛持续时间常较成人短。偏瘫型偏头痛多在儿童期发病，成年期停止，偏瘫发作可从一侧到另一侧，这种类型的偏头痛常较难控制。反复的偏瘫发作可造成永久性神经功能缺损，并可出现病理征，也可造成认知障碍。基底动脉型偏头痛，儿童也比成人常见，表现为闪光、暗点、视物模糊、视野缺损，也可出现脑干、小脑及耳症状，如眩晕、耳鸣、耳聋、眼球震颤。儿童出现意识恍惚症状者比成人多，尚可出现跌倒发作。有些偏头痛儿童尚可仅出现反复发作性眩晕，而无头痛发作。一个平时表现完全正常的儿童可突然恐惧、大叫、面色苍白、大汗、步态不稳、眩晕、有旋转感，并出现眼球震颤，数分钟后可完全缓解，恢复如常，称为儿童良性发作性眩晕，属于一种偏头痛等位症。这种眩晕发作始于4岁以前，可每日数次发作，其后发作次数逐渐减少，多数于七八岁以后不再发作。与成人不同，儿童偏头痛的前驱症状常为腹痛，有时可无偏头痛发作而代之以腹痛、恶心、呕吐、腹泻，称为腹型偏头痛等位症。在偏头痛的伴随症状中，儿童偏头痛出现呕吐较成人更加常见。

儿童偏头痛的预后较成人偏头痛好，6年后约有一半儿童不再经历偏头痛，约1/3的偏头痛得到改善，而始于青春期以后的成人偏头痛常持续几十年。

三、诊断与鉴别诊断

（一）诊断

应根据详细的病史做出偏头痛的诊断，特别是头痛的性质及相关的症状，如头痛的部位、性质、持续时间、疼痛严重程度、伴随症状及体征、既往发作的病史、诱发或加重因素等。

对于偏头痛患者应进行细致的一般内科检查及神经科检查，以避免某些症状与偏头痛有重叠、类似或同时存在的情况。诊断偏头痛虽然没有特异性的实验室指标，但有时给予患者必要的实验室检查非常重要，如血、尿、脑脊液及影像学检查，以排除器质性病变。特别是中年或老年期出现的头痛，更应排除器质性病变。当出现严重的先兆或先兆时间延长时，有学者建议行颅脑 CT 或 MRI 检查；也有学者提议当偏头痛发作每月超过 2 次时，应警惕偏头痛的原因。

1988 年，国际头痛协会头痛分类委员会制定了新的关于头痛、脑神经痛及面部痛的分类和诊断标准。目前临床及科研多采用这个标准。本标准将头痛分为 13 个主要类型，包括了 129 个头痛亚型。其中常见的头痛类型为偏头痛、紧张型头痛、丛集性头痛和慢性发作性偏头痛，而偏头痛又被分为 7 个亚型（表 4-1～表 4-4）。这 7 个亚型中，主要的 2 个亚型是无先兆偏头痛和有先兆偏头痛，其中最常见的是无先兆偏头痛。

表 4-1　偏头痛分类

无先兆偏头痛
有先兆偏头痛
1.偏头痛伴典型先兆
2.偏头痛伴迁延性先兆
3.家族性偏瘫型偏头痛
4.基底动脉型偏头痛
5.偏头痛伴急性先兆发作
眼肌瘫痪型偏头痛
视网膜型偏头痛
可能为偏头痛前驱或与偏头痛相关联的儿童期综合征
1.儿童良性发作性眩晕
2.儿童交替性偏瘫
偏头痛并发症
1.偏头痛持续状态
2.偏头痛性偏瘫
不符合上述标准的偏头痛性障碍

国际头痛协会的诊断标准为偏头痛的诊断提供了一个可靠的、可量化的诊断标准，对于临床和科研的意义是显而易见的，有学者特别提到其对于临床试验及流行病学调查有重要意义。但临床上，有些患者并不能完全符合这个标准，对这种情况学者建议随访及复查，以确定诊断。

国际头痛协会的诊断标准掌握起来比较复杂，为了便于临床应用，国际上一些知名的学者一直在探讨一种简单化的诊断标准。其中所罗门介绍了一套简单标准，符合这个标准的患者 99% 符合国际头痛协会关于无先兆偏头痛的诊断标准。

表 4-2　国际头痛协会关于无先兆偏头痛的定义 (1988)

无先兆偏头痛
诊断标准：
1.至少 5 次发作，符合第 2～4 项标准
2.头痛持续 4～72h（未治疗或没有成功治疗）
3.头痛至少具备下列特征中的 2 条

无先兆偏头痛

    (1) 位于单侧

    (2) 搏动性质

    (3) 中度或重度（妨碍或不敢从事日常活动）

    (4) 因上楼梯或类似的日常体力活动而加重

  4. 头痛期间至少具备下列症状中的 1 条

    (1) 恶心和（或）呕吐

    (2) 畏光和畏声

  5. 至少具备下列 1 条

    (1) 病史、体格检查和神经科检查不提示器质性障碍

    (2) 病史和（或）体格检查和（或）神经检查确实提示这种障碍（器质性障碍），但被适当的观察所排除

    (3) 这种障碍存在，但偏头痛发作并非在与这种障碍有密切的时间关系上首次出现

表 4-3　国际头痛协会关于有先兆偏头痛的定义（1988）

有先兆偏头痛

  先前用过的术语：经典型偏头痛，典型偏头痛，眼肌瘫痪型、偏身麻木型、偏瘫型、失语型偏头痛

  诊断标准：

  1. 至少 2 次发作，符合第 2 项标准

  2. 至少符合下列 4 条特征中的 3 条

    (1) 1 个或 1 个以上提示局灶大脑皮质或脑干功能障碍的完全可逆性先兆症状

    (2) 至少一个先兆症状逐渐发展超过 4min，或 2 个以上（含 2 个）的症状接着发生

    (3) 先兆症状持续时间不超过 60min，如果出现 1 个以上先兆症状，持续时间可相应增加

    (4) 继先兆出现的头痛间隔期在 60min 之内（头痛尚可在先兆前或与先兆同时开始）

  3. 至少具备下列 1 条

    (1) 病史：体格检查及神经科检查不提示器质性障碍

    (2) 病史和（或）体格检查和（或）神经科检查确实提示这种障碍，但通过适当的观察被排除

    (3) 这种障碍存在，但偏头痛发作并非在与这种障碍有密切的时间关系上首次出现

有典型先兆的偏头痛

  诊断标准：

  1. 符合有先兆偏头痛诊断标准，包括第 2 项全部 4 条标准

  2. 有 1 条或 1 条以上下列类型的先兆症状

    (1) 视觉障碍

    (2) 单侧偏身感觉障碍和（或）麻木

    (3) 单侧力弱

    (4) 失语或非典型言语困难

表 4-4 国际头痛协会关于儿童偏头痛的定义 (1988)

---

1. 至少 5 次发作，符合第 (1)、(2) 项标准

   (1) 每次头痛发作，持续 2~48h

   (2) 头痛至少具备下列特征中的 2 条

      ①位于单侧

      ②搏动性质

      ③中度或重度

      ④可因常规的体育活动而加重

2. 头痛期间至少具备下列 1 条

   (1) 恶心和（或）呕吐

   (2) 畏光和畏声

（1）具备下列 4 条特征中的任何 2 条，即可诊断为无先兆偏头痛：①疼痛位于单侧；②搏动性痛；③恶心；④畏光或畏声。

（2）另有两条附加说明：①首次发作者不应诊断；②应无器质性疾病的证据。

在临床工作中尚能遇到患者有时表现为紧张型头痛，有时表现为偏头痛性质的头痛，为此，有学者查阅了国际上一些临床研究文献后得到了答案：紧张型头痛和偏头痛并非截然分开的，其临床上确实存在着重叠，故有学者提出二者可能是一个连续的统一体。有时遇到有先兆偏头痛患者可表现为无先兆偏头痛，同样，学者认为二型之间既可能有不同的病理生理，又可能是一个连续的统一体。

（二）鉴别诊断

偏头痛应与下列疼痛相鉴别。

1. 紧张型头痛

紧张型头痛又称肌收缩型头痛。其临床特点是头痛部位较分散，可位于前额、双颞、顶、枕及颈部。头痛性质常呈钝痛，头部有压迫感、紧箍感，患者常述犹如戴着一个帽子。头痛常呈持续性，可时轻时重。多有头皮、颈部压痛点，按摩头颈部可使头痛缓解，多有额、颈部肌肉紧张。多伴有恶心、呕吐。

2. 丛集性头痛

丛集性头痛又称组胺性头痛，表现为一系列密集的、短暂的、严重的单侧钻痛。与偏头痛不同，头痛部位多局限并固定于一侧眶部、球后和额颞部。发病时间常在夜间，并使患者痛醒。发病时间固定，起病突然而无先兆，开始可为一侧鼻部烧灼感或球后压迫感，继之出现特定部位的疼痛，常疼痛难忍，并出现面部潮红，结膜充血、流泪、流涕、鼻塞。为数不少的患者出现霍纳综合征，可出现畏光，不伴恶心、呕吐。诱因可为发作群集期饮酒、兴奋或服用扩血管药。发病年龄常较偏头痛晚，平均 25 岁，男女之比约 4∶1。罕见家族史。治疗包括：非甾体类消炎止痛剂；激素治疗；睾酮治疗；吸氧疗法（国外介绍为 100% 氧，8~10L/min，共 10~15min，仅供参考）；麦角胺咖啡因或双氢麦角碱睡前应用，对夜间头痛特别有效；碳酸锂疗效尚有争议，但多数介绍其有效，但中毒剂量有时与治疗剂量很接

近，曾有老年患者（精神疾病患者）服一片致昏迷，建议有条件者监测血锂水平，不良反应有胃肠道症状、肾功能改变、内分泌改变、震颤、眼球震颤、抽搐等；其他药物尚有钙通道阻滞剂、sumatriptan 等。

3. 痛性眼肌麻痹

痛性眼肌麻痹又称 Tolosa-Hunt 综合征，是一种以头痛和眼肌麻痹为特征，涉及特发性眼眶和海绵窦的炎性疾病。病因可为颅内颈内动脉的非特异性炎症，也可能涉及海绵窦。它常表现为球后及眶周的顽固性涨痛、刺痛，数天或数周后出现复视，并可有第Ⅲ、Ⅳ、Ⅵ脑神经受累表现，间隔数月或数年后复发，需行血管造影以排除颈内动脉瘤。皮质类固醇治疗有效。

4. 颅内占位所致头痛

颅内占位早期，头痛可为间断性或晨起为重，但随着病情的发展，多成为持续性头痛，进行性加重，可出现颅内高压的症状与体征，如头痛、恶心、呕吐、视盘水肿，并可出现局灶症状与体征，如精神改变，偏瘫、失语、偏身感觉障碍、抽搐、偏盲、共济失调、眼球震颤等，典型者鉴别不难。但需注意，也有表现为十几年的偏头痛，最后被确诊为巨大血管瘤者。

四、防治

（一）一般原则

偏头痛的治疗策略包括两个方面：对症治疗及预防性治疗。对症治疗的目的在于消除、抑制或减轻疼痛及伴随症状，预防性治疗用来减少头痛发作的频度及减轻头痛严重性。对偏头痛患者是单用对症治疗还是同时采取对症治疗及预防性治疗，要具体分析。一般说来，如果头痛发作频度较小，疼痛程度较轻，持续时间较短，可考虑单纯选用对症治疗；如果头痛发作频度较大，疼痛程度较重，持续时间较长，对工作、学习、生活影响较明显，则在给予对症治疗的同时，给予适当的预防性治疗。总之，既要考虑到疼痛对患者的影响，又要考虑到药物不良反应对患者的影响，有时还要参考患者个人的意见。萨伯尔的建议是每周发作 2 次以下者单独给予药物性对症治疗，而发作频繁者应给予预防性治疗。

无论是对症治疗还是预防性治疗均包括两个方面，即药物干预及非药物干预。

非药物干预方面，强调患者自助。嘱患者详细记录前驱症状、头痛发作与持续时间及伴随症状，找出头痛诱发及缓解的因素，并尽可能避免。如避免某些食物，保持规律的作息时间、规律饮食。不论是在工作日，还是周末抑或假期，坚持这些方案对于减轻头痛发作非常重要，接受这些建议对 30％的患者有帮助。另有人倡导有规律的锻炼，如长跑等，可能有效地减少头痛发作。认知和行为治疗，如生物反馈治疗等，已被证明有效，另有患者于头痛时进行痛点压迫，于凉爽、安静、暗淡的环境中独处，或以冰块冷敷均有一定效果。

（二）药物对症治疗

偏头痛对症治疗可选用非特异性药物治疗，包括简单的止痛药、非甾体消炎药及麻醉剂。对于轻、中度头痛，简单的镇痛药及非甾体消炎药常可缓解头痛的发作。常用的药物有脑清片、扑热息痛、阿司匹林、萘普生、吲哚美辛、布洛芬、颅痛定等。麻醉药的应用是严格限制的，萨伯尔提议主要用于严重发作，其他治疗不能缓解，或对偏头痛特异性治疗有禁忌或不能忍受的情况下应用。偏头痛特异性 5-HT 受体拮抗剂主要用于中、重度偏头痛。偏头痛特异性 5-HT 受体拮抗剂结合简单的止痛剂，大多数头痛可得到有效的治疗。

5-HT 受体拮抗剂治疗偏头痛的疗效是肯定的。麦角胺咖啡因既能抑制去甲肾上腺素的再摄取，又能拮抗其与 β-肾上腺素受体的结合，于先兆期或头痛开始后服用 1 片，常可使头痛发作终止或减轻。如效不显，于数小时后加服 1 片，每日不超过 4 片，每周用量不超过 10 片。该药缺点是不良反应较多，并且有成瘾性，有时剂量会越来越大。常见不良反应为消化道症状、心血管症状，如恶心、呕吐、胸闷、气短等。孕妇，心肌缺血、高血压、肝肾疾病等患者禁用。

麦角碱衍生物酒石酸麦角胺，sumatriptan 和二氢麦角胺为偏头痛特异性药物，均为 5-HT 受体拮抗剂。这些药物作用于中枢神经系统和三叉神经中受体介导的神经通路，通过阻断神经源性炎症而起到抗偏头痛作用。

酒石酸麦角胺主要用于中、重度偏头痛，特别是当简单的镇痛治疗效果不足或不能耐受时。其有多项作用：既是 $5-HT_{1A}$、$5-HT_{1B}$、$5-HT_{1D}$ 和 $5-HT_{1F}$ 受体拮抗剂，又是 α-肾上腺素受体拮抗剂，通过刺激动脉平滑肌细胞 5-HT 受体而产生血管收缩作用；它可收缩静脉容量性血管、抑制交感神经末端去甲肾上腺素再摄取。作为 $5-HT_1$ 受体拮抗剂，它可抑制三叉神经血管系统神经源性炎症，其抗偏头痛活性中最基础的机制可能在此，而非其血管收缩作用。其对中枢神经递质的作用对缓解偏头痛发作亦是重要的。给药途径有口服、舌下及直肠给药，生物利用度与给药途径关系密切。口服及舌下含化吸收不稳定，直肠给药起效快，吸收可靠。为了减少过多应用导致麦角胺依赖性或反跳性头痛，一般每周应用不超过 2 次，应避免大剂量连续用药。

萨伯尔总结，酒石酸麦角胺在下列情况下慎用或禁用：年龄 55～60 岁（相对禁忌）；妊娠或哺乳；心动过缓（中度至重度）；心室疾病（中度至重度）；胶原-肌肉病；心肌炎；冠心病，包括血管痉挛性心绞痛；高血压（中度至重度）；肝、肾损害（中度至重度）；感染或高热/败血症；消化性溃疡性疾病；周围血管病；严重瘙痒。另外，该药可加重偏头痛造成的恶心、呕吐。

sumatriptan 亦适用于中、重度偏头痛发作，该药作用于神经血管系统和中枢神经系统，通过抑制或减轻神经源性炎症而发挥作用。曾有人称 sumatriptan 为偏头痛治疗的里程碑，该药皮下用药 2 小时，对约 80% 的急性偏头痛有效。尽管 24～48h 内 40% 的患者重新出现头痛，这时给予第 2 剂仍可达到同样的有效率。口服制剂的疗效稍低于皮下给药，起效亦稍慢，通常在 4h 内起效。皮下用药后 4h 给予口吸制剂不能预防再出现头痛，但对皮下用药后 24h 内出现的头痛有效。

sumatriptan 具有良好的耐受性，其不良反应通常较轻和短暂，持续时间常在 45min 以内。包括注射部位的疼痛，耳鸣、面红、烧灼感、热感、头昏、体重增加、颈痛及发音困难。少数患者于首剂时出现非心源性胸部压迫感，仅有很少患者于后续用药时再出现这些症状。引起与其相关的心肌缺血情况较为罕见。

萨伯尔总结应用 sumatriptan 注意事项及禁忌证为：年龄超过 60 岁（相对禁忌证）；妊娠或哺乳；缺血性心肌病（心绞痛、心肌梗死病史、记录到的无症状性缺血）；不稳定型心绞痛；高血压（未控制）；基底型或偏瘫型偏头痛；未识别的冠心病（绝经期妇女，男性＞40岁，心脏病危险因素如高血压、高脂血症、肥胖、糖尿病、严重吸烟及强阳性家族史）；肝肾功能损害（重度）；同时应用单胺氧化酶抑制剂或单胺氧化酶抑制剂治疗终止后2周内；同时应用含麦角胺或麦角类制剂（24h内），首次剂量可能需要在医生监护下应用。

酒石酸二氢麦角胺的效果超过酒石酸麦角胺。该药对大多数患者起效迅速，在偏头痛中、重度发作时特别有用，也可用于难治性偏头痛。酒石酸二氢麦角胺与酒石酸麦角胺有共同的机制，但其动脉血管收缩作用较弱，有选择性收缩静脉血管的特性，可静脉注射、肌肉注射及鼻腔吸入。静脉注射途径给药起效迅速，肌肉注射生物利用度达100％，鼻腔吸入的绝对生物利用度40％。应用酒石酸二氢麦角胺后再出现头痛的频率较其他现有的抗偏头痛剂小，这可能与其半衰期长有关。

酒石酸二氢麦角胺较酒石酸麦角胺具有较好的耐受性，恶心和呕吐的发生率及程度非常低，静脉注射最高，肌肉注射及鼻吸入给药低，极少成瘾和引起反跳性头痛。通常的不良反应包括胸痛、轻度肌痛、短暂的血压上升。不应给予有血管痉挛反应倾向的患者，包括已知的周围性动脉疾病，冠状动脉疾病（特别是不稳定性心绞痛或血管痉挛性心绞痛）或未控制的高血压患者。其注意事项和禁忌证同酒石酸麦角胺。

（三）药物预防性治疗

偏头痛的预防性治疗应个体化，特别是剂量的个体化。可根据患者体重，一般身体情况、既往用药体验等选择初始剂量，逐渐加量，如无明显不良反应，可连续用药2~3d，无效时再接用其他药物。

1. 抗组织胺药物

苯噻啶为有效的偏头痛预防性药物。可每日2次，每次0.5mg起，逐渐加量，一般可增加至每日3次，每次1.0mg，最大量不超过6.0mg/d。不良反应为嗜睡、头昏、体重增加等。

2. 钙通道拮抗剂

氟桂利嗪每晚1次，每次5~10mg，不良反应有嗜睡、锥体外系反应、体重增加、抑郁等。

3. β-受体阻滞剂

普萘洛尔开始剂量3次/d，每次10mg，逐渐增加至60mg/d，也有介绍称120mg/d心率＜60次/min者停用。哮喘、严重房室传导阻滞者禁用。

4. 抗抑郁剂

阿米替林每日3次，每次25mg，逐渐加量。可有嗜睡等不良反应，加量后不良反应明显。氟西汀（我国商品名百优解）20mg/片，每晨1片，饭后服，该药初始剂量及有效剂量相同，服用方便，不良反应有睡眠障碍、胃肠道症状等，常较轻。

5. 其他

非甾体消炎药，如萘普生；抗惊厥药，如卡马西平、丙戊酸钠等；舒必剂、泰必利；中医中药（辨证施治、辨经施治、成方加减、中成药）等皆可试用。

（四）关于特殊类型偏头痛

与偏头痛相关的先兆是否需要治疗及如何治疗，目前尚无定论。通常先兆为自限性的短暂的，大多数患者于治疗尚未发挥作用时可自行缓解。如果患者经历复发性、严重的、明显的先兆，考虑舌下含服尼非地平，但头痛有可能加重，且疗效亦不肯定。给予sumatriptan 及酒石酸麦角胺的疗效亦尚处观察之中。

（五）关于难治性、严重偏头痛性头痛

这类头痛主要涉及偏头痛持续状态，头痛常不能为一般的门诊治疗所缓解。患者除持续的进展性头痛外尚有一系列生理及情感症状，如恶心、呕吐、腹泻、脱水、抑郁、绝望，甚至自杀倾向。用药过度及反跳性依赖、戒断症状常促发这些障碍。这类患者常需收入急症室观察或住院，以纠正患者存在的生理障碍，如脱水等；排除伴随偏头痛出现的严重的神经内科或内科疾病；治疗纠正药物依赖；预防患者于家中自杀等。应注意患者的生命体征，可做心电图检查。药物可选用酒石酸二氢麦角胺、sumatriptan、阿片类及止吐药，必要时亦可谨慎给予氯丙嗪等。可选用非肠道途径给药，如静脉或肌肉注射给药。一旦发作控制，可逐渐加入预防性药物治疗。

（六）关于妊娠妇女的治疗

舒尔曼（Schulman）建议给予地美罗注射剂或片剂，并应限制剂量，还可应用泼尼松，其不易穿过胎盘，在妊娠早期不损害胎儿，但不宜应用太频。如欲怀孕，最好尽最大可能不用预防性药物并避免应用麦角类制剂。

（七）关于儿童偏头痛

儿童偏头痛用药的选择与成人有很多重叠，如止痛药物、钙离子通道拮抗剂、抗组织胺药物等，但也有人质疑酒石酸麦角胺药物的疗效。如能确诊，首要的是对儿童及其家长进行安慰，使其对本病有一个全面的认识，以缓解由此带来的焦虑，有益于治疗。

五、护理

（一）护理评估

1. 健康史

（1）了解患者头痛的部位、性质和程度：询问是全头疼还是局部头疼，是搏动性头疼还是涨痛、钻痛，是轻微痛、剧烈痛还是无法忍受的疼痛。偏头疼常描述为双侧颞部的搏动性疼痛。

（2）头疼的规律：询问头疼发病的急缓，是持续性还是发作性，起始与持续时间，发作频率，激发或缓解的因素，与季节、气候、体位、饮食、情绪、睡眠、疲劳等的关系。

（3）有无先兆及伴发症状：如头晕、恶心、呕吐、面色苍白、潮红、视物不清、闪光、畏光、复视、耳鸣、失语、偏瘫、嗜睡、发热、晕厥等。典型偏头疼发作常有视觉先兆并伴有恶心、呕吐、畏光。

（4）既往史与心理社会状况：询问患者的情绪、睡眠、职业情况及服药史，了解头疼对其日常生活、工作和社交的影响，患者是否因长期反复头疼而出现恐惧、忧郁或焦虑心理。大部分偏头疼患者有家族史。

2. 身体状况

检查患者意识是否清楚，瞳孔是否等大等圆、对光反射是否灵敏；体温、脉搏、呼吸、血压是否正常；面部表情是否痛苦，精神状态怎样；眼睑是否下垂，有无脑膜刺激征。

3. 主要护理问题及相关因素

（1）偏头疼：与发作性神经血管功能障碍有关。

（2）焦虑：与偏头疼长期、反复发作有关。

（3）睡眠形态紊乱：与头疼长期、反复发作和（或）焦虑等情绪改变有关。

（二）护理措施

1. 避免诱因

告知患者可能诱发或加重头疼的因素，如情绪紧张、进食某些食物、饮酒、月经来潮、用力性动作等；保持环境安静、舒适、光线柔和。

2. 指导减轻头疼的方法

如指导患者缓慢深呼吸，听音乐，生物反馈治疗，引导式想象，冷、热敷及理疗、按摩、指压止痛法等。

3. 用药护理

告知患者止痛药物的作用与不良反应，让患者了解药物依赖性或成瘾性的特点，如大量使用止痛剂，滥用麦角胺咖啡因可致药物依赖。指导患者遵医嘱正确服药。

第三节　三叉神经痛

三叉神经痛是指三叉神经分布范围内反复发作短暂性剧烈疼痛，分为原发性及继发性两种。前者病因未明，可能是某些致病因素使三叉神经脱髓鞘而产生异位冲动或伪突触传递，近年来随着显微血管减压术的开展，多数学者认为其主要原因是邻近血管压迫三叉神经根。继发性三叉神经痛常见原因有鼻咽癌颅底转移、中颅窝脑膜瘤、听神经瘤、半月节肿瘤、动脉瘤压迫、颅底骨折、脑膜炎、颅底蛛网膜炎、三叉神经节带状疱疹病毒感染等。

一、病因和发病机制

近年来随着显微血管减压术的开展，学术界认为三叉神经痛的病因是邻近血管压迫了三叉神经根。绝大部分为小脑上动脉从三叉神经根的上方或内上方压迫了神经根，少数为小脑前下动脉从三叉神经根的下方压迫了神经根。血管对神经的压迫使神经纤维挤压在一起，逐渐使其发生脱髓鞘改变，从而引起相邻纤维之间的短路现象，轻微的刺激即可形成一系列的冲动通过短路传入中枢，引起一阵阵剧烈的疼痛。

二、临床表现

三叉神经痛多发生于 40 岁以上人群中，女性略多于男性，多为单侧发病。突发闪电样、刀割样、钻顶样、烧灼样剧痛，严格限三叉神经感觉支配区内，伴有面部抽搐，又称"痛性抽搐"，每次发作持续数秒钟至1～2min 即骤然停止，间歇期无任何疼痛，在疲劳或紧张时发作较频。

三、治疗原则

无论原发性还是继发性三叉神经痛，在未明确病因或难以查出病因的情况下均可用药物治疗或封闭治疗，以缓解症状，倘若一旦确诊病因，应针对病因治疗，除非因高龄、身患严重疾患等因素难以接受者或病因去除治疗后仍疼痛发作，可继续采用药物治疗或封闭疗法。

若服药后不良反应大者亦可先选择封闭疗法。

四、治疗

(一) 药物治疗

三叉神经痛的药物治疗，主要用于患者发病初期或症状较轻者。经过一段时间的药物治疗，部分患者可达到完全治愈或症状得到缓解，表现为发作程度减轻、发作次数减少。

目前应用最广泛、最有效的药物是抗癫痫药。在用药方面应根据患者的具体情况进行具体分析，各药可单独使用，也可互相联合应用。在药物治疗过程中，应特别注意各种药物的不良反应，联合应用。在采用药物治疗过程中，应特别注意各种药物的不良反应，进行必要的检测，以免发生不良反应。

1. 痛痉宁

痛痉宁亦称卡马西平、痛可宁等。该药对三叉神经脊束核及丘脑中央内侧核部位的突触传导有显著的抑制作用。用药达到有效治疗量后多数患者于24h内发作性疼痛即消失或明显减轻，文献显示，卡马西平可使70%以上的患者完全止痛，20%患者疼痛缓解，此药需长期服用才能维持疗效，多数患者停药后疼痛再现。不少患者服药后疗效有时会逐渐下降，需加大剂量。此药不能根治三叉神经痛，复发者再次服用仍有效。

用法与用量：口服开始时一次0.1~0.2g，每日1~2次，然后逐日增加0.1g。每日最大剂量不超过1.6g，取得疗效后，可逐日逐次地减量，维持在最小有效量。如最大剂量应用2周后疼痛仍不消失或减轻，则应停止服用，改用其他药物或治疗方法。

不良反应有眩晕、嗜睡、步态不稳、恶心，数天后消失，偶有白细胞减少、皮疹，可停药。

2. 苯妥英钠

苯妥英钠为一种抗癫痫药，在未开始应用卡马西平之前，该药曾被认为是治疗三叉神经痛的首选药物，本药疗效不如卡马西平，止痛效果不完全，长期使用止痛效果减弱，因此，目前已列为第二位选用药物。

本品主要通过增高周围神经对电刺激的兴奋阈值及抑制脑干三叉神经脊髓束的突触间传导而起作用。其疗效仅次于卡马西平，文献显示，有效率为88%~96%，但需长期用药，停药后易复发。

用法与用量：成人开始时每次0.1g，每日3次口服。如用药后疼痛不见缓解，可加大剂量到每日0.2g，每日3次，但最大剂量不超过0.8g/d。取得疗效后再逐渐递减剂量，以最小量维持。肌肉注射或静脉注射，一次0.125~0.250g，每日总量不超过0.5g。该药需用等渗盐水溶解后方可使用。

长期服用该药或剂量过大，可出现头痛、头晕、嗜睡、共济失调及神经性震颤等，一般减量或停药后可自行恢复。本品对胃有刺激性，易引起厌食、恶心、呕吐及上腹痛等症状。饭后服用可减轻上述症状。长期服用可出现黏膜溃疡，多见于口腔及生殖器，并可引起牙龈增生，同时服用钙盐及抗过敏药可减轻。苯妥英钠可引起白细胞减少、视力减退等症状。大剂量静脉注射，可引起心肌收缩力减弱、血管扩张、血压下降，严重时可引起心脏传导阻滞，心脏骤停。

3. 氯硝安定

本品为抗癫痫药物，对三叉神经痛也有一定疗效。服药 4～12d，血浆药浓度达到稳定水平，为30～60μg/mL。口服氯硝基安定后，30～60min 作用逐渐显著，维持 6～8h，一般在最初 2 周内可达最大效应，其效果次于卡马西平和苯妥英钠。

用法与用量：氯硝安定药效强，开始 1mg/d，分 3 次服，即可产生治疗效果。而后每3d 调整药量0.5～1.0mg，直至达到满意的治疗效果，至维持剂量为 3～12mg/d。最大剂量为20mg/d。

不良反应有嗜睡、行为障碍、共济失调、眩晕、言语不清、肌张力低下等，对肝肾功能也有一定的损害，有明显肝脏疾病的患者禁用。

4. 山莨菪碱（654-2）

山莨菪碱为从我国特产茄科植物山莨菪中提取的一种生物碱，其作用与阿托品相似，可使平滑肌松弛，解除血管痉挛（尤其是微血管），同时具有镇痛作用。本药对治疗三叉神经痛有一定疗效，近期效果满意，据文献显示有效率为76.1%～78.4%，止痛时间一般为2～6个月，个别达 5 年之久。

用法与用量。①口服：每次 5～10mg，每日 3 次，或每次 20～30mg，每日 1 次；②肌肉注射：每次 10mg，每日 2～3 次，待疼痛减轻或疼痛发作次数减少后改为每次 10mg，每日1 次。

不良反应有口干、面红、轻度扩瞳、排尿困难、视近物模糊及心率增快等。以上反应多在1～3小时内消失，长期用药不会蓄积中毒。有青光眼和心脏病患者忌用。

5. 巴氯芬

巴氯芬化学名［β-（P-氯苯基）γ-氨基丁酸］是抑制性神经递质 γ 氨基丁酸的类似物，临床实验研究表明本品能缓解三叉神经痛。用法：巴氯芬开始时每次 10mg，每日 3 次，隔日增加每日10mg，直到治疗的第2周结束时，将用量递增至每日 60～80mg。每日平均维持量：单用者为 50～60mg，与卡马西平或苯妥英钠合用者为 30～40mg。文献显示，治疗三叉神经痛的近期疗效，巴氯芬与卡马西平几乎相同，但其远期疗效不如卡马西平，巴氯芬与卡马西平或苯妥英钠均具有协同作用，且比卡马西平更安全，这一特点使巴氯芬在治疗三叉神经痛方面颇受欢迎。

6. 麻黄碱

麻黄碱可以兴奋脑啡肽系统，因而具有镇痛作用，其镇痛程度为吗啡的 1/12～1/7。用法：每次 30mg，肌肉注射，每日 2 次。甲亢、高血压、动脉硬化、心绞痛等患者禁用。

7. 硫酸镁

硫酸镁在眶上孔或眶下孔注射可治疗三叉神经痛。

8. 维生素 B_{12}

文献显示，用大剂量维生素 B_{12}，对治疗三叉神经痛确有较好疗效。方法：维生素 B_{12} 4 000μg加维生素 B_1 200mg 加 2% 普鲁卡因 4mL 对准扳机点做深浅、上下、左右四点式注药，对放射的始端作深层肌下进药，放射的终点作浅层四点式进药，药量可根据疼痛轻重适量进入。但药物作用，扳机点可能变位，治疗时可酌情根据变位更换进药部位。

9. 哌咪清（匹莫齐特）

文献显示，哌咪清对用其他药物治疗无效的顽固性三叉神经痛患者有效，且其疗效明显优于卡马西平。开始剂量为每日 4mg，逐渐增加至每日 12～14mg，分 2 次服用。不良反应以锥体外系反应较常见，亦可有口干、无力、失眠等。

10. 维生素 B_1

维生素 B_1 在神经组织蛋白合成过程中起辅酶作用，参与胆碱代谢，其止痛效果差，只能作为辅助药物。用法与用量如下：①肌肉注射 1mg/d，每日 1 次，10d 后改为 2～3 次/周，持续 3 周为 1 个疗程。②三叉神经分支注射：根据疼痛部位可进行眶上神经、眶下神经、上颌神经和下颌神经注射。剂量 500～1 000μg/次，每周2～3 次。③穴位注射：每次25～100μg，每周 2～3 次。常用于颊车、下关、四白及阿是穴等。

11. 激素

原发性三叉神经痛和继发性三叉神经痛的病例，其病理改变在光镜和电镜下都表现为三叉神经后根有脱髓鞘改变。在临床治疗中发现，许多用卡马西平、苯妥英钠等治疗无效的患者，改用泼尼松、地塞米松等治疗有效。这种激素治疗的原理与治疗脱髓鞘疾病相同，利用激素的免疫抑制作用达到治疗三叉神经痛的目的。各学者报告的病例少，只是对一部分卡马西平、苯妥英钠治疗无效者应用有效，其长期效果和机制有待进一步观察。剂量与用量：①强的松（泼尼松、去氧可的松），5mg/次，每日 3 次；②地塞米松（氟美松），0.75mg/次，每日 3 次。注射剂：5mg/支，5mg/次，每日 1 次，肌内或静脉注射。

（二）神经封闭法

神经封闭法主要包括三叉神经半月节及其周围支酒精封闭术和半月节射频热凝法，其原理是通过酒精的化学作用或热凝的物理作用，使三叉神经纤维发生坏死，从而阻断神经传导，达到止痛目的。

1. 三叉神经酒精封闭法

封闭用酒精浓度 80％左右（因封闭前注入局麻，故常用 98％浓度）。

（1）眶上神经封闭：适用于三叉神经第一支痛。方法为：患者取坐位或卧位，位于眶上缘中内 1/3 交界处触及切迹，皮肤消毒及局麻后，用短细针头自切迹刺入皮肤直达骨面，找到骨孔后刺入，待患者出现放射痛时，先注入 2％利多卡因 0.5～1mL，待眶上神经分布区针感消失，再缓慢注入酒精 0.5mL 左右。

（2）眶下神经封闭：在眶下孔封闭三叉神经上颌支的眶下神经，适用于三叉神经第二支痛（主要疼痛局限在鼻旁、下眼睑、上唇等部位）。方法为：患者取坐位或卧位，位于距眶下缘约1cm，距鼻中线 3cm，触及眶下孔，该孔走向与矢状面成 40°～45°角，长约 1cm，故穿刺时针头由眶下孔做 40°～45°角向外上、后进针，深度不超过 1cm，患者出现放射痛时，后续操作同眶上神经封闭。

（3）后上齿槽神经封闭：在上颌结节的后上齿槽孔处进行，适用于三叉神经第二支痛（痛区局限在上臼齿及其外侧黏膜者）。方法为：患者取坐位或卧位，头转向健侧，穿刺点在颧弓下缘与齿槽嵴成角处，即相当于过眼眶外缘的垂线与颧骨下缘相交点，局部消毒后，先用左手指将附近皮肤向下前方拉紧，继之以4～5cm长穿刺针自穿刺点稍向后上方刺入，直达齿槽嵴的后侧骨面，然后紧贴骨面缓慢深入 2cm 左右，即达后上齿槽孔处，先注入2％利多卡因，后再注入酒精。

（4）颏神经封闭：在下颌骨的颏孔处进行，适用于三叉神经第三支痛（主要局限在颏部、下唇）。方法为：在下颌骨上、下缘间之中点，相当于咬肌前缘和颏正中线之间中点找到颏孔，然后自后上方并与皮肤成 45°角向前下进针刺入骨面，插入颏孔，后续操作同眶上神经封闭。

（5）上颌神经封闭：用于三叉神经第二支痛（痛区广泛及眶下神经封闭失效者），上颌神经主干自圆孔穿出颅腔至翼腭窝。方法常用侧入法：穿刺点位于眼眶外缘至耳道间连线中点下方，穿刺针自该点垂直刺入深约 4cm，触及翼突板，继之退针 2cm 左右稍改向前方 15°角重新刺入，滑过翼板前缘，再深入 0.5cm 即入翼腭窝内，患者有放射痛时，回抽无血后，先注入2％利多卡因，待上颌部感觉麻后，注入酒精 1mL。

（6）下颌神经封闭：用于三叉神经第三支痛（痛区广泛及眶下神经封闭失效者）。下颌神经主干自卵圆孔穿出。方法常用侧入法：穿刺点同上颌神经穿刺点，垂直进针达翼突板后，退针 2cm 再改向上后方15°角进针，患者出现放射痛后，注药同上颌神经封闭。

（7）半月神经节封闭：用于三叉神经二、三支痛或一、二、三支痛，方法常用前入法：穿刺点在口角上方及外侧约 3cm 处，自该点进针，方向后、上、内即正面看应对准向前直视的瞳孔，从侧面看对准颧弓中点，约进针 5cm 处达颅底触及试探，当刺入卵圆孔时，患者即出现放射痛（下颌区），则再推进 0.5cm，上颌部亦出现剧痛即确入半月节内。回抽无血、无脑脊液，先注入 2％利多卡因0.5mL 同侧面部麻木后，再缓慢注入酒精 0.5mL。

以上酒精封闭法的治疗效果差异较大，短者数月，长者可达数年。复发者可重复封闭，但难以根治。

2. 三叉神经半月节射频热凝法

该法首先由斯韦特（Sweat）于 1974 年提出，它通过穿刺半月节插入电极后用电刺激确定电极位置，从而有选择地用射频温控定量灶性破坏法，达到止痛目的。方法为以下几种。

（1）半月节穿刺：同半月节封闭术。

（2）电刺激：穿入成功后，插入电极通入 0.2～0.3V，用 50～75A/s 的方波电流，这时患者有刺激区的蚁行感。

（3）射频温探破坏：电刺激准确定位后，打开射频发生器，产生射频电场，此时为进一步了解电极位置，可将温度控制在 42～44℃，这种电流可造成可逆性损伤并刺激产生疼痛，一旦电极位置无误，则可将温度增高，每次 5℃，增高至 60～80℃，每次 30～60s，在破坏第 1 支时，则稍缓慢加热并检查角膜反射。此方法有效率为 85％左右，但仍可复发而不能根治。

3. 三叉神经痛的 γ 刀放射疗法

1991 年，有学者利用 MRI 定位像输入 HP 9000 计算机，使用伽玛刀治疗计划系统（Gamma plan）进行定位和定量计算，选择三叉神经感觉根进脑干区为靶点照射，达到缓解症状目的，其疗效尚不明确。

五、护理

(一) 护理评估

1. 健康史评估

(1) 原发性三叉神经痛是一种病因尚不明确的疾病。但三叉神经痛多为脑桥、小脑角占位病变压迫三叉神经及多发性硬化等所致。因此，应询问患者是否患有多发硬化，检查有无占位性病变，每次面部疼痛有无诱因。

(2) 评估患者年龄。此病多发生于中老年人。40 岁以上起病者占 70%～80%，女性略多于男性，比例为3：1。

2. 临床观察与评估

(1) 评估疼痛的部位、性质、程度、时间。通常疼痛无预兆，大多数人表现为单侧疼痛，开始和停止都很突然，间歇期可完全正常。发作表现为电击样、针刺样、刀割样或撕裂样的剧烈疼痛，每次数秒至 2min。疼痛以面颊、上下颌及舌部较为明显；口角、鼻翼、颊部和舌部为敏感区。轻触即可诱发，称为"扳机点"；当碰及触发点，如洗脸、刷牙时，疼痛发作，或因咀嚼、哈欠和讲话等引起疼痛，以致患者不敢做这些动作。患者常表现为面色憔悴、精神抑郁和情绪低落。

(2) 严重者伴有面部肌肉的反复性抽搐、口角牵向患侧，称为痛性抽搐。并可伴有面部发红、皮温增高、结膜充血和流泪等。严重者可昼夜发作，夜不成眠或睡后痛醒。

(3) 病程可呈周期性。每次发作期可为数日、数周或数月不等；缓解期亦可数日至数年不等。病程越长，发作越频繁、越重。神经系统检查一般无阳性体征。

(4) 心理评估。使用焦虑量表评估患者的焦虑程度。

(二) 患者问题

1. 疼痛

主要是三叉神经受损引起面颊、上下颌及舌疼痛。

2. 焦虑

与疼痛反复、频繁发作有关。

(三) 护理目标

(1) 患者自感疼痛减轻或缓解。

(2) 患者述舒适感增加，焦虑症状减轻。

(四) 护理措施

1. 治疗护理

(1) 药物治疗：原发性三叉神经痛首选卡马西平治疗。其不良反应为头晕、嗜睡、口干、恶心、皮疹、再生障碍性贫血、肝功能损害、智力和体力衰弱等。护理者必须注意观察，患者每1～2个月复查肝功和血常规。患者偶有皮疹、肝功能损害和白细胞减少现象，需停药；也可按医生建议单独或联合使用苯妥英钠、氯硝西泮、巴氯芬、野木瓜等治疗。

(2) 封闭治疗：三叉神经封闭是注射药物于三叉神经分支或三叉神经半月节上，阻断其传导，导致面部感觉丧失，获得一段时间的止痛效果。注射药物有无水乙醇、甘油等。封闭术的止痛效果往往不够理想，远期疗效较差，还有可能引起角膜溃疡、失明、颅神经损害、动脉损伤等并发症，且对三叉神经第一支疼痛不适用。但对全身状况差、不能耐受手术的患者，鉴别诊断及为手术创造条件的过渡性治疗仍有一定的价值。

（3）经皮选择性半月神经节射频电凝治疗：在 X 线监视下或经 CT 导向将射频电极针经皮插入半月神经节，通电加热至 65～75℃维持 1min，可选择性地破坏节后无髓鞘的传导痛温觉的 Aβ 和 C 细纤维，保留有髓鞘的传导触觉的 Aα 和粗纤维，疗效可在 90%以上，但有面部感觉异常、角膜炎、咀嚼无力、复视和带状疱疹等并发症。长期随访复发率为21%～28%，但重复应用仍有效。本方法尤其适用于年老体弱不适合手术治疗的患者、手术治疗后复发者及不愿意接受手术治疗的患者。

射频电凝治疗后并发症的观察护理：观察患者的恶心、呕吐反应，随时处理污物，遵医嘱补液、补钾；询问患者有无局部皮肤感觉减退，观察其是否有同侧角膜反射迟钝、咀嚼无力、面部异样不适感觉，并注意给患者进软食，洗脸水温要适宜。如有术中穿刺方向偏内、偏深误伤视神经引起视力减退、复视等并发症，应积极遵医嘱给予治疗并防止患者活动摔伤、碰伤。

（4）外科治疗。①三叉神经周围支切除及抽除术：两者手术较简单，因神经再生而容易复发，故有效时间短，目前较少采用，仅限于第一支疼痛者姑息使用。②三叉神经感觉根切断术：经枕下入路三叉神经感觉根切断术，三叉神经痛均适用此种入路，手术操作较复杂，危险性大，术后反应较多，但常可发现病因，可很好保护运动根及保留部分面部和角膜触觉，复发率低，至今仍广泛使用。③三叉神经脊束切断术：危险性太大，术后并发症严重，现很少采用。④微血管减压术：已知有 85%～96%的三叉神经痛患者是三叉神经根存在血管压迫所致，用手术方法将压迫神经的血管从三叉神经根部移开，疼痛则会消失，这就是微血管减压术，因为微血管减压术是针对三叉神经痛的主要病因进行治疗，祛除血管对神经的压迫后，约 90%的患者疼痛可以完全消失，面部感觉完全保留，达到根治的目的，微血管减压术可以保留三叉神经功能，运用显微外科技术进行手术，减小了手术创伤，很少遗留永久性神经功能障碍，术中手术探查可以发现引起三叉神经痛的少见病因，如影像学未发现的小肿瘤、蛛网膜增厚及粘连等，因而成为原发性三叉神经痛的首选手术治疗方法。

三叉神经微血管减压术的手术适应证：正规药物治疗一段时间后，药物效果不明显或疗效明显减退的患者；药物过敏或严重不良反应不能耐受；疼痛严重，影响工作、生活和休息者。

微血管减压术治疗三叉神经痛的临床有效率为 90%～98%，影响其疗效的因素很多，其中压迫血管的类型、神经受压的程度及减压方式的不同对其临床治疗和预后的判断有着重要的意义。微血管减压术治疗三叉神经痛也存在 5%～10%的复发率，不同术者和不同手术方法造成的患者复发率差异很大。研究表明，患者的性别、年龄、疼痛的支数、疼痛部位、病程、近期疗效及压迫血管的类型可能与复发存在一定的联系。导致三叉神经痛术后复发的主要原因有：①病程大于 8 年；②静脉为压迫因素；③术后无即刻症状消失者。三叉神经痛复发最多见于术后 2 年内，2 年后复发率明显降低。

2. 心理支持

三叉神经痛为突然发作的、反复的阵发性剧痛，患者易出现精神抑郁和情绪低落等表现，护士应关心、理解、体谅患者，帮助其减轻心理压力，增强其战胜疾病的信心。

3. 健康教育

指导患者有规律地生活，合理休息、娱乐；鼓励患者运用指导式想象，听音乐、阅读报刊等分散注意力，消除紧张情绪。

第四节　面神经炎

面神经炎又称贝尔（Bell）麻痹，系面神经在茎乳孔以上面神经管内段的急性非化脓性炎症。

一、病因

面神经炎病因不明，一般认为是面部受冷风吹袭、病毒感染、自主神经功能紊乱造成面神经的营养微血管痉挛，引起局部组织缺血、缺氧所致。近年来也有学者认为可能是一种免疫反应。

二、临床表现

面神经炎无年龄和性别差异，多为单侧，偶见双侧，多为格林-巴利综合征。发病与季节无关，通常急性起病，数小时至3d达到高峰。病前1～3d患侧乳突区可有疼痛。患者同侧额纹消失，眼裂增大，闭眼时，眼睑闭合不全，眼球向外上方转动并露出白色巩膜，称贝尔现象。病侧鼻唇沟变浅，口角下垂。不能做噘嘴和吹口哨动作，鼓腮时病侧口角漏气，食物常滞留于齿颊之间。

若病变波及鼓索神经，则可有同侧舌前2/3味觉减退或消失。镫骨肌支以上部位受累时，出现同侧听觉过敏。膝状神经节受累时除面瘫、味觉障碍和听觉过敏外，还有同侧唾液、泪腺分泌障碍，耳内及耳后疼痛，外耳道及耳郭部位带状疱疹，称膝状神经节综合征。本病一般预后良好，患者通常于起病1～2周开始恢复，2～3个月痊愈。发病时伴有乳突疼痛，老年、患有糖尿病和动脉硬化者预后差。可遗有面肌痉挛或面肌抽搐。患者可根据肌电图检查及面神经传导功能测定判断患者面神经受损的程度和预后。

三、诊断与鉴别诊断

面神经炎根据急性起病的周围性面瘫即可诊断。但需与以下疾病鉴别。

（1）格林-巴利综合征：可有周围面瘫，多为双侧性，并伴有对称性肢体瘫痪和脑脊液蛋白细胞分离。

（2）中耳炎、迷路炎、乳突炎等并发的耳源性面神经麻痹，及腮腺、肿瘤、下颌化脓性淋巴结炎等导致面神经炎者多有原发病的特殊症状及病史。

（3）颅后窝肿瘤或脑膜炎引起的周围性面瘫：起病较慢，且有原发病及其他脑神经受损表现。

四、治疗

（一）急性期治疗

急性期治疗以改善局部血液循环，消除面神经的炎症和水肿为主。如系带状疱疹所致的

Hunt 综合征，可口服阿昔洛韦 5mg/（kg·d），每日 3 次，连服 7～10d；皮质类固醇激素泼尼松（20～30mg）每日 1 次，口服，连续 7～10d；改善微循环，减轻水肿可使用 706 代血浆（羟乙基淀粉）或低分子右旋糖酐 250～500mL，静脉滴注每日 1 次，连续 7～10d，亦可加用脱水利尿药；神经营养代谢药物应用维生素 B_1 50～100mg，维生素 B_{12} 500μg，胞磷胆碱 250mg，辅酶 Q_{10} 5～10mg 等，肌肉注射，每日 1 次；理疗法如茎乳孔附近超短波透热疗法，红外线照射。

（二）恢复期治疗

恢复期治疗以促进神经功能恢复为主。①口服维生素 B_1、维生素 B_{12} 各 1～2 片，每日 3 次，地巴唑 10～20mg，每日 3 次；亦可用加兰他敏 2.5～5.0mg，肌肉注射，每日 1 次；②中药、针灸、理疗；③采用戴眼罩、滴眼药水、涂眼药膏等方法保护暴露的角膜；④病后 2 年仍不恢复者，可考虑行神经移植治疗。

五、护理

（一）一般护理

（1）病后两周内应注意休息，减少外出。

（2）面神经炎一般预后良好，约 80％患者可在 3～6 周痊愈，因此应向患者说明病情，使其积极配合治疗，解除心理压力，尤其年轻患者，应保持健康心态。

（3）给予易消化、高热能的半流饮食，保证机体足够营养代谢，增加身体抵抗力。

（二）观察要点

面神经炎是神经科常见病之一，在护理观察中主要注意以下两方面的鉴别。

1. 分清面瘫属中枢性还是周围性瘫痪

中枢性面瘫系对侧皮质延髓束受损引起，故只产生对侧下部面肌瘫痪，表现为鼻唇沟浅、口角下坠、露齿、鼓腮，吹口哨时出现肌肉瘫痪，而皱额、闭眼仍正常或稍差，进行哭、笑等情感运动时，面肌仍能收缩。周围性面瘫所有表情肌均瘫痪，不论何种情感活动，肌肉均无收缩。

2. 正确判断患病一侧

面肌挛缩时病侧鼻唇沟加深，眼裂缩小，易误认健侧为病侧。如让患者露齿时可见挛缩，侧面肌不收缩，而健侧面肌收缩正常。

（三）保护暴露的角膜及防止结膜炎

患者不能闭眼，因此必须注意眼的清洁卫生。①外出必须戴眼罩，避免尘沙进入眼内；②每日抗生素眼药水滴眼，入睡前用眼药膏，以防止患角膜炎或暴露性角膜炎；③擦拭眼泪的正确方向是向上，以防止外翻加重；④注意用眼卫生，养成良好习惯，不能用脏手、脏手帕擦泪。

（四）保持口腔清洁，防止牙周炎

患者患侧面肌瘫痪，进食时食物残渣常停留于患侧颊齿间，故应注意口腔卫生。①经常漱口，必要时使用消毒漱口液；②使用正确刷牙方法，应采用"短横法"或"竖转动法"两种方法，以去除菌斑及食物残片；③牙齿的邻面与间隙容易堆积菌斑，发生牙周炎，可用牙线紧贴牙齿颈部，然后在邻面作上下移动，每个牙齿 4～6 次，直至刮净；④牙龈乳头萎缩和齿间空隙大的情况下可用牙签沿着牙龈的形态线平行插入，不宜垂直插入，以免影响牙齿美观和功能。

（五）家庭护理

1. 注意面部保暖

夏天避免在窗下睡觉，冬天迎风乘车要戴口罩，在野外作业时注意面部及耳后的保护。耳后及病侧面部给予温热敷。

2. 平时加强身体锻炼

增强抗风寒侵袭的能力，积极治疗其他炎性疾病。

3. 瘫痪面肌锻炼

因面肌瘫痪后常松弛无力，患者自己可对着镜用手掌贴于瘫痪的面肌上做环形按摩，每日3~4次，每次15min，以促进血液循环，并可减轻患者健侧面肌对病例面肌的过度牵拉。当神经功能开始恢复时，鼓励患者练习病侧的各单个面肌的随意运动，以促进瘫痪肌的早日康复。

第五章　泌尿系统疾病的护理

第一节　尿路感染

一、概念

尿路感染（UTI）简称尿感，是各种病原微生物感染而引起的尿路急、慢性炎症。多见于育龄女性、老年人、尿路畸形及免疫功根据感染发生的部位，可分为上尿路感染和下尿路感染。上尿路感染主要是肾盂肾炎，下尿路感染主要是膀胱炎。

二、病理生理

正常情况下，尿道口周围有少量细菌寄居，一般不会引起感染。尿路通畅时尿液能冲走绝大部分细菌；尿路黏膜可分泌杀菌物质 IgA、IgG；尿液含高浓度尿素和有机酸，pH 低，不利于细菌生长；男性排尿时前列腺液有杀菌作用。当尿道黏膜有损伤、机体抵抗力下降或入侵细菌毒力大、致病力强时，细菌可侵入尿道并沿尿路上行至膀胱、输尿管或肾脏而发生尿路感染。

三、病因与易感因素

（一）基本病因

主要为细菌感染，以革兰阴性杆菌为主，其中大肠杆菌占 70％以上，其次为副大肠杆菌、变形杆菌、克雷白杆菌等。致病菌常为一种，极少数为两种细菌以上混合感染。细菌的吸附能力是重要的致病力。

（二）易感因素

1.尿路梗阻

任何妨碍尿液自由流出的因素，如结石、前列腺增生、狭窄、肿瘤等均可导致尿液积聚，细菌不易被冲洗清除，而在局部大量繁殖引起感染。

2.膀胱输尿管反流

输尿管壁内段及膀胱开口处的黏膜形成阻止尿液从膀胱输尿管口反流至输尿管的屏障，当其功能或结构异常时可使尿液从膀胱逆流到输尿管，甚至肾盂，导致细菌在局部定植，发生感染。

3.机体免疫力低下

如长期使用免疫抑制剂、糖尿病、长期卧床、严重的慢性病等。

4.妊娠

2％～8％妊娠妇女可发生尿路感染，与孕期输尿管蠕动功能减弱、暂时性膀胱输尿管活瓣关闭不全及妊娠后期子宫增大致尿液引流不畅有关。

5.性别和性活动

女性尿道较短（约 4cm）而宽，距离肛门较近，开口于阴唇下方是女性容易发生尿路感染的重要因素。性生活时可将尿道口周围的细菌挤压入膀胱引起尿路感染。

6.医源性因素

导尿或留置导尿管、膀胱镜和输尿管镜检查、逆行性尿路造影等可致尿路黏膜损伤、将细菌带入尿路，易引发尿路感染。据文献报道，即使严格消毒，单次导尿后，尿感的发生率为 1%～2%，留置导尿管1d感染率约 50%，超过 3d 者，感染发生率可达 90% 以上。

四、临床表现

（一）急性膀胱炎

主要为膀胱刺激征的表现：患者出现尿频、尿急、尿痛、下腹部不适等膀胱刺激征，常有白细胞尿，约 30% 有血尿，偶见肉眼血尿。

（二）急性肾盂肾炎

起病较急，常出现寒战、高热、头痛、乏力、肌肉酸痛、食欲减退、恶心、呕吐等全身症状及尿频、尿急、尿痛、下腹部不适、血尿、脓尿、腰痛、肾区压痛或叩痛、输尿管点压痛等泌尿系统表现。并发症有肾乳头坏死和肾周脓肿。

（三）无症状性菌尿

表现为患者有真性菌尿而无尿感的症状。

五、辅助检查

（1）血常规：急性期白细胞计数和中性粒细胞比例升高。

（2）尿常规：尿液外观浑浊，尿沉渣镜检可见大量白细胞、脓细胞，白细胞管型有助于肾盂肾炎的诊断。

（3）尿细菌学检查：可见真性菌尿。

（4）影像学检查：可了解尿路情况，及时发现有无尿路结石、梗阻、反流、畸形等导致尿路感染反复发作的因素。对于反复发作的尿路感染应行 IVP。

六、治疗

（一）治疗原则

去除易感因素，合理使用抗生素，在未有药物敏感试验结果时，应选用对革兰阴性杆菌有效的抗菌药物，获得尿培养结果后，根据药敏试验选择药物。

（二）药物治疗

1.应用抗生素

抗生素可抑制或杀灭细菌，控制感染，改善尿路刺激症状。治疗常用的有复方磺胺甲噁唑口服；或氟喹酮类（氧氟沙星）每次 0.2g，3 次/d；或头孢类（头孢噻肟钠）等，症状明显者予静脉用药。

2.应用碱性药物

碱性药物可以碱化尿液，增强抗菌药物的疗效，减轻尿路刺激的症状。常用的有碳酸氢钠口服，每次 1.0g，3 次/d。

3.其他对症治疗

解热镇痛药，可降低体温缓解疼痛，增加患者舒适。常用萘普生 0.125mg，口服或安痛定 2mL 肌肉注射。

七、护理评估

（一）一般评估

1.生命体征（T、P、R、BP）

感染严重时患者体温一般会升高；脉搏、呼吸会偏快；血压正常或偏低。

2.患者主诉

有无尿频、尿急、尿痛、腰痛等症状。

3.相关记录

尿量、尿液性状、饮食、皮肤等记录结果。

（二）身体评估

1.视诊

面部表情，是否为急性、痛苦面容。

2.触诊

腹部、膀胱区有无触痛压痛。

3.叩诊

肾区、输尿管行程有无压痛、叩击痛。

（三）心理-社会评估

患者在疾病治疗过程中的心理反应与需求，家庭及社会支持情况，引导患者正确配合疾病的治疗与护理。

（四）辅助检查结果评估

1.尿常规

尿中白细胞有无减少，有无出现白细胞管型。

2.尿细菌学检查

真性菌尿有助于疾病的诊断，清洁中段尿细菌定量培养菌落数 $\geq 10^5/mL$，则为真性菌尿；如菌落计数 $< 10^4/mL$，则为污染。膀胱穿刺尿定性培养有细菌生长也提示真性菌尿。

（五）尿路感染治疗常用药效果的评估

（1）抗生素一般用药 72h 可显效，若无效则应根据药物敏感试验更改药物，必要时联合用药。

（2）口服磺胺类药物要注意有无磺胺结晶形成。

（3）服用解热镇痛药后体温的变化，注意体温过低或出汗过多引起虚脱。

八、主要护理诊断/问题

（1）排尿障碍：与尿感所致的尿路刺激征有关。

（2）体温过高：与急性肾盂肾炎有关。

（3）焦虑：与病程长、病情反复发作有关。

（4）潜在并发症：肾乳头坏死、肾周脓肿等。

（5）知识缺乏：缺乏预防尿路感染的知识。

九、护理措施

（一）适当休息

为患者提供安静、舒适环境，增加休息与睡眠时间。肾区疼痛明显时应卧床休息，嘱患者少站立或弯腰，必要时遵医嘱给予止痛剂。高热患者应卧床休息，体温超过 39℃ 时可采用冰敷、酒精擦浴等措施进行物理降温，必要时药物降温。

（二）合理饮食

给予高蛋白、高维生素和易消化的清淡饮食，鼓励患者多饮水，每日饮水量不少于 2000mL，增加尿量，以冲洗膀胱、尿道、促进细菌和炎性分泌物排出，减轻尿路刺激症状。

（三）用药护理

1.合理用药

遵医嘱合理选用抗生素，注意观察疗效及药物不良反应。停服抗生素 7d 后，需进行尿细菌定量培养，如结果阴性表示急性细菌性膀胱炎已治愈；如仍有真性细菌尿，应继续给予 2 周抗生素治疗。

2.磺胺类药物

口服可引起恶心、呕吐、厌食等胃肠道反应，经肾脏排泄时易析出结晶，还可引起粒细胞减少等，服用时应多饮水并口服碳酸氢钠碱化尿液以减少磺胺结晶的形成和减轻尿路刺激征。

（四）心理护理

应向患者解释本病的特点及规律，说明紧张情绪不利于尿路刺激征的缓解，指导患者放松心态、转移注意力，消除紧张情绪及恐惧心理，积极配合治疗。

（五）健康教育

（1）个人卫生：指导患者保持良好的生活习惯，学会正确清洁外阴的方法，保持外阴清洁干燥，穿宽松合体的衣服，尽量不穿紧身内衣。

（2）多喝水、勤排尿、勿憋尿。

（3）按时、按量、按疗程坚持用药，勿随意停药，并定期随访，一旦出现尿路感染的症状，尽快诊治。

十、护理效果评估

（1）患者尿路刺激征是否减轻或消失。

（2）患者体温是否恢复正常。

（3）患者情绪是否稳定，能否积极配合治疗。

第二节　急性肾小球肾炎

一、概念

急性肾小球肾炎（AGN）简称急性肾炎，是一组起病急，以血尿、蛋白尿、水肿和高血压为特征的肾脏疾病，可伴有一过性肾损害。本病多见于链球菌感染后。

二、病理生理

急性肾小球肾炎常发生于 β 溶血链球菌引起的上呼吸道感染或皮肤感染后，链球菌的细胞壁成分或某些分泌蛋白刺激机体产生抗体，形成循环免疫复合物沉积于肾小球或原位免疫复合物种植于肾小球而最终发生免疫反应引起双肾脏弥漫性炎症。病理类型为毛细血管内增生性肾炎，呈弥漫性病变，以肾小球系膜细胞及内皮细胞为主，但肾小球病变不明显。

三、病因与诱因

链球菌感染为主要病因，其他细菌、病毒和寄生虫的感染也可为致病因素。

四、临床表现

急性肾炎发病前常有前驱感染，潜伏期为 1～3 周，起病急，病情轻重不一，预后大多较好。

（1）尿液改变：尿量减少，出现蛋白尿，血尿（常为首发症状）。

（2）水肿：水肿为首发症状，见于 80％ 以上的患者，多表现为晨起眼睑水肿，可伴双下肢水肿，重者可出现全身水肿、腹腔积液和胸腔积液。

（3）高血压：80％ 的患者出现一过性的轻中度高血压，可随尿量增加，水钠潴留减轻而恢复正常。

（4）肾功能异常：部分患者因尿量减少可出现一过性轻度氮质血症，随尿量增加可恢复正常，极少数患者可出现急性肾衰竭。

（5）并发症：心力衰竭、高血压脑病、急性肾衰竭。

五、辅助检查

（1）尿液检查：几乎所有患者均有镜下血尿，尿蛋白多为＋～＋＋。

（2）抗链球菌溶血素"O"抗体（ASO）测定：ASO 滴度可见升高。

（3）血清补体测定：可检测总补体及补体 C_3 的动态变化。

（4）肾功能检查：可有一过性尿素氮升高。

六、治疗

（一）治疗原则

以对症治疗、卧床休息为主，积极控制感染和预防并发症，急性肾衰竭者予短期透析。

（二）药物治疗

1.利尿剂的应用

利尿剂可增加尿钠排出，减少体内水钠潴留，减轻水肿。常用噻嗪类利尿和保钾利尿剂合用，氢氯噻嗪 25mg，3 次/d，氨苯蝶啶 50mg，3 次/d，两者合用可提高利尿效果，并减少低钾血症的发生；袢利尿剂常用呋塞米，20～120mg/d，口服或静脉注射。

2.无肾毒性抗生素

青霉素、头孢菌素。

3.降压药

首选对肾脏保护作用的降压药，常用血管紧张素转换酶抑制剂（ACEI）（如卡托普利、贝那普利）和血管紧张素Ⅱ受体阻滞剂（ARB）（如氯沙坦），两药降压同时，还可减轻肾小球高滤过、高灌注、高压力状态。

七、护理评估

（一）一般评估

1.生命体征（T、P、R、BP）

感染未控制时可有发热；水钠潴留致血容量增加可有血压升高、心率、呼吸加快。

2.患者主诉

发病前有无上呼吸道感染或皮肤感染；有无尿量减少、肉眼血尿；水肿发生的部位，有无腹胀等。

3.相关记录

身高、体重、饮食、睡眠及排便情况等。

（二）身体评估

1.视诊

皮肤是否完好，有无感染病灶；水肿的部位及程度等。

2.触诊

（1）测量腹围：观察有无腹水征象。

（2）观察颜面及全身水肿情况：根据每天水肿的部位记录情况与患者尿量情况作动态的综合分析，判断水肿是否减轻，治疗是否有效。

3.叩诊

腹部有无移动性浊音、有无胸腔积液，心界有无扩大。

4.听诊

两肺有无湿啰音和哮鸣音。

（三）心理-社会评估

了解患者对疾病的认识程度，有无因疾病而导致的焦虑、恐惧等不良情绪。评估患者家庭及社会的支持情况。

（四）辅助检查结果评估

1.ASO 测定

ASO 滴度高低与链球菌感染有关，滴度明显升高说明近期有链球菌感染，但早期用青霉素后，滴度可不高。

2.补体测定

血清补体的动态变化是急性链球菌感染后急性肾炎的重要特征，发病初期补体 C_3 明显下降，8周内渐恢复正常。

（五）主要用药的评估

（1）利尿剂治疗时：尤其注意有无电解质紊乱，有无出现嗜睡、精神萎靡、呕吐、厌食、心音低钝、肌张力低或惊厥等症状。

（2）抗生素应用注意有无肾毒性。

八、主要护理诊断/问题

（1）体液过多：与肾小球滤过率下降导致水钠潴留有关。

（2）有皮肤完整性受损的危险：与皮肤水肿有关。

九、护理措施

（一）休息与活动

急性期要绝对卧床休息，待血压恢复正常、水肿消退、肉眼血尿消失后方可逐步增加活动量。

（二）病情观察

观察水肿的部位、特点、程度及消长情况，定期测量胸围、腹围、体重的变化，有利于治疗效果评估及判断有无胸腹腔积液的出现等，或作为调整输入量和速度、饮水量及利尿剂用量的依据。记录24h出入量，监测尿量变化，监测生命体征，尤其是血压。观察有无心力衰竭、高血压脑病的表现，密切监测实验室检查结果。

（三）饮食护理

急性期的患者严格限制钠的摄入减轻水肿和心脏负荷。每天食盐量1～2g，水肿消退、血压下降，病情好转后可逐渐恢复正常饮食。有氮质血症时限制蛋白入量，给予足量的热量和维生素。尿量减少时注意控制水和钾的摄入。

（四）皮肤护理

保持皮肤清洁，防止皮肤破溃与感染。勿用力过大清洁皮肤，避免擦伤皮肤。重度水肿者避免肌肉内注射，应采取静脉途径保证药物准确及时输入。静脉穿刺时严格消毒皮肤，穿刺点在各层组织不在同一部位。定期观察水肿部位和皮肤情况，注意有无破溃、发红现象，及时处理异常情况。

（五）预防感染

保持环境清洁，定期空调消毒，定时开门窗通风换气，保持室内温度和湿度合适。尽量减少病区探访人次，限制上呼吸道感染者探访。病区的地板、桌子要用消毒水清洁。

（六）用药护理

注意观察利尿的疗效和不良反应。

（七）心理护理

多关心体贴患者，及时解答患者及家属的各种疑问，指导其保持乐观心态及稳定的情绪。

（八）健康教育

1.预防上呼吸道感染

解释本病与感染的关系，加强个人卫生、注意保暖，预防呼吸道等各种感染。

2.休息和活动

患病期间加强休息，病情稳定后可从事轻体力活动，痊愈后可参加体育活动，增强体质，1～2年内应避免重体力活动和劳累。

3.自我监测

指导患者自我监测血压，观察尿量、血尿、蛋白尿等，定时随访。

4.急需就诊的指标

诉患者如果出现下列任何一种情况，请速到医院就诊。

（1）尿量减少、血尿。

（2）面部、下肢水肿。

（3）感冒、发热。

十、护理效果评估

（1）患者肉眼血尿消失，血压回复都正常，浮肿减轻或消退。

（2）患者有效预防高血压脑病及严重循环充血，活动耐力增加。

（3）患者掌握预防本病的知识。

第三节　急进性肾小球肾炎

一、概念

急进性肾小球肾炎（RPGN），是一组病情发展急骤，由血尿，蛋白尿迅速发展为少尿或无尿直至急性肾衰竭的急性肾炎综合征。

急进性肾小球肾炎包括原发性急进性肾小球肾炎、继发于全身性疾病的急进性肾小球肾炎和在原发性肾小球基础上形成广泛新月体。

二、病理生理

RPGN的基本发病机制为免疫反应。根据免疫病理可分为3型。Ⅰ型为抗肾小球基膜型；Ⅱ型为免疫复合型；Ⅲ型为非免疫复合型物。

本病病理类型为新月体型肾小球肾炎（毛细血管外增生性肾炎），50％的肾小囊腔内有大量的新月体形成，新月体组织学改变：细胞性→细胞纤维性→纤维性，最后导致肾小球硬化。

三、病因与诱因

在有原发性肾小球疾病基础上，发病前上呼吸道感染、受凉及劳累、免疫力低下。

四、临床表现

本病起病较急、发病前可有上呼吸道感染。临床表现似急性肾炎，可有尿量减少、血尿、蛋白尿、水肿和高血压，但病情进展快，可迅速出现少尿或无尿，肾功能损害进展急速，在数周或半年内发展为尿毒症，伴中度贫血。

五、辅助检查

（1）肾功能检查：血肌酐、尿素氮进行性升高，内生肌酐清除率进行性下降。

（2）肾活组织检查：有利于确诊，可帮助判断病程、预后等。

六、治疗

（一）治疗原则

尽快明确病因及免疫病理诊断，早期实施治疗。急性期控制病情进展；维持期巩固治疗；对症治疗缓解症状（包括利尿、降压、抗感染和纠正水电解质、酸碱平衡紊乱等）；替代治疗（急性期或慢性肾衰竭期的治疗）。

（二）药物治疗

1.糖皮质激素联合细胞毒药物

可通过抗感冒和免疫抑制达到缓解病情的目的，主要用于Ⅱ、Ⅲ型。常用甲泼尼龙与环磷酰胺联合应用。

2.对症治疗

应用利尿剂、降压药、抗生素、碱剂等。

七、护理评估

护理评估同急性肾炎，但要注意了解起病的时间及病情发展的速度。在用药的评估方面，要注意了解糖皮质激素及细胞毒药物的用药方法是否正确，有无发生不良反应等。

八、主要护理诊断/问题

（1）潜在并发症：急性肾衰竭。

（2）体液过多：与肾小球滤过率下降、大剂量激素治疗导致水钠潴留有关。

（3）有感染的危险：与激素、细胞毒药物的作用，大量蛋白尿、血浆置换致机体抵抗力下降有关。

九、护理措施

（一）休息

急性期要绝对卧床休息，时间较急性肾小球肾炎更长，避免劳累。

（二）病情观察

（1）监测患者的神志、生命体征、特别是心律、心率的变化。

（2）记录24h尿量，定期检测尿常规、肾功能，注意水肿的消长情况。

（3）注意电解质的变化，尤其是血钾的浓度，观察有无高钾血症的表现。

（4）密切观察是否出现各种感染的征象，如体温升高、咳嗽咳痰、白细胞计数增高等，应予及时处理。

（三）预防和控制感染

严格执行各项无菌技术操作；定时消毒病室环境；控制探视人员；注意个人卫生，避免受凉、感冒。

（四）水肿皮肤护理

同急性肾炎。

（五）用药护理

（1）使用激素者应注意激素应饭后口服，以减少对胃黏膜的刺激；长期用药者要补充维生素D和钙剂，预防骨质疏松；大量冲击治疗时，应对患者实行保护性隔离，防止感染；

告知患者不能擅自减量或停药，以免引起反跳现象。

（2）细胞毒类药物环磷酰胺使用时，嘱患者多饮水，以促进药物从尿中排出，并观察其不良反应，有无恶心、呕吐及血尿。

（3）利尿剂治疗时尤其注意有无电解质紊乱，有无出现嗜睡、精神萎靡，呕吐、厌食、心音低钝、肌张力低或惊厥等症状。

（六）心理护理

多关心体贴患者，尽可能减少负性情绪对疾病控制与康复的影响。

（七）健康教育

1.疾病预防指导

告知患者本病发病常与呼吸道感染有关，应加强个人卫生、注意保暖等预防各种感染。

2.休息和活动

患病期间加强休息，病情稳定后可从事轻体力活动，痊愈后可参加体育活动，增强体质，1~2年内应避免重体力活动和劳累。

3.用药指导

告知严格遵守诊疗计划的重要性，指导患者对激素和细胞毒药物不良反应的观察，不可擅自更改用药和停止治疗，避免使用肾毒性药物。

4.自我监测

指导患者如何监测病情变化，告知病情好转后仍需较长时间的随访。

十、护理效果评估

（1）患者尿量增加，水肿减轻或消退，血压恢复正常。

（2）患者有效预防急性肾衰竭的发生，活动耐力增加。

（3）患者掌握预防本病的知识。

第四节 慢性肾小球肾炎

一、概念

慢性肾小球肾炎（CGN），简称慢性肾炎，是一组以血尿、蛋白尿、高血压和水肿为基本临床表现的肾小球疾病。其临床特点为病情迁延，病变缓慢进展，可伴不同程度的肾功能减退，最终将发展为慢性肾衰竭。

二、病理生理

慢性肾炎可由多种病理类型引起，常见类型有系膜增生性肾炎、系膜毛细血管性肾炎、局灶性节段性肾小球硬化性、膜性肾病等。病变发展到后期，以上不同类型病理变化均可转化为不同程度的肾小球硬化，相应肾单位的肾小管萎缩、肾间质纤维化，肾脏体积缩小、皮质变薄。

三、病因与诱因

病因尚不明确，多由各种原发性肾小球疾病发展而成，仅少数由急性肾炎发展所致。起始因素多为免疫介导炎症。

感染、劳累、妊娠、应用肾毒性药物、预防接种以及高蛋白、高磷、高脂饮食可引起肾损害，加快病情进展。

四、临床表现

以青中年男性多见，多数起病隐匿，临床表现差异较大。蛋白尿和血尿出现较早且多较轻；早期水肿可有可无，多为眼睑或下肢的轻中度水肿，晚期可持续存在；90％以上患者有不同程度高血压；随着病情的发展逐渐出现夜尿增加，肾功能减退，最后发展为慢性肾衰竭而出现相应的临床表现。

五、辅助检查

（1）实验室检查：尿常规可检测是否出现尿异常（蛋白尿、血尿、管型尿）等；血常规可帮助对贫血及其程度的判断；肾功能检查可了解氮质血症、内生肌酐清除率的情况，有助于对肾功能损害程度的判断。

（2）B超检查：晚期双肾脏缩小，皮质变薄。

六、治疗

（一）治疗原则

防止或延缓肾功能减退、改善或缓解临床症状及防治严重合并症。药物治疗一般不宜用激素及细胞毒药物。

（二）药物治疗

1.降压药

应选择对肾脏有保护作用的降压药，首选血管紧张素转换酶抑制剂（ACEI）（如卡托普利、贝那普利）和血管紧张素Ⅱ受体阻滞剂（ARB）（如氯沙坦），两药在降压的同时，还可减轻肾小球高滤过、高灌注、高压力状态。

2.血小板解聚药

常用双嘧达莫300～400mg/d或小剂量阿司匹林50～300mg/d，口服。

3.利尿剂

噻嗪类常用氢氯噻嗪25mg，每天3次；保钾利尿剂常用氨苯蝶啶50mg，每天3次；祥利尿药有呋塞米，20～120mg/d，口服或静脉注射。

七、护理评估

（一）一般评估

1.生命体征（T、P、R、BP）

大部分患者可有不同程度的高血压。

2.患者主诉

有无尿量减少、泡沫尿、血尿；水肿的发生时间、部位、特点、程度、消长情况；血压是否升高，有无头晕头痛；有无气促、胸闷、腹胀等腹腔、胸腔、心包积液的表现；有无发热、咳嗽、皮肤感染、尿路刺激征等。

3.相关记录

身高、体重、饮食、睡眠及排便情况等。

（二）身体评估

1.视诊

面部颜色（贫血）；有无水肿（肾炎性水肿多从颜面部开始，肾病性水肿多从下肢开始）；皮肤黏膜有无破损；腹部有无膨隆或蛙状腹。

2.触诊

（1）测量腹围：观察有无腹水征象。

（2）颜面、下肢水肿的情况：根据每天水肿的部位记录情况与患者尿量情况作动态的综合分析，判断水肿是否减轻，治疗是否有效。

3.叩诊

肾区有无叩击痛；腹部有无移动性杂音；肺下界移动范围有无变小；心界有无扩大。

4.听诊

两肺有无湿啰音和哮鸣音。

（三）心理-社会评估

了解患者的心理反应状况及社会支持情况，如医疗费用来源是否充足、家庭成员的关心程度等。

（四）辅助检查结果评估

1.尿液检查

有无血尿、蛋白尿，各种管型尿。

2.血液检查

注意有无红细胞和血红蛋白的异常；Scr 和 BUN 升高和 Ccr 下降的程度。

3.B 超

双侧肾脏是否为对称性缩小、皮质变薄。

4.肾活组织检查

可根据肾小球病变的病理类型，了解治疗效果及预后。

（五）主要用药的评估

1.利尿剂

尤其注意有无电解质紊乱，有无出现嗜睡、精神萎靡，呕吐、厌食、心音低钝、肌张力低或惊厥等症状。

2.降压药

理想的血压控制水平视蛋白尿程度而定，尿蛋白＞1g/d 者，血压最好控制在 125/75mmHg 以下；尿蛋白＜1g/d 者，最好控制在 130/80mmHg 以下。

3.血小板解聚药

注意有无皮肤黏膜出血情况、血尿等出血征象。

八、主要护理诊断/问题

（1）体液过多：与肾小球滤过率下降、水钠潴留、低蛋白血症有关。

（2）营养失调：营养低于机体需要量与摄入量减少及肠道吸收减少有关。

（3）知识缺乏：缺乏本病防治知识。

九、护理措施

（一）休息与活动

注意多卧床休息，待血压稳定、水肿消退后增加活动量，以次日不觉疲劳为度。

（二）饮食护理

予优质低蛋白、低磷、高热量饮食，每天蛋白质入量控制在 $0.6\sim0.8g/kg$，其中60%以上为动物蛋白质；少尿者应限制水的摄入，每天入量约为前一天 24h 的尿量加上500mL；明显水肿、高血压者予低盐饮食。

（三）用药护理

严格按医嘱用药，并注意观察常用药的毒副作用，发现问题及时处理，控制输液总量及速度等。

（四）皮肤护理

同急性肾小球肾炎。

（五）健康教育

1.活动与休息指导

制订个体化的活动计划，注意休息，避免过度劳累。适当活动，增强抵抗力，预防各种感染。

2.饮食指导

解释优质低蛋白、低磷、低盐、高热量饮食的重要性，指导患者根据病情选择合适的食物和量。

3.用药指导

按医嘱用药，避免使用肾毒性药物。

4.病情监测

指导患者或家属学会自我监测血压及观察水肿程度和尿液的变化，定时复诊。

5.就诊的指标

告诉患者如果出现下列任何一种情况，请速到医院就诊。

（1）恶心、呕吐；头痛、头晕。

（2）面部、腹部、下肢肿胀。

（3）血尿、大量泡沫尿。

十、护理效果评估

（1）患者血压控制在良好状态。

（2）患者水肿减轻或消退。

（3）患者皮肤无损伤或感染。

（4）患者认识到饮食治疗的重要性，遵守饮食计划。

第五节　肾病综合征

一、概念

肾病综合征是由各种肾脏疾病引起的以大量蛋白尿（尿蛋白＞3.5g/d）、低蛋白血症（血浆清蛋白＜30g/L）、水肿、高脂血症为临床表现的一组综合征。

肾病综合征分为原发性和继发性两大类。原发性肾病综合征是原发于肾脏本身的肾小球疾病，继发性肾病综合征是继发于全身或其他系统的疾病，例如糖尿病、肾淀粉样变性、系统性红斑狼疮、多发性骨髓瘤等。

二、病理生理

肾病综合征的发病机制为免疫介导性炎症所致的肾损害。当肾小球滤过膜的屏障功能受损，其对血浆蛋白的通透性增高，使原尿中蛋白含量增多，当超过肾小管的重吸收时，则形成大量蛋白尿。大量清蛋白自尿中丢失导致低蛋白血症，使血浆胶体渗透压明显下降，水分从血管内进入组织间隙而引起水肿。由于低蛋白血症刺激肝脏代偿性合成蛋白质的同时，脂蛋白的合成也增加，加之后者分解下降，故出现高脂血症。

三、病因与诱因

（一）基本病因

1.原发性肾病综合征

原发于肾脏本身的肾小球疾病，如急性肾炎、急进性肾炎、慢性肾炎等原发性肾小球肾病，或病理诊断中的微小病变型肾病、系膜增生性肾小球肾炎、局灶性节段性肾小球硬化、膜性肾病及系膜毛细血管性肾小球肾炎等。

2.继发性肾病综合征

继发于全身系统性疾病或先天遗传性疾病在病变过程中累及肾脏。

（二）诱因

常因上呼吸道感染、受凉及劳累起病。

四、临床表现

（一）大量蛋白尿和低蛋白血症

患者每日从尿中丢失大量蛋白质（＞3.5g/d），是导致低蛋白血症的主要原因。

（二）水肿

患者常为全身性水肿，以身体下垂部位明显，常为凹陷性水肿。重者常合并胸腔、腹部、心包等处的积液。

（三）高脂血症

患者以高胆固醇血症最为常见，血液中的甘油三酯、低密度脂蛋白、极低密度蛋白含量升高。

（四）并发症

1.感染

感染是肾病综合征常见的并发症，多为院内感染，感染部位以呼吸道、泌尿道、皮肤感染最多见。

2.血栓、栓塞

血栓、栓塞多发生于肾静脉、下肢静脉和脑动脉、肺动脉等处，其中以肾静脉血栓最为多见。

3.急性肾衰竭

因有效循环血容量减少、肾血流量下降导致的肾前性氮质血症，经扩容、利尿治疗可恢复。少数可发展为肾实质性急性肾衰竭，主要表现为少尿、无尿，扩容、利尿治疗无效。

4.其他

蛋白质营养不良，儿童生长发育迟缓；动脉硬化、冠心病；机体抵抗力低下，易发生感染等。

五、辅助检查

（1）实验室检查：24h 候尿蛋白的检测可对蛋白尿进行定量；血生化检查可了解低蛋白血症、高脂血症的程度；肾功能检查可了解氮质血症、内生肌酐清除率的情况，有助于对急性肾衰竭的判断。

（2）肾 B 超检查：双肾正常或缩小。

（3）肾活组织病理检查：该检查是确诊肾小球疾病的主要依据，可明确肾小球病变类型，指导治疗及判断预后。

六、治疗

利尿消肿，降血脂，抑制免疫与炎症反应。

（一）利尿消肿

（1）噻嗪类：常用氢氯噻嗪 25mg，每天 3 次。

（2）保钾利尿：常用氨苯蝶啶 50mg，每天 3 次为基本治疗，与噻嗪类利尿药合用提高利尿效果。

（3）袢利尿药：呋塞米，20～120mg/d。

（4）渗透利尿药：常用不含钠的低分子右旋糖酐静脉滴注，随之加呋塞米利尿药可增强利尿效果。

（5）血浆或血浆清蛋白静脉输注提高胶体渗透压，同时加袢利尿药有良好的利尿效果。

（二）减少尿蛋白

应用血管紧张素转换酶抑制剂和其他降压药，可通过降低肾小球内压而达到不同程度的减少尿蛋白的作用。

（三）降脂治疗

常用他汀类、氯贝丁酯类降脂药。

（四）抑制免疫与炎症反应

1.肾上腺糖皮质激素

可抑制免疫反应，减轻、修复滤过膜损害，有抗感冒、抑制醛固酮和抗利尿激素等作用。使用原则为起始足量、缓慢减药和长期维持。常用泼尼松，开始量为 1mg/（kg·d），全天量顿服，8～12 周后开始减量至 0.4～0.5mg/（kg·d）时，维持 6～12 个月。

2.细胞毒药物

用于激素抵抗型或依赖型，常用环磷酰胺，每天 100～200mg 分次口服，或隔天静脉注射，总量达到 6～8g 后停药。

（五）控制感染

当发生感染时，应选择敏感、强效及无肾损害的抗生素治疗。

（六）防止血栓

常用肝素、双嘧达莫等。

七、护理评估

（一）一般评估

1.生命体征（T、P、R、BP）

合并感染时可出现体温升高；高度水肿可致有效血容量减少，血压下降甚至休克。

2.患者主诉

水肿的发生时间、部位、特点、程度、消长情况，有无气促、胸闷、腹胀等腹腔、胸腔、心包积液的表现。有无尿量减少、泡沫尿、血尿，有无发热、咳嗽、皮肤感染、尿路刺激征等。

3.相关记录

身高、体重、饮食、睡眠及排便情况等。

（二）身体评估

1.视诊

颜面部、肢体的水肿情况（肾病性水肿多从下肢开始）；皮肤黏膜有无破损；腹部有无膨隆或蛙状腹。

2.触诊

（1）测量腹围：观察有无腹水征象。

（2）颜面、下肢水肿情况：凹陷性水肿为低蛋白血症导致。

3.叩诊

腹部有无移动性杂音；肺下界移动范围有无变小；心界有无扩大。

4.听诊

两肺有无湿啰音和哮鸣音。

（三）心理-社会评估

了解患者在疾病治疗过程中的心理反应与需求，家庭及社会支持情况，如医疗费用来源是否充足、家庭成员的关心程度等。

（四）辅助检查结果评估

（1）尿液检查：了解尿蛋白的定性、定量结果，有无血尿、各种管型等。

（2）血液检查：注意各项生化指标，有无电解质紊乱、低蛋白血症、高脂血症；Scr 和

BUN 升高和 Ccr 下降的程度。

（3）根据肾小球病变的病理类型，了解治疗效果及预后。

（五）主要用药的评估

1.利尿剂

了解用药后尿量的变化、水肿的消退情况，尿量较多时尤其注意有无电解质紊乱、血容量不足的表现。

2.糖皮质激素

长期服用糖皮质激素注意有无水钠潴留、血糖升高、血压升高、低血钾、消化道溃疡精神兴奋及出血、骨质疏松、继发感染、伤口不愈合，以及肾上腺皮质功能亢进症的表现，如向心性肥胖、痤疮、多毛等不良反应。

3.细胞毒类药物

运用环磷酰胺治疗有无中毒性肝炎、骨质疏松、性腺抑制（尤其男性）、出血性膀胱炎及脱发等。

八、主要护理诊断/问题

（1）营养失调：低于机体需要量与大量蛋白尿、摄入减少及吸收障碍有关。

（2）体液过多：与低蛋白血症致血浆胶体渗透压下降等有关。

（3）有感染的危险：与机体抵抗力下降、应用激素和（或）免疫抑制剂有关。

（4）有皮肤完整性受损的危险：与水肿、营养不良有关。

九、护理措施

（一）适当休息

卧床休息，严重水肿、胸腔积液，出现呼吸困难者取半卧位，眼睑、面部水肿者枕头应稍垫高，水肿消退可适当增加活动量。

（二）饮食护理

提供正常量的优质蛋白质饮食，每天摄入蛋白质为 1g/kg，如有肾功能损害时，应根据肌酐清除率情况予优质低蛋白饮食，并保证足够的热量。为减轻高脂血症，应少食富含饱和脂肪酸的食物如动物油脂，多吃多聚不饱和脂肪酸的食物如植物油，以及富含可溶性纤维的食物如豆类、燕麦等。

（三）皮肤护理

保持皮肤清洁，防止皮肤破溃与感染。勿用力过大清洁皮肤，避免擦伤皮肤。重度水肿者避免肌肉内注射，应采取静脉途径保证药物准确及时输入。静脉穿刺时严格消毒皮肤，穿刺点在各层组织不在同一部位。定期观察水肿部位和皮肤情况，注意有无破溃、发红现象，及时处理异常情况。

（四）用药护理

严格按医嘱定时、定量、按疗程用药，注意观察常用药的毒副作用，发现问题及时处理。

（五）心理护理

积极主动与患者沟通，耐心倾听他们的倾诉，解答其提出的问题，指导其保持乐观心态、情绪稳定，给予患者及家属精神支持。

（六）健康教育

1.饮食指导

宜选择高纤维、低脂、低胆固醇、低盐、正常量的蛋白质、充足热量、富含维生素的易消化、清淡饮食。

2.用药指导

按时、正确服用相关药物，让患者了解常用药物不良反应及自我观察要点。

3.预防感染的措施

注意保暖，防止受凉，尤其是要避免呼吸道感染。

4.适当活动计划

制订个体化的活动计划，注意休息，避免过度劳累。

5.自我观察

观察水肿的部位、特点、程度及消长情况，定期测量胸围、腹围、体重的变化，有利于治疗效果评估及有无胸腹腔积液的出现等，或作为调整输入量和速度、饮水量及利尿剂用量的依据。

6.就诊的指标

（1）尿量减少、大量泡沫尿。

（2）面部、腹部、下肢肿胀。

（3）发热、咳嗽、皮肤感染等。

十、护理效果评估

（1）患者饮食结构合理，营养状况改善，血浆白蛋白升高。

（2）患者水肿减轻或消退。

（3）患者能够积极配合采取预防感染措施，未发生感染。

（4）患者皮肤无破损或感染。

（5）患者自觉症状好转。

第六节　急性肾衰竭

一、概述

急性肾衰竭（ARF）是由各种原因引起的肾功能在短时间内（数小时至数周）突然下降而出现的氮质废物滞留和尿量减少综合征。肾功能下降可发生在原来无肾脏病的患者，也可发生在慢性肾脏病（CKD）患者。ARF 主要表现为氮质废物血肌酐（Cr）和尿素氮（BUN）升高，水、电解质和酸碱平衡紊乱，及全身各系统并发症。常伴有少尿，但也可以无少尿表现。

二、病理生理

由于病因及病变的严重程度不同，病理改变可有显著差异，肉眼见肾脏体积增大，质软，切面肾皮质苍白，缺血，髓质呈暗红色。典型的缺血性急性肾衰竭镜下见肾小管上皮细胞变性坏死、从基膜上脱落，管腔内有管型堵塞，基膜常有破坏。肾毒性急性肾衰竭上皮细胞的坏死及基膜的破坏不如缺血性急性肾衰竭明显。如基膜完整性破坏，则肾小管上皮细胞多不能再生。

三、主要病因与诱因

（一）肾前性

肾实质的结构无异常变化，是有效血容量下降引起肾血流灌注不足，导致了肾小球滤过率下降。常见病因有：①各种原因的液体丢失、出血导致的血容量不足；②各种心脏病导致的心排血量减少；③各种原因引起的肾内血流动力学改变，如使用降压药等。

（二）肾实质性

由于肾实质损伤所致，最常见的是肾缺血或肾毒性物质损伤肾小管上皮细胞。常见的肾性因素有：①急性肾小管坏死；②急性肾间质病变；③肾小球和肾小管病变。

（三）肾后性

由于各种原因的急性尿路梗阻所致。常见病因有尿路结石、双侧肾盂积液、前列腺增生和肿瘤等。如及时解除病因，肾功能常得以恢复。

四、临床表现

（一）起始期的临床表现

此期有严重的肾缺血，但未发生明显的肾实质性损伤，主要是原发病的症状体征，若及时治疗，肾损害可逆转。

（二）维持期的临床表现

此期又称少尿期，肾小球滤过率维持在低水平，大多患者出现少尿或无尿。

1.急性肾衰竭的全身表现

（1）消化系统症状：（最早出现的症状）食欲减退、恶心、呕吐、腹胀、腹泻等，严重者可发生消化道出血。

（2）呼吸系统症状：因容量负荷过度，可出现呼吸困难、咳嗽、憋气、胸痛等症状。

（3）循环系统症状：可出现高血压、心力衰竭、肺水肿、心律失常及心肌病变等表现。

（4）神经系统症状：出现意识障碍、躁动、谵妄、抽搐、昏迷等尿毒症脑病症状。

（5）血液系统症状：可有出血倾向及轻度贫血现象。

（6）常合并感染、多器官功能衰竭等。

2.水、电解质和酸碱平衡紊乱

（1）水过多：稀释性低钠血症、高血压、心力衰竭、急性肺水肿、和脑水肿等。

（2）代谢性酸中毒：恶心、呕吐、乏力、嗜睡和呼吸深长等。

（3）高钾血症（重要死因）：恶心、呕吐、肢体麻木、烦躁、胸闷等，可发生心动过缓，心律不齐，甚至心室颤动、心搏骤停，是少尿期的首位死因。

（4）低钠血症：疲乏、头晕、手足麻木、视力模糊，严重时出现脑水肿表现。此外，还可有低钙、高磷、低氯血症等。

3.恢复期的临床表现

患者尿量逐渐恢复正常，血肌酐及尿素氮逐渐下降，可有多尿表现，一般持续 1～3 周后恢复正常。

五、辅助检查

（一）血液检查

可见轻、中度贫血；血肌酐及尿素氮进行性上升；高血钾、低血钠、低血钙、高血磷，代谢性酸中毒等。

（二）尿液检查

早期肾前性 ARF 及肾后性 ARF 尿液检查常无异常。急性肾小管坏死时可见肾小管上皮细胞、上皮细胞管型；大量蛋白和红细胞管型常提示为急性肾小球肾炎；在少尿的前提下尿比重低而固定，大多<1.015，尿渗透浓度<350mmol/L，肾衰竭指数常>1。

（三）影像学检查

超声显像和 CT 检查对排除尿路梗阻有帮助；X 线或放射性核素检查可帮助确定有无血管阻塞。

（四）肾活组织检查

在排除了肾前性和肾后性因素后，对病因不明的急性肾衰竭患者，肾活检病理检查对诊断和治疗均有很大价值。

六、治疗

（一）治疗原则

纠正可逆的病因，预防额外的损伤；调节水、电解质和酸碱平衡、控制氮质潴留、供给足够营养和治疗原发病；防治各种并发症。

（二）药物治疗

利尿剂的应用：少尿病例在判定无血容量不足的因素后，可以应用呋塞米，每天剂量一般为 200～400mg 静脉滴注，1～2 次后无效即停止继续给药。

（三）防治高钾血症

1.钙剂的应用

钙离子能对抗钾离子对心脏的抑制，有加强心肌收缩的作用。常用 10％葡萄糖酸钙10～20mL 稀释后缓慢静脉注射。

2.碱剂的应用

可纠正酸中毒并促进钾离子向细胞内转移，降低血清钾浓度。常用 5％碳酸氢钠 100～250mL 静脉滴注，根据心功能情况控制滴速。

3.高渗葡萄糖和胰岛素的应用

使用高渗葡萄糖和胰岛素可使细胞外钾离子转入细胞内合成糖原以减轻高钾血症。常用50％葡萄糖液 50mL 加普通胰岛素 10U 缓慢静脉注射。

七、护理评估

（一）一般评估

1.生命体征（T、P、R、BP）

合并感染者体温可升高；高钾血症可出现心率减慢、心律不齐；代谢性酸中毒时会出现深大呼吸。

2.患者主诉

包括原发病及全身各系统的异常表现。

3.相关记录

体重、体位、饮食、皮肤、出入量等记录结果。

（二）身体评估

1.视诊

有无贫血面容；有无水肿及其部位、程度特点；有无腹水征；皮肤是否完整；有无出血征象等。

2.触诊

（1）测量腹围：观察有无腹水征象。

（2）颜面水肿、下肢凹陷性水肿情况：根据每天下肢水肿的部位记录情况与患者尿量情况作动态的综合分析，判断水肿是否减轻，治疗是否有效。

（3）有无肌腱反射消失、四肢乏力，警惕高钾血症的发生。

3.叩诊

肾区有无叩击痛、压痛，膀胱内有无尿液潴留；腹部有无移动性杂音；肺下界移动范围有无变小；心界有无扩大。

4.听诊

两肺有无湿啰音和哮鸣音；有无心律失常等。

（三）心理-社会评估

了解患者在疾病治疗过程中的心理反应与需求，家庭及社会支持情况，如医疗费用来源是否充足、家庭成员的关心程度等。

（四）辅助检查结果评估

1.电解质

电解质紊乱可发生于急性肾衰竭的各个时期，在少尿期最易出现高钾血症。

2.心电图

是否出现房室传导阻滞、室性心动过缓等心律失常。

（五）常用药效果的评估

1.应用利尿剂评估要点

准确记录患者24h尿量，观察脱水及水肿消退的情况，大量利尿可引起水、电解质平衡紊乱，产生低钠、低氯和低钾血症。

2.应用碳酸氢钠溶液评估要点

短时期内大量静脉输注可致严重碱中毒、低钾血症、低钙血症。用药期间观察患者是否出现心律失常、抽搐、肌肉痉挛、疼痛、异常疲倦等情况。

八、主要护理诊断/问题

（1）体液过多：与肾小球滤过率降低、摄入过多有关。

（2）营养失调：低于机体需要量与患者食欲下降、蛋白质摄入限制、原发疾病以及透析的影响有关。

（3）潜在并发症：高血钾、代谢性酸中毒、急性肺水肿、出血。

（4）有感染的危险：与机体抵抗力降低、外伤以及侵入性操作有关。

九、护理措施

（一）休息与活动

指导患者绝对卧床休息，保持安静，以减轻肾脏的负担，也可减少代谢产物生成。并适当抬高患者水肿的肢体，可减轻局部水肿。

（二）饮食护理

1.少尿期

原则上应是低钾、低钠、高热量、高维生素及适量的蛋白质饮食。胃肠道反应轻，无高分解代谢者，可给予优质低蛋白，每日摄入蛋白质量宜在 0.5g/kg 以下，并保证足够热量，要在35kcal/（kg·d）以上，以减少负氧平衡；饮食耐受差，有恶心、呕吐、腹胀者，则采用静脉补给，每日至少给予葡萄糖 100g 以上，以阻止发生酮症；若进食不足，可用全静脉营养疗法。严格记录 24h 出入液量，坚持"量出为入"的原则补充入液量。

2.恢复期

供给足够热量和维生素，逐渐增加蛋白质的摄入，保证组织修复的需要。

（三）心理护理

关心体贴患者，耐心倾听与解答患者的各种疑问，帮助树立战胜疾病的信心。

（四）病情观察

（1）动态监测生命体征变化，危重患者应安置床旁心电监护，详细观察并倾听患者的表现及诉说，及早发现有无心力衰竭、呼吸衰竭、肺水肿及消化道出血的发生。

（2）遵医嘱记录每日出入量，尤其是尿量的变化，及时为医生的治疗提供有效数据。

（3）遵医嘱监测血清电解质的变化，观察有无高血钾、低血钙的征象，以便及时处理。

（4）观察利尿剂、扩血管药、抗感染药物的使用效果及不良反应。

（五）预防感染

（1）监测感染征象：体温升高、寒战乏力、咳嗽咳痰、尿路刺激征等。

（2）病室通风，空气消毒，避免上感。

（3）严格无菌操作（透析或留置尿管），避免感染。

（4）卧床患者定时翻身拍背，保持皮肤、口腔清洁，防止褥疮和肺部感染。

（5）感染时应遵医嘱合理使用对肾脏毒性低的药物。

（六）用药护理

应严格按医嘱用药，并注意观察常用药的毒副作用，发现问题及时处理，控制输液速度等。

（七）健康教育

（1）预防急性肾衰竭的再发生，避免使用肾毒性药物；避免导致肾血流灌注不足的原因（脱水、休克、失血）。积极预防各类感染及食物中毒，避免工业毒物的接触。

（2）少尿期严格限期水、钠、钾的摄入，合理饮食，保证机体代谢需要。

（3）注意个人卫生、避免受凉，注意保暖，充分休息。适当锻炼，增强体质。恢复期应尽量避免妊娠、手术、外伤等可能导致肾功能受损的因素。

（4）加强患者的自我监测及管理意识，学会自测体重、每日尿量，教会患者识别左心衰、高血钾症及代谢性酸中毒的症状，如有异常及时就医；定期复查，监测肾功能、电解质等。

（5）教会患者自我调节自己的情绪，保持愉快的心情，遇到病情变化时及时积极的应对。

十、护理效果评估

（1）维持患者正常液体量、皮下水肿消退、尿量增加。

（2）患者营养状况得到改善或维持。

（3）患者情绪稳定，配合治疗及护理。

（4）患者未发生相关并发症，或并发症发生后能得到及时治疗与处理。

（5）患者的抵抗力有所提高，未发生感染并发症。

第七节　慢性肾衰竭

一、概念

慢性肾衰竭（CRF），是发生在各种慢性肾脏疾病（包括原发性和继发性）的基础上，缓慢出现肾功能进行性减退，最终以代谢产物潴留、水、电解质和酸碱平衡紊乱为主要表现的一组临床综合征。根据肾功能损害程度可分为 4 期（表 5-1）。

表 5-1　慢性肾衰竭分期

分期	肾储备能力下降期	氮质血症期	肾衰竭期	尿毒症期
GFR（占正常的%）	50%～80%	25%～50%	10%～25%	10%以下
内生肌酐清除率（mL/min）	80～50	50～25	25～10	<10
血肌酐（μmol/L）	正常	高于正常，<450	450～707	>707
临床症状	无症状	肾衰竭早期，通常无明显症状，可有轻度贫血、多尿和夜尿	贫血较明显，夜尿增多，水、电解质紊乱，并可有轻度胃肠道、心血管和中枢神经系统症状	肾衰竭晚期，肾衰竭的临床表现和血生化异常十分显著

二、病理生理

慢性肾衰竭进行性恶化与肾小球高滤过、矫正失衡、肾小管高代谢、脂质代谢紊乱等有关。尿毒症各种症状的发生与水电解质、酸碱平衡失调、尿毒症毒素、肾的内分泌功能障碍等有关。

三、病因与诱因

（一）病因

凡能造成肾实质渐进性破坏的疾患，均可引起慢性肾衰竭。常见的病因包括：原发性和继发性肾小球疾病、梗阻性肾病、慢性间质性肾炎、肾血管疾病、先天性和遗传性肾病等。我国常见的病因依次为肾小球肾炎、糖尿病肾病、高血压肾病、多囊肾、梗阻性肾病等。

（二）诱因与加重因素

感染、高血压、血容量改变、肾毒性药物、尿路梗阻等，可加重肾损害。

四、临床表现

（一）水电解质、酸碱平衡失调

可表现为水肿或脱水、高钠或低钠血症、高钾或低钾血症、低钙高磷血症、代谢性酸中毒等。

（二）糖、脂肪、蛋白质代谢障碍

可出现糖耐量降低、高脂血症、蛋白质营养不良等。

（三）全身各系统症状体征

1.消化系统

最早出现症状，早期为食欲不振、恶心、呕吐、腹胀、腹泻，晚期患者出现口腔有尿臭味，常伴有口腔炎、黏膜糜烂溃疡，严重者出现消化道黏膜糜烂、溃疡，甚至消化道出血。

2.心血管系统

表现为高血压、心力衰竭（常见死亡原因）、尿毒症性心包炎、动脉粥样硬化等。

3.呼吸系统

循环负荷过重可发生肺水肿，酸中毒可出现深大呼吸，代谢产物潴留可以起尿毒症性胸膜炎或胸腔积液。

4.血液系统

表现为贫血、出血倾向、白细胞异常而易发生感染。

5.神经肌肉系统

中枢神经系统异常早期表现为乏力、失眠、注意力不集中等，后期可出现性格改变、记忆力下降、嗜睡、谵妄、幻觉、昏迷等。周围神经病变表现为肢体麻木、疼痛等。晚期还可出现肌肉震颤、肌无力和肌肉萎缩等。

6.皮肤症状

以皮肤瘙痒最常见，皮肤出现干燥脱屑，还因贫血、尿色素沉着及面部水肿而形成特殊的尿毒症面容。

7.肾性骨营养不良症

表现为纤维性骨炎、肾性骨软化症、骨质疏松症和肾性骨硬化症，早期通过骨活检可作出诊断。

8.内分泌失调

可出现多种内分泌功能紊乱。

五、辅助检查

（1）血液检查：可见不同程度贫血；血肌酐及尿素氮水平增高；内生肌酐清除率降低；血钾和血钠增高或降低、血钙降低、血磷增高，代谢性酸中毒等。

（2）尿液检查：可见红细胞、白细胞、颗粒管型和蜡样管型。

（3）影像学检查：双肾明显缩小。

六、治疗

（一）治疗原则

治疗基础疾病和加重肾衰竭的因素。纠正水、电解质紊乱、控制并发症。

（二）药物治疗

1.必需氨基酸

可补充机体对必需氨基酸的需求，防止负氮平衡。

2.降压药

可控制高血压和肾小球内高压，首选血管紧张素转化酶抑制剂（ACEI）或血管紧张素Ⅱ受体拮抗剂（ARB），常用贝那普利、依那普利等。

3.重组促红细胞生成素（EPO）

可促进干细胞造血，纠正贫血。每次 2000～4000U，每周 2～3 次，皮下注射，同时补充铁剂和叶酸。

4.骨化三醇

可促进小肠对钙的吸收，并调节骨质的矿化，防止肾衰竭所导致的继发性甲状旁腺功能亢进和肾性骨营养不良症。每日 $0.25\mu g$ 口服。

七、护理评估

（一）一般评估

1.生命体征（T、P、R、BP）

合并感染者体温可升高；高钾血症可出现心率减慢、心律不齐；代谢性酸中毒时会出现深大呼吸；大部分患者有高血压。

2.患者主诉

包括全身各系统的异常表现，尤其注意有无消化道出血、心衰、中枢神经系统的异常表现等，注意有无电解质、酸碱失衡的表现。

3.相关记录

体重、体位、饮食、皮肤、出入量等记录结果。

（二）身体评估

1.视诊

有无贫血貌；有无水肿或脱水，有无腹水征；皮肤是否完整，有无尿素霜沉积，有无出血征象等。

2.触诊

皮肤有无水肿及其程度，是否有腹水征象。

3.叩诊

肾区有无叩击痛、压痛，膀胱内有无尿液潴留；腹部有无移动性杂音；心界有无扩大。

4.听诊

两肺有无湿啰音和哮鸣音；有无胸腔积液、心包积液；有无心律失常等。

（三）心理-社会评估

观察了解患者及其家属的心理变化，评估患者的社会支持情况，包括家庭经济状况、家庭成员对该病的认识及态度、患者的工作单位所能提供的支持等。

（四）辅助检查结果评估

了解实验室血、尿检查结果，及时判断患者肾功能损害程度、电解质、酸碱平衡紊乱情况；心电图检查可帮助对高钾血症的判断。

（五）治疗常用药效果的评估

1.必需氨基酸

静脉输入必需氨基酸时禁止加入其他药物，以免引起不良反应；防止药液外渗，注意输液速度，如恶心、呕吐应减慢滴速。

2.监测肾功能和营养状况

定期监测患者的体重变化、血尿素氮、血肌酐、人血白蛋白和血红蛋白水平等，以了解其营养状况。

3.降压药

（1）口服用药者了解患者用药的依从性及降压效果。

（2）静脉用药者，应密切观察血压变化，根据血压调整速度，并防止药液外渗。

4.重组促红细胞生成素

（1）观察注射部位，每次注射应更换部位。

（2）注意血压的变化，有无血压升高、头痛、流感样症状、癫痫等不良反应。

（3）定期检查外周血象，了解贫血的改善情况。

5.骨化三醇

服药期间密切监测血磷、血钙，防止钙磷乘积＞70。

八、主要护理诊断/问题

（1）营养失调：低于机体需要量与长期限制蛋白质摄入、消化吸收功能紊乱等因素有关。

（2）潜在并发症：水、电解质、酸碱平衡失调。

（3）有皮肤完整性受损的危险：与皮肤水肿、瘙痒、凝血机制异常、机体抵抗力下降有关。

（4）活动无耐力：与心血管并发症、贫血、水、电解质和酸碱平衡紊乱有关。

（5）有感染的危险：与机体免疫功能低下、白细胞功能异常、透析等有关。

（6）绝望：与预知疾病预后不良、生活与工作状态变化以及长期的经济负担有关。

九、护理措施

（一）休息与活动

卧床休息，可抬高水肿的下肢，改变体位时，动作要缓慢，以免跌倒摔伤。避免重体力劳动，活动量视病情而定。

（二）饮食护理

（1）予优质低蛋白低磷饮食，每日蛋白质的摄入量应根据患者的 GFR 来调整。内生肌酐清除率（Ccr）＞20mL/min 者可给予 40g/d 或 0.7g/（kg·d）的优质蛋白；Ccr 为 10～20mL/min者为 35/d 或 0.6g/（kg·d）；Ccr 为 5～10mL/min 者为 25/d 或 0.4g/（kg·d）；Ccr＜5mL/min 者，每天摄入量不应超过 20g 或 0.3g/（kg·d），此时需经静脉补充必需氨基酸。

（2）保证足够的热量，每天不少于 126kJ/kg（30kcal/kg），主要由碳水化合物和脂肪供给，可增加患者糖和植物油的摄入。同时注意供给富含维生素 C 和 B 族维生素的食物。

（3）水肿、高血压、心衰者应限制水钠摄入，予低盐饮食（3g/d），水的摄入根据 24h 尿量，量出为进。

（4）注意口腔清洁，经常给予温水或生理盐水漱口，去除口腔异味；根据患者的喜好变换食谱，促进食欲，少量多餐进食。

（三）皮肤护理

穿着干净宽松的棉质衣裤，保护好水肿部位的皮肤，避免受压和损伤。皮肤瘙痒时，可用温水抹洗后涂上润肤剂，切勿用力搔抓。对维持性透析的患者要做好皮肤伤口或动静脉内瘘的观察护理，防止出血和感染。

（四）用药护理

遵医嘱用降压药、止吐药、纠正电解质紊乱、维持酸碱平衡等药物，注意观察药物的疗效和不良反应，发现问题及时报告医生配合处理。

（五）心理护理

与患者、家属建立有效的沟通，多关心体贴患者，尽可能减少各种负性影响，多介绍治疗成功的病例，树立其战胜疾病的信心。

（六）健康教育

1.饮食指导

严格遵从饮食治疗原则，强调合理饮食对慢性肾衰竭治疗的重要性，合理饮食，尤其是蛋白质的合理摄入和水钠限制。

2.活动和体育锻炼

根据病情和活动耐受力，进行适当活动，以增强机体抵抗力，但应避免劳累。注意个人卫生，避免到人群密集的公共场所，做好防寒保暖，防止各种感染和避免各种加重本病的因素。

3.保护透析通路

保持透析导管创口的清洁干燥，防止感染；注意导管的固定，防止脱落、出血；有动静脉瘘管者，防止局部受压、损伤，以免发生瘘管堵塞、出血等。

4.用药指导

遵医嘱用药，不擅自停药或改药，避免使用肾毒性较大的药物，如氨基酸糖苷类抗生素等。

5.病情观察

准确记录每日的尿量、血压及体重，观察皮肤水肿消长情况，定期复查肾功能、血清电解质等。

6.及时就诊的指标

如出现体重迅速增加＞2kg、水肿、血压显著增高、胸闷、气促加剧、嗜睡、意识障碍、发热、咳嗽咳痰、黑便等情况，及时就诊。

十、护理效果评估

（1）患者身体营养状况有所改善，抵抗能力增强。

（2）患者情绪稳定，积极面对治疗、生活及工作。

（3）患者能保证自主活动力，自身能进行生活照料。

（4）患者达到平衡状态，无水肿、高血压及心力衰竭发生。

（5）患者不经常发生感染或能够及时控制感染。

（6）患者水肿程度减退，皮肤完整。

第六章　内分泌系统疾病的护理

第一节　糖尿病

糖尿病（DM）是由于胰岛素分泌缺陷和（或）胰岛素作用缺陷导致糖、蛋白质、脂肪代谢异常，表现以慢性高血糖为特征的代谢疾病群。典型病例可出现多尿、多饮、多食、消瘦等表现，即"三多一少"症状，可并发眼、肾、神经、心脏、血管等组织的慢性进行性病变。病情严重或应激时可发生急性代谢紊乱，如酮症酸中毒、高渗性昏迷等。

糖尿病患病率正随着人民生活水平的提高、人口老化、生活方式的改变而迅速增加。根据国际糖尿病联盟统计，2000 年全球有糖尿病患者 1.51 亿，预计到 2030 年将升至 5 亿人。2007－2008 年，中华医学会糖尿病学分会（CDS）在全国 14 个省市进行了糖尿病的流行病学调查，估计我国 20 岁以上的成年人糖尿病患病率为 9.7%，成人糖尿病患者总数达 9240 万。由于人口基数大，我国可能已成为糖尿病患病人数最多的国家。糖尿病对社会和经济带来沉重的负担，使患者的生活质量降低，成为严重威胁人类健康的世界性公共卫生问题。

一、分类

1999 年，WHO 公布了糖尿病新的分类法，即 1 型糖尿病、2 型糖尿病、妊娠糖尿病和其他特殊类型糖尿病。

1. 1 型糖尿病

1 型糖尿病是一种自体免疫疾病，常常在 35 岁以前发病，占糖尿病的 10% 以下。感染（尤其是病毒感染）、毒物等因素诱发机体产生异常自身体液和细胞免疫应答，导致胰岛 β 细胞损伤，胰岛素分泌减少，多数患者体内可检出抗胰岛 β 细胞抗体。因胰岛素分泌缺乏，本型患者依赖外源性胰岛素补充以维持生命。

2. 2 型糖尿病

2 型糖尿病也叫成人发病型糖尿病，多在 40 岁之后发病，占糖尿病患者 90% 以上。2 型糖尿病患者体内产生胰岛素的能力并非完全丧失，有的患者体内胰岛素甚至产生过多，但胰岛素的作用效果却不佳，因此患者体内的胰岛素处于一种相对缺乏的状态。该型可仅用口服降糖药物来控制血糖，或口服药联合外源性胰岛素治疗。

3. 妊娠糖尿病（GDM）

确定妊娠后，若发现有各种程度的糖耐量减低或明显的糖尿病，不论是否需用胰岛素或仅使用饮食治疗，也不论分娩后这一情况是否持续，均可认为是妊娠糖尿病。妊娠糖尿病的发生率为 1%～6.6%。

4. 特殊类型糖尿病

如线粒体耦联因子（CF）相关性糖尿病、新生儿糖尿病、青少年发病的成年型糖尿病（MODY）、成人迟发性自身免疫性糖尿病（LADA）等。

二、病因与发病机制

糖尿病的病因和发病机制较为复杂，至今尚未完全明了。目前认为糖尿病是由多种原因引起，与遗传因素、环境因素和自身免疫有关。

1. 1 型糖尿病

1 型糖尿病主要是以遗传性易感人群为背景的、由病毒感染所致的胰岛 β 细胞自身免疫反应，引起 β 细胞破坏和功能损害，导致胰岛素分泌绝对不足。

2. 2 型糖尿病

2 型糖尿病与遗传因素和环境因素的关系更为密切，发病机制与胰岛素抵抗和胰岛素分泌缺陷有关。环境因素包括老龄化、现代社会西方生活方式（体力活动减少、高热量方便食物和可口可乐摄入过多等）、肥胖、精神刺激、多次妊娠和分娩等。2 型糖尿病有些患者的基础胰岛素分泌正常，空腹时肝糖输出不增加，故空腹血糖正常或轻度升高，但在进餐后出现高血糖。另一些患者进餐后胰岛素分泌持续增加，分泌高峰延迟，餐后 3～5h 血浆胰岛素水平呈现不适当的升高，引起反应性低血糖，并可成为这些患者的首发症状。

三、病理生理

糖尿病时胰岛素分泌和（或）胰岛素作用缺陷致胰岛素绝对或相对不足，引起一系列的代谢紊乱。

1. 碳水化合物代谢

糖尿病时，葡萄糖在肝、肌肉和脂肪组织的利用减少以及肝糖输出增多是发生高血糖的主要原因。

2. 脂肪代谢

由于胰岛素不足，脂肪组织摄取葡萄糖及从血浆清除甘油三酯的能力下降，脂肪合成代谢减弱，脂蛋白脂酶活性低下，血浆中游离脂肪酸和甘油三酯浓度增高。这些改变增高了心血管病的危险性。在胰岛素极度缺乏时，储存脂肪的动员和分解加速，血游离脂肪酸浓度进一步增高。肝细胞摄取脂肪酸后，经 β 氧化生成乙酰辅酶 A，合成乙酰乙酸，乙酰乙酸进而转化为丙酮和 β 羟丁酸，三者统称酮体。当酮体生成超过组织利用和排泄能力时，大量酮体堆积形成酮症，进一步可发展至酮症酸中毒。

3. 蛋白质代谢

肝脏、肌肉等组织摄取氨基酸减少，蛋白质合成代谢减弱、分解代谢加速，导致负氮平衡，患者乏力、消瘦、组织修复和抵抗力降低，儿童生长发育障碍和延迟。

四、临床表现

1 型糖尿病多发生于青少年，起病急，症状明显且重，可以酮症酸中毒为首发。2 型糖尿病多见于 40 岁以上成人或老年人，多为肥胖体型，起病缓慢，症状较轻。

1. 代谢紊乱综合征

典型表现为"三多一少"，即多尿、多饮、多食和体重减轻。

（1）多尿：血糖升高后，不能被充分利用，随肾小球滤出而不能完全被肾小管重吸收，以致形成渗透性利尿，出现多尿。血糖越高，排出的尿糖越多，尿量也越多。

（2）多饮：因多尿失水，刺激口渴中枢，出现烦渴多饮，饮水量和饮水次数都增多，以此补充水分。排尿越多，饮水也越多，形成正比关系。

（3）多食：由于葡萄糖不能被机体充分利用而随尿排出，患者常感饥饿，导致食欲亢进、易饥多食。

（4）消瘦：外周组织对葡萄糖利用障碍，使脂肪和蛋白质分解加速以补充能量，加之失水，患者体重明显减轻、形体消瘦，以致疲乏无力，精神不振。

2. 急性并发症

（1）糖尿病酮症酸中毒（DKA）：是糖尿病最常见的急性并发症之一，因体内胰岛素严重缺乏引起的高血糖、高血酮、代谢性酸中毒的一组临床综合征。最常发生于 1 型糖尿病患者，原因多是由于中断胰岛素治疗或胰岛素用量不足。2 型糖尿病患者在某些诱因下亦可发生。常见诱因有：①感染，以呼吸道、泌尿道、胃肠道感染最常见；②饮食不当，摄入过多的甜食、脂肪或过度限制碳水化合物；③应激、创伤、手术、精神刺激、妊娠和分娩等；④其他：某些药物如糖皮质激素的应用，某些疾病如库欣病、肢端肥大症、胰升糖素瘤等。

产生机制：在糖尿病病情加重时，脂肪分解加速，大量脂肪酸经在肝脏氧化产生大量乙酰乙酸、β-羟丁酸和丙酮，三者统称为酮体。如酮体超过组织的氧化利用则血酮体升高，称酮血症，尿中出现酮体，称酮尿症，临床统称为酮症。当代谢紊乱加剧时，血酮体浓度超过体内酸碱平衡调节能力时，血 pH 下降，导致酮症酸中毒，发生昏迷。

临床表现：DKA 早期常无明显表现，随着血酮酸的积聚，逐渐出现一系列症状。早期表现为原有糖尿病症状加重或首次出现，如极度烦渴、尿多、乏力、疲劳等。进入酸中毒失代偿期后病情迅速恶化，出现食欲减退、恶心、呕吐或腹痛（易误诊为急腹症），伴有头痛、烦躁、呼吸深大、呼气中有烂苹果味（丙酮味）、面颊潮红、口唇樱红。后期出现严重脱水，表现为尿量减少、皮肤黏膜干燥无弹性、眼球下陷、声音嘶哑、脉搏细数、血压下降、四肢厥冷，最终意识模糊以至昏迷。脱水加之厌食、恶心、呕吐使电解质摄入减少，引起电解质代谢紊乱，如低钾血症。但由于血液浓缩、肾功能减退时钾潴留以及酸中毒钾从细胞内转移到细胞外，因此血钾浓度可正常甚或增高，掩盖体内严重缺钾。

（2）高渗性非酮症糖尿病昏迷（HNDC）：简称高渗性昏迷，是糖尿病一种较少见的严重急性并发症。多见于老年 2 型糖尿病患者。约 2/3 患者于发病前无糖尿病史或症状轻微，可因：应激和感染；心肾衰竭；严重呕吐、大面积烧伤、禁食、腹泻；高糖摄入和输入等引起。其临床特征为严重的高血糖、高血钠、脱水、血浆渗透压升高而无明显的酮症酸中毒表现。脱水可继发性醛固酮分泌增多加重高血钠，使血浆渗透压增高，脑细胞脱水，从而导致本症突出的神经精神症状，表现为嗜睡、幻觉、定向障碍、昏迷等。由于极度高血糖和高血浆渗透压，血液浓缩，黏稠度增高，易并发动静脉血栓形成，尤以脑血栓为严重，导致较高的病死率。

（3）低血糖反应：成年人空腹血糖浓度低于 2.8mmol/L 称为低血糖，由低血糖导致的昏迷称低血糖昏迷。常见于糖尿病患者节食过度或突然加大运动量，注射胰岛素剂量过大，口服降糖药使用不当（盲目加量或未按时进餐）等情况下，及糖尿病肾病患者肾功能恶化时，胰岛素排泄延缓，但未及时减少胰岛素用量等。低血糖反应也是某些 2 型糖尿病患者的最初症状，这类患者多为餐后低血糖，由于进餐后胰岛素的释放慢于血糖水平的升高，因此当血液中的胰岛素浓度达到高峰时，血糖水平已开始下降，从而发生低血糖反应。临床表现为饥饿乏力，头昏头痛，冷汗淋漓，心慌气短，心动过速，恶心呕吐，视物模糊，周身发抖，甚至精神错乱，行为异常，嗜睡昏迷，四肢抽搐乃至死亡。部分老人和糖尿病神经病变者会在没有任何不适的情况下，突然意识消失，这是一种非常危险的低血糖，又称为未察觉低血糖。低血糖可发于白天，也可发于夜间。夜间处于睡眠状态的低血糖发作可使患者从梦中惊醒，伴有冷汗淋漓，烦躁不安，心动过速。

（4）感染：常出现皮肤疖、痈等化脓性感染，重者可引起败血症或脓毒血症；皮肤真菌感染（足癣、体癣、甲癣）很常见，若发生化脓性感染可导致严重后果。泌尿生殖系统感染也较常见，女性患者常见真菌性阴道炎以及肾盂肾炎、膀胱炎等，常反复发作。糖尿病合并肺结核的发病率高，病变多呈渗出干酪样坏死，易形成空洞，扩展播散较快。

（5）乳酸性酸中毒（LA）：LA 是一种较少见而严重的糖尿病急性并发症，一旦发生，病死率可高达 50% 以上，尤其血乳酸 >25mmol/L，病死率高达 80%。乳酸是糖酵解的中间代谢产物，葡萄糖在无氧条件下分解成为乳酸。为维持体内平衡，可由肝脏的糖原异生作用和肾脏的排泄加以清除，但当肝肾功能障碍时则易发生乳酸堆积而致酸中毒。主要见于服用双胍类药物的老年糖尿病合并慢性心、肺疾病或肝肾功能障碍患者，因感染、脱水、血容量减少、饥饿等所诱发。临床起病较急，轻症：可仅有疲乏无力、恶心、食欲降低、头昏、困倦、呼吸稍深快。中至重度：可有恶心、呕吐、头痛、头昏、全身酸软、口唇发绀、深大呼吸（不伴酮味）、血压和体温下降、脉弱、心率快，可有脱水表现、意识障碍、四肢反射减弱、肌张力下降、瞳孔扩大、深度昏迷或出现休克。本病症状与体征可无特异性，轻症临床表现可不明显，常被原发或诱发疾病的症状所掩盖，容易误诊或漏诊。

3. 慢性并发症

慢性并发症是糖尿病防治的重点和难点。

（1）大血管病变：与非糖尿病患者人群比较，糖尿病患者群中动脉粥样硬化的患病率较高，发病年龄较轻，病情进展较快，是 2 型糖尿病患者主要死亡原因。以累及心、脑、肾等生命器官和危害严重为特点，引起冠心病、高血压、缺血性或出血性脑血管病、肾动脉硬化、肢体动脉硬化。肢体动脉硬化可有下肢疼痛、感觉异常、间歇性跛行，严重时可致肢端坏疽。

（2）微血管病变：主要表现在视网膜、肾、神经、心肌组织，以糖尿病肾病和视网膜病变为重要，二者常并行。

①糖尿病肾病：肾小球硬化症是主要的糖尿病微血管病变之一，常见于糖尿病病史超过 10 年者，是 1 型糖尿病患者的主要死因。典型表现为蛋白尿、水肿和高血压，晚期出现氮质血症，最终发生肾衰竭。

②糖尿病性视网膜病变：是成年人失明的主要原因之一。在 2 型糖尿病患者中有 20%~30% 出现视网膜病变，约 8% 患者可出现严重视力丧失，常见于病史超过 10 年的糖尿病患

者。病变早期为非增生性视网膜病变，表现为视网膜出血、渗出等，发展至后期则属增生性视网膜病变，表现为新生血管形成，机化物增生，以至出现视网膜剥离，导致失明。其他眼部并发症还可见视网膜黄斑病、白内障、青光眼、屈光改变、虹膜睫状体病变等。

4. 神经病变

神经病变是有糖尿病病史 10 年内最常见的并发症。在年龄超过 40 岁及吸烟、血糖控制差者更常见。以多发性周围神经病变最多见，首先表现为对称性肢端感觉异常，呈袜子或手套状分布，伴瘙痒、麻木、针刺、灼热或如踏棉垫感，有时伴痛觉过敏；随后有肢体隐痛、酸痛、刺痛或烧灼样痛，夜间及寒冷季节加重。后期运动神经受累，出现肌张力减弱、肌力减弱，以至肌萎缩和瘫痪。自主神经病变也较常见，表现有瞳孔缩小且不规则、光反射消失、排汗异常、胃肠功能失调、直立性低血压、尿失禁、尿潴留等。

5. 糖尿病足

糖尿病足是指因糖尿病血管病变和（或）神经病变及感染等因素，导致糖尿病患者足或下肢组织破坏的一种病变。是糖尿病患者截肢、致残的主要原因。糖尿病足的症状和体征因病程和病变严重程度而不同。轻者只有脚部微痛、皮肤表面溃疡；中度者可以出现较深的穿透性溃疡合并软组织炎；严重者在溃疡同时合并软组织脓肿、骨组织病变，脚趾、脚跟或前脚背局限性坏疽，甚至可以出现全脚坏疽。常见诱因有趾间或足部皮肤瘙痒而搔抓皮肤；溃破、水疱破裂、烫伤；修脚损伤、碰撞伤及新鞋磨伤；吸烟等。由于神经营养不良及外伤还可引起营养不良性关节炎（Charcot 关节），受累关节有广泛性骨质破坏和畸形。

五、辅助检查

1. 尿糖测定

尿糖阳性为诊断糖尿病的重要线索，但尿糖阴性不能排除糖尿病可能，因尿糖值还与肾糖阈的高低有关。在监测血糖条件不足时，每日 4 次尿糖定性检查：三餐前、晚上（9—10时）和 24h 尿糖定量可作为判断疗效的指标。

2. 血糖测定

血糖测定是诊断糖尿病的主要依据，也是判断糖尿病病情和控制情况的主要指标。常用指标有空腹血糖（FPG）和餐后 2h 血糖（2hPG）。诊断糖尿病时常用静脉血浆测定，治疗过程中随访血糖控制程度时可用便携式血糖仪进行毛细血管全血测定。

3. 葡萄糖耐量试验

当血糖高于正常范围而又未达到诊断糖尿病标准时，需进行口服葡萄糖耐量试验（OGTT）。测定空腹及开始饮葡萄糖水后 1h、2h 静脉血浆葡萄糖水平。对于胃切除术后胃空肠吻合术后或吸收不良综合征者，可行静脉葡萄糖耐量试验。

4. 糖化血红蛋白 A1（HbA1c）和糖化血浆白蛋白测定

糖化血红蛋白是由血红蛋白与葡萄糖非酶化结合而成的，与血糖浓度呈正相关。因红细胞寿命约 120d，故该指标可反映取血前 8～12 周内血糖的总水平，作为糖尿病总体控制情况的监测指标之一。目前已将 HbA1c 检查作为糖尿病疗效判断，调整治疗的金指标，正常值为 3.8％～6.5％。血浆白蛋白也可与葡萄糖非酶化结合形成果糖胺，正常值为 1.7～2.8mmol/L，可反映糖尿病患者近 2～3 周内血糖总的水平，亦为糖尿病患者近期病情监测的指标。

5. 其他

未获控制的糖尿病者可有血甘油三酯、胆固醇升高，而高密度脂蛋白常降低；合并糖尿病肾脏病变时，可有肾功能改变；合并酮症酸中毒时，血、尿酮体升高，pH 在 7.35 以下，CO_2 结合力可降至 $13.5\sim9.0$ mmol/L，血糖可达 $16.7\sim33.3$ mmol/L；合并高渗性糖尿病昏迷时，血浆渗透压可达 $330\sim460$ mmol/L，血钠达 155 mmol/L，血糖可达 33.3 mmol/L 以上。为了解糖尿病患者胰岛 β 细胞功能，尚可进行胰岛素释放试验及 C 肽测定。

六、诊断要点

目前我国采用 WHO（1999 年）糖尿病诊断标准，诊断应以静脉血浆葡萄糖值为标准。

（1）糖尿病诊断标准：①糖尿病症状，加随机血糖（指不考虑上次用餐时间，一天中任意血糖水平）≥11.1 mmol/L；或 FPG≥7.0 mmol/L，空腹定义为至少 8h 内无热量摄入；或 OGTT 2 小时血浆葡萄糖≥11.1 mmol/L。②无糖尿病症状者，需另日重复检查以明确诊断。2010 年 ADA 指南已将 HbA1c≥6.5% 作为糖尿病诊断标准之一。但 HbA1c<6.5% 也不能排除糖尿病，需进一步行糖耐量检查。

（2）WHO 规定的糖尿病性低血糖症的诊断标准：①具有低血糖的症状；②血糖≤2.8 mmol/L；③服糖（碳水化合物）后可使症状迅速缓解。

七、治疗要点

强调早期治疗、长期治疗、综合治疗、治疗措施个体化的原则，其目标在于纠正代谢紊乱，消除症状，防止或延缓并发症的发生，维持良好健康和劳动能力，保障儿童生长发育，延长寿命，降低病死率，提高生活质量。国际糖尿病联盟提出糖尿病现代治疗的 5 个要点：饮食控制、运动疗法、血糖监测、药物治疗和糖尿病教育。

1. 糖尿病教育

教育已成为本病治疗的重要环节，也是其治疗成败的关键。教育患者认识糖尿病的危害及防治措施，并积极主动配合治疗，使血糖达标。

2. 饮食治疗

饮食治疗是糖尿病基础治疗之一，需严格和长期坚持。

3. 体育锻炼

体育锻炼亦为糖尿病基础治疗之一，尤其对于 2 型肥胖的糖尿病患者更重要。运动有利于减轻体重，提高胰岛素敏感性，改善血糖，减少降糖药物的用量。

4. 自我监测血糖（SMBG）

这是近 10 年来糖尿病患者管理方法的主要进展之一。经常检查血糖水平，为调整药物剂量提供依据。还需每 2～3 个月复查 HbA1c，了解糖尿病病情程度，以便及时调整治疗方案。每年 1～2 次全面复查，了解血脂水平，心、肾、神经、眼底情况，以便尽早发现一些并发症，给予相应的治疗。

5. 药物治疗

（1）口服降糖药物：糖尿病患者经基础治疗（饮食调整、体育锻炼）2 周后血糖未达标者，可予以药物治疗。

1）作用机制

①磺酰脲类：是临床最为主要的降血糖药。除了都具有刺激胰岛β细胞分泌胰岛素的作用以外，某些药物还可增加周围组织对胰岛素的敏感性，抑制肝糖原的产生和输出，加强外周组织对葡萄糖摄取利用，适用于2型糖尿病有胰岛素分泌，空腹血糖高，体重正常或较轻者。本类药物起效慢，故一般在餐前半小时服用。此类药物主要不良反应为低血糖，在老年人，或治疗初期使用剂量过大或剂量增加太快时，较易发生，以格列本脲发生率最高。格列本脲除强烈与胰岛β细胞膜上的磺酰脲受体结合外还渗入到细胞内与胰岛素分泌颗粒结合，使胰岛素持久分泌，易致严重的低血糖。偶见肝功能损害、白细胞减少、皮疹等，一旦出现应立即停药。长期使用刺激胰岛分泌可引起高胰岛素血症，并有使体重增加的倾向。

②非磺脲类：属于超短效药物，主要是模拟生理胰岛素第一时相分泌，用于控制餐后高血糖，餐时服用，在每次进餐前即刻口服，不进餐不服药。适用于2型糖尿病有胰岛素分泌，空腹血糖正常而餐后血糖增高者。不良反应有头痛、头昏，低血糖反应较磺脲类少。

③双胍类：本类药物主要是抑制肝糖原的分解，并增加胰岛素在外周组织（如肌肉）的敏感性。单独使用本类药物不会引起低血糖，但可引起胃肠系统的不适感而减少食欲，故可降低体重。为肥胖的2型糖尿病患者首选药物。食物不影响药物活性和代谢，可于餐前、餐后或睡前口服。大剂量服用此类药物，可引起消化道反应，如口干、口苦、金属味、恶心、呕吐、腹泻等。因本类药促进无氧糖酵，产生乳酸，如有肝、肾功能不全或缺氧情况时，可诱发乳酸性酸中毒。

④葡萄糖苷酶抑制剂：本类药物可抑制小肠的α-糖苷酶，导致食物中碳水化合物不能在此段肠腔全部分解成单个葡萄糖，从而延缓葡萄糖的肠道吸收、降低餐后高血糖。适用于空腹血糖正常而餐后血糖明显升高的2型糖尿病。本类药物应餐时服用，与第一口主食嚼碎同服。不良反应有腹胀、产气增多、腹泻等，随用药时间延长，此类症状可好转或消失。单用不引起低血糖，与其他降糖药合用可增加疗效，但亦增加低血糖发生机会。

⑤胰岛素增敏剂：作用机制为提高靶组织对胰岛素作用的敏感性，减轻胰岛素抵抗。用于2型糖尿病有胰岛素抵抗者。本类药物服用每日1次，时间固定，单独使用本类药物不会引起低血糖。主要不良应是水肿，有心力衰竭倾向或肝病者不用或慎用。

2）用药原则：在详细了解病史基础上，可联合用药，以达到疗效互补，而药量和不良反应最小。降糖药中的任何两种均可联合应用，但同类降糖药不可合用，任何一类口服药均可与胰岛素联用。用药个体化，从小剂量开始，非肥胖者首选胰岛素促泌剂，肥胖者宜选用不增加体重、不刺激胰岛素分泌的药物，肥胖且伴有胰岛素抵抗者可用胰岛素增敏剂。

（2）胰岛素：适用于1型糖尿病；糖尿病酮症酸中毒；高渗性昏迷；糖尿病合并重症感染、消耗疾病、各种慢性并发症急性发病时以及外科手术前后、妊娠和分娩；2型糖尿病患者经饮食、口服药物治疗控制不佳者。

胰岛素的种类

①按来源不同分类：动物胰岛素（从猪和牛的胰腺中提取）、半合成人胰岛素、生物合成人胰岛素（现阶段临床最常使用的胰岛素）。

②按药效时间长短分类：分为超短效、短效、速效、中效和长效4种。

③胰岛素治疗方案与模式：临床胰岛素治疗方案多采取模拟生理性胰岛素分泌的模式，包括基础胰岛素和餐时胰岛素两部分的补充。方案的选择应高度个体化，按照血糖达标为驱动的阶梯治疗方案，尽早控制血糖平稳达标。见表 6-1。

表 6-1　胰岛素治疗方案与模式

治疗方案	模式
强化治疗方案 （每天 3～4 次注射）	速/短效胰岛素三餐前注射＋中/长效胰岛素睡前注射，每天注射 4 次
	速/短效胰岛素三餐前注射，每天注射 3 次
	早餐前和晚餐前注射速/短效胰岛素＋午餐前口服降糖药＋睡前注射中/长效胰岛素，每天注射 3 次
	早餐前注射预混胰岛素＋晚餐前注射速/短效胰岛素＋睡前注射中/长效胰岛素，每天注射 3 次
非强化治疗方案 （每天 1～2 次注射）	BIDO 治疗方案：睡前注射中/长效胰岛素＋白天日服降糖药
	早餐前预混胰岛素＋晚餐前预混胰岛素
	早餐前速/短效胰岛素＋晚餐前速/短效胰岛素
	早餐前速/短效胰岛素＋睡前中/长效胰岛素
	早餐前中效胰岛素＋睡前中/长效胰岛素

④胰岛素给药剂量：起始剂量：从小剂量开始，0.25IU/（kg·d），全天 12～20IU。1 型糖尿病每超过目标血糖 2.8mmol/L 左右需增加 1IU 速/短效胰岛素。2 型糖尿病：每超过目标血糖 1.7mmol/L 左右需增加 1IU 速/短效胰岛素。每隔 1～2d 调整剂量。全天 24h 6 次指血血糖平均值＞12mmol/L，总剂量应增加 10％；血糖平均值＜6mmol/L，总剂量宜降低 10％。注射胰岛素 2h 后的指血血糖＜4mmol/L 者，相应的餐前胰岛素注射量也应减少 10％。

（3）各型糖尿病治疗方案的选择

1）1 型糖尿病：首选胰岛素强化治疗方案。强化治疗方案是模拟胰岛素生理分泌的治疗方案，是最易控制血糖达标的方案，良好的血糖控制有助于减少并发症的发生。

2）2 型糖尿病：非肥胖 2 型糖尿病患者：经 2～4 周饮食运动治疗后，若 FPG≥7.0mmol/L 和（或）餐后 2h 血糖≥10mmol/L，则应开始口服药物治疗。肥胖 2 型糖尿病患者：仅餐后血糖增高，建议饮食及运动，若体重减轻或不变，血糖达标，则无须药物治疗；若体重不变，血糖未达标，则加强饮食及运动治疗并加用二甲双胍或糖苷酶抑制剂。在新诊断的 2 型糖尿病患者，如有明显的高血糖症状和/或血糖及 HbA1c 水平明显升高，一开始即考虑胰岛素治疗，加或不加其他药物。

6. 胰腺移植和胰岛细胞移植

主要用于 1 型糖尿病患者，可解除对胰岛素的依赖，提高生活质量。但两者均因技术等方面的原因未能普及。

八、主要护理诊断/问题

（1）营养失调：低于机体需要量与胰岛素分泌缺陷和（或）作用缺陷所致糖、蛋白质、脂肪代谢紊乱有关。

（2）有感染的危险与糖尿病所致血糖升高、营养不良、微循环障碍等有关。

（3）潜在并发症：糖尿病酮症酸中毒、高渗性非酮症昏迷、感染、低血糖反应等。

（4）知识缺乏：缺乏糖尿病治疗及自我保健知识。

九、护理措施

1. 饮食护理

首先让患者了解饮食治疗的目的和意义，以及具体实施的步骤，使之能够积极配合并长期坚持。

（1）控制总热量：是糖尿病饮食治疗的首要原则。摄入的热量能够维持正常体重或略低于理想体重为宜。每周应定期测量体重，超重/肥胖者减少体重的目标是在 3~6 个月期间体重减轻 5%~10%；消瘦者应通过均衡的膳食营养计划恢复并长期维持理想体重。根据患者年龄、性别、身高、体重查表或计算出理想体重，[理想体重（kg）：身高（cm）－105（若年龄＞40 岁，则该数字为 100）]，参照理想体重和活动强度计算每日所需总热量。肥胖者必须减少热能摄入，消瘦者可适当增加热量达到增加体重。儿童、孕妇、乳母、营养不良和患慢性消耗性疾病者可酌情增加热量。

（2）合理分配热量

①碳水化合物：摄入适量。目前主张不要过严地控制碳水化合物，糖类应占总热能的 50%~60%，每日进食量可在 250~300g，肥胖应在 150~200g。谷类是日常生活中热能的主要来源，每 50g 的米或白面供给碳水化合物约 38g。提倡用粗制米、面和一定量杂粮，如燕麦片、莜麦粉、荞麦粉、窝头、绿豆、白芸豆等。忌食葡萄糖、蔗糖、蜜糖及其制品，如糖果、甜点、冰激凌及含糖饮料等。

②蛋白质：摄入充足。蛋白质占总热量的 12%~15%，成人每日每千克理想体重 0.8~1.2g，动物蛋白质应占 1/3 以上，食用瘦肉、鱼、鸡、鸡蛋、牛奶、豆类等。儿童、孕妇、乳母、营养不良和伴消耗性疾病时，蛋白质宜增至每千克理想体重 1.5~2.0g；若伴糖尿病肾病应限制在每千克理想体重 0.6~0.8g，应限制植物蛋白的食用。

③脂肪：限制摄入量。脂肪约占总热量的＜30%或更低。应限制含饱和脂肪酸的脂肪如牛油、羊油、猪油、奶油等动物性脂肪，可用植物油如豆油、花生油、芝麻油、菜籽油等含多不饱和脂肪酸的油脂，但椰子油除外。花生、核桃、榛子、松子仁等脂肪含量也不低，也要适当控制。少食动物内脏、鱼子、蛋黄等含胆固醇高的食物。

④膳食纤维：摄入适量。每日饮食中纤维素含量不少于 40g，因纤维素可延缓糖和脂肪吸收，增加饱腹感，减少食量和降糖降脂作用。提倡食用绿叶蔬菜、麦麸、豆类、整谷、含糖分低的水果等。但是含纤维素食物也不能吃多，否则不容易消化。

⑤维生素和无机盐：凡是病情控制不好的患者，易并发感染或酮症酸中毒，要注意补充维生素和无机盐，尤其是 B 族维生素，以改善神经症状。粗粮、干豆类、蛋、动物内脏和绿叶蔬菜含 B 族维生素较多。新鲜蔬菜含维生素 C 较多，应注意补充。每日食盐要在 6g 以下，防止高血压的发生。

⑥戒烟限酒：饮酒可干扰血糖控制和饮食治疗计划的执行，吸烟可导致血管收缩，不利于糖尿病患者血液循环。

⑦适时补水：糖尿病患者除了避免含糖饮料外，每天要补充适量的水分。无心肾合并症的糖尿病患者每天饮水量至少 1500mL。中老年及长期血糖升高的患者，口渴中枢已不敏感，因而口渴症状常不明显，但体内脱水现象仍然存在。喝水有利于体内代谢毒物的排泄，有预防糖尿病酮症酸中毒的作用。另外，喝水可改善血液循环，对老年患者可预防脑血栓的发生。

（3）规律进餐：将热量换算成重量，根据生活习惯、病情和药物治疗的需要制定食谱，规律进餐。三餐热量分配一般为 1/5、2/5、2/5 或 1/3、1/3、1/3，也可按四餐分配为 1/7、2/7、2/7、2/7。提倡少食多餐，以减轻餐后胰岛负担，也可避免餐后高血糖及药物高峰时出现低血糖。两餐之间饥饿时，可吃些蔬菜如黄瓜充饥或采用加餐的办法，加餐的量应是从正餐中减去的，而不是额外增加的量。

2. 体育锻炼

适于 2 型糖尿病肥胖者和血糖在 11.1~16.7mmol/L 以下者，以及 1 型糖尿病稳定期患者。根据年龄、性别、体力、病情及有无并发症等不同条件，进行有规律的运动，循序渐进，并长期坚持。

（1）运动方式：应选择有氧运动方式，如散步、慢跑、骑自行车、健身操、游泳、太极拳等，根据年龄、性别、身体状况及个人喜好选择。

（2）运动强度：运动时最大（心）脉率应达到＝（170－年龄）×（50%~70%），且不感到疲劳为宜，若出现呼吸费力、胸闷、头晕、大汗等应立即停止。每次运动至少 150min，每周至少3 次，无体力锻炼的时间不能连续超过 2d。对无禁忌证的 2 型糖尿病患者鼓励每周进行至少 2 次耐力运动。

（3）运动注意事项：①运动要避开恶劣天气，随身携带甜食和糖尿病卡以应急需；②以早餐或晚餐后 0.5~1h 为运动最佳时间，以免发生低血糖；③若在运动中出现饥饿感、心慌、头晕及四肢无力或颤抖等，表明发生了低血糖，应立即停止运动，并进甜食，一般休息 15min 左右即可缓解，否则即送医院治疗；④血糖＞14mmol/L、血酮增高，有应激情况，严重的心脑血管病变、眼底或肾脏病变及 1 型糖尿病病情不稳定者，应避免运动或减少运动量，以免诱发 DKA 或心绞痛、心肌梗死、心律失常或眼底出血等。

3. 用药护理

（1）口服药物

1）药物治疗应建立在控制饮食及适量运动的基础上，告知患者遵医嘱按时按剂量服药，不可随意增减，定时定量进餐，并适当运动锻炼。

2）向患者讲述有关药物的不良反应，嘱其一旦发现，应及时向医护人员报告。同时注意监测肝、肾功能。

3）监测用药后血糖、糖化血红蛋白的变化，以便及时调整治疗方案。

4）注意降糖药与其他药物的相互作用，如水杨酸盐、普萘洛尔、磺胺、胍乙啶、利血平、可乐定等，能增强磺酰脲类药物的降糖作用，故在服用时应及时调整药物剂量，并严密监测血糖。维拉帕莱、硝苯吡啶、噻嗪类利尿药、呋塞米、利福平、苯巴比妥及口服避孕药，可以减弱磺脲类的降糖作用，故服用降糖药时应尽量避免同时使用。

（2）胰岛素

1）使用胰岛素注意事项：①注射时间准确：一般中长效胰岛素注射时间与进餐关系可不严格要求，餐前餐后注射均可。但短效制剂在进餐前半小时注射，必须强调与进餐配合，超短效制剂必须在餐前 10min 注射。因为进餐时间正是药物开始发挥作用的时间，不配合可能有发生低血糖危险。②注射剂量准确：胰岛素剂型众多，特别注意每毫升的含量，以免发生剂量过大或不足，应使用胰岛素专用注射器准确抽吸。现有胰岛素笔更方便、剂量更精确。当需混合使用长、短效胰岛素时，应先抽短效，再抽长效，然后轻轻摇匀，不可反向操作，以免长效胰岛素混入短效胰岛素中，影响胰岛素的疗效。③注射部位的选择与轮换：胰岛素注射部位通常选择上臂前外侧、大腿内侧、臀部及腹部进行皮下注射。腹部是优选部位，因为腹部的皮下脂肪较厚，可减少注射至肌肉层的危险，捏起腹部皮肤最容易，同时又是吸收胰岛素最快的部位。一般在肚脐两侧旁开 3～4 指的距离外注射。推药后应停留 5～10s 再拔针，以免药液外溢。为避免皮下组织萎缩或增厚，影响吸收，应有计划、有标记地逐一轮换注射部位，同一部位各注射点间距不小于 1 指宽（2cm）。多次注射需选择不同部位，二周内同一部位不应注射两次。④正确储存：胰岛素为蛋白质类激素，不可冰冻，未开封的胰岛素可以放置于 2～8℃温度的冰箱保鲜层中保存。正在使用的胰岛素可以保存在室温环境下，但应避免受热及日光照射。若短效制剂出现不澄清或中、长呈块状，则不能使用。

2）胰岛素泵治疗：内生胰岛功能明显缺乏时，"胰岛素替代疗法"可采用持续性皮下胰岛素输注（CSII），使用短效或速效胰岛素，根据血糖变化规律个体化设定基础输注量（持续或分段）和餐前剂量（冲击量）。但价格昂贵，限制其推广。

3）观察胰岛素疗效和不良反应

①胰岛素不良反应：a.低血糖反应：最常发生，危险性较大。主要与用量过大、进食不规律、运动过多有关。低血糖表现为出汗、颤抖、心悸、软弱无力、面色苍白、四肢冰冷感、头晕、烦躁，甚至昏迷。b.过敏反应：局部注射部位可发生红肿、瘙痒、皮疹、血管神经性水肿，甚至发生过敏性休克。c.脂肪营养不良：较为少见，在注射部位出现红肿、发热、皮下有小结、皮下脂肪萎缩或增生等。

②护理：定期监测血糖、糖化血红蛋白的变化，以及时调整胰岛素剂量。告知患者使用胰岛素的常见不良反应，预防低血糖的发生，应注意胰岛素注射时间和进食时间相配合。低血糖反应的处理：急查血糖，并迅速补充15g 含糖食物，如糖果 1～2 粒、面包 1～2 片、饼干 5～6 块、甜果汁或糖水半杯、1 汤匙蜂蜜，饭、粉、面一小碗，一般 15min 左右好转。10～15min 后，若症状还未消失可再吃一次。静脉推注 50％葡萄糖 40～60mL 是低血糖抢救最常用和有效的方法，神志不清者症状可迅速缓解。必要时可注射胰高血糖素。

4. 预防感染

（1）向患者讲解糖尿病易合并感染的原因以及感染可能带来的不良后果，使其能够注意保持皮肤、呼吸道、口腔、会阴部及足部等的清洁，避免发生感染。一旦发现感染症状，应及时就医，不可自行处理。

（2）足部护理

1）评估危险因素：①足溃疡史；②缺血并神经性血管病变症状，如运动引起的腓肠肌疼痛；神经病变体征：足发热、皮肤不出汗、肌肉萎缩、鹰爪样趾、压力点的皮肤增厚或胼胝形成，但足背动脉搏动和血液充盈良好；缺血性周围血管病变：足发凉、皮肤苍白或紫绀，足背动脉搏动减弱或消失；③足畸形；④其他危险因素：视力下降、关节炎、鞋袜不合适等；⑤个人因素：老年人、经济条件差、独居、拒绝治疗和护理等。

2）预防足部外伤：①不要赤足或穿拖鞋行走，以防刺伤或踢伤。②冬天谨防烫伤或冻伤足部。③每日检查鞋内有无异物和里衬平整，不穿新皮鞋，以免磨破足部皮肤。袜子平软、清洁、透气性好，以棉袜为佳，勤换鞋袜，避免足部受压。趾甲不要剪得太短，应与脚趾齐。有鸡眼或胼胝时，要找皮肤科医生治疗，不要自行处理。

3）保持足部清洁：每日用温水（<40℃）洗脚，每次不宜超过 10min，脚趾缝间要洗干净，用柔软而吸湿性强的毛巾擦干；如足部皮肤干燥，适当涂抹润肤膏。

4）促进足部血液循环：①注意足部保暖，避免暴露于寒冷或潮湿境中；②每天进行适度的小腿和足部运动，如甩腿、提脚跟、坐下起立动作等；③经常按摩足部，方法是从趾尖开始向上至膝关节按摩，早、中、晚各 1 次，每次 10min。

5）足部检查：①每天检查：了解足部有无感觉减退、麻木、刺痛、水肿等；观察足部皮肤颜色、温度及足背动脉搏动情况；检查趾甲、趾间、足背、足底，观察是否有水疱、裂口、擦伤及胼胝、鸡眼、足癣等，是否发生红肿、青紫、水疱、溃疡或坏死等。若发现异常及时就医。②定期做足部的感觉测试，主要有痛觉、温度觉、触觉和压力觉等。

6）控制血糖、戒烟：发生足部溃疡的危险性及其发展均与血糖控制不佳关系密切，应从早期指导患者控制和监测血糖，同时说服患者戒烟，防止吸烟刺激血管，加重供血不足。

7）糖尿病足的处理：有溃疡者及时局部用药，难以治愈的溃疡可用生物制剂、生长因子等；血管病变者用活血化瘀、扩血管疗法，改善微循环；有水肿、溃疡不易愈合者，可用利尿剂、ACEI 等；有坏疽者，必要时行截肢治疗。

5. 并发症护理

（1）DKA：密切观察病情变化，一旦发现原有糖尿病症状加重，并伴有酸中毒和脱水症状，应立即通知医生处理并配合抢救。救治原则为迅速扩容，以增加尿量促进酮体排泄，纠正高血糖，防止低钾血症。

1）补液：静脉补液对重症 DKA 尤为重要，不但有利于脱水的纠正，且有助于血糖的下降和酮体的消除。①补液总量：一般按患者体重（kg）的 10% 估算，成人 DKA 一般补水4～6L。②补液速度：按先快后慢为原则。原则上前 4h 输入总失水量的 1/3～1/2，在前 12h 内输入量 4000mL 左右，达输液总量的 2/3。其余部分于 24～28h 内补足。③补液种类：开始以生理盐水为主，若开始输液时血糖不是严重升高或治疗后血糖下降至13.9mmol/L后，应输入 5% 葡萄糖或糖盐水，以利消除酮症。④对老年、心血管疾患患者，输液注意不宜太多、太快，以免发生肺水肿。

2）胰岛素降血糖：①小剂量胰岛素疗法，输注胰岛素 0.1U/（kg·h），能有效降低血糖，避免脑水肿、低血糖、低血钾等副作用。②当血糖降至 13.9mmol/L 时，改生理盐水为5% 葡萄糖液（按每 3～4g 葡萄糖加 1U 胰岛素计算）。③尿酮转阴后，可恢复平时皮下注射胰岛素的治疗。④用药过程中要严密监测血糖，血酮、尿酮。避免血糖下降过快、过低，引发脑水肿。

3）纠正酸中毒及补钾：①慎补碱：DKA 经输液和胰岛素治疗后，酮体水平下降，酸中毒可自行纠正，一般不必补碱。补碱指征为血 pH<7.1，HCO_3^-<5mmol/L。应采用等渗碳酸氢钠溶液，补碱不宜过多过快。②补钾：应根据血钾和尿量补钾。治疗前血钾低于正常，立即开始补钾，头 2～4h 通过静脉输液每小时补钾 13～20mmol/L；血钾正常、尿量＞40mL/h，也立即开始补钾；血钾正常，尿量<30mL/h，暂缓补钾，待尿量增加后再开始补钾；血钾高于正常，暂缓补钾。治疗过程中定时检测血钾和尿量，调整补钾量和速度。

4）治疗诱因和并发症：积极控制严重感染，防治休克、心力衰竭、心律失常、肾功能、脑水肿等严重并发症。

（2）高渗性非酮症糖尿病昏迷：抢救治疗大致与 DKA 相近，应积极补液（必要时考虑输注 0.45% 氯化钠低渗溶液）、胰岛素使用、参考每小时尿量补钾，并治疗诱因和并发症。

十、健康教育

1. 患者的糖尿病知识教育

糖尿病为一慢性疾病，需进行终生治疗，其预后取决于血糖控制情况以及各并发症的控制情况。1 型糖尿病患者约 40% 死于糖尿病肾病，而 2 型糖尿病患者大多死于心脑血管疾病。患者及其家属应当掌握糖尿病的治疗要求，学会监测血糖、尿糖，并坚持长期在医护人员的指导下接受治疗。对患者的健康教育内容应包括：①掌握饮食治疗原则，严格按要求进食；②身体条件允许情况下，坚持体育锻炼，严格按要求活动；③掌握各类口服药物和胰岛素的作用、使用要点、不良反应及应急措施；④学会自我监测血糖、尿糖水平，并使之达标。每 2～3 个月查 HbA1c，每年进行 1～2 次全面复查，重点了解血脂水平，心、肾、神经功能、眼底情况，以早期发现大血管、微血管并发症，并早期给予相应的治疗；⑤保持生活规律、情绪稳定、戒烟限酒、讲究个人卫生，预防各种感染，避免各种应激事件，以避免糖尿病各种急性发症的发生。

2. 在无症状患者中进行糖尿病筛查

在无症状的成人，如超重或肥胖（BMI≥25kg/m²）并有一个以上其他糖尿病危险因素，应该从任何年龄开始筛查糖尿病并评估将来糖尿病的风险。对没有这些危险因素的人群，应从 45 岁开始筛查。如果检查结果正常，至少每 3 年复查 1 次。为筛查糖尿病或评估未来糖尿病的风险，HbA1c、FPG 或 OGTT 均可使用。对于那些已经明确未来糖尿病风险增加的人群，应该进一步评估并治疗其他心血管疾病（CVD）危险因素。

3. 改变生活方式

在有 2 型糖尿病风险的个体，预防措施重点应强调生活方式的改变，包括适度的减轻体重（体重的 7%）和规律的体力活动（每周 150min），饮食控制如减少热量摄入、低脂饮食，限制含糖饮料，能够减少发生 2 型糖尿病的风险。

第二节　单纯性甲状腺肿

单纯性甲状腺肿是不伴有甲状腺功能异常的甲状腺肿大的疾病，可分为地方性甲状腺肿和散发性甲状腺肿两种。地方性甲状腺肿是一种多见于世界各地的地方性多发病，后者散发于全国各地。

一、病因和发病机制

1. 碘的缺乏

其为引起地方性甲状腺肿的最主要病因。碘是合成甲状腺激素的主要原料，碘不足，导致甲状腺激素合成不足，反馈引起垂体分泌过量的 TSH，刺激甲状腺生长。流行地区的土壤、饮水、蔬菜、粮食中含碘量均较非流行区低。碘化食盐可以预防甲状腺肿大。

2. 甲状腺激素（TH）的需要量增加

青春期、妊娠期、哺乳期、寒冷、感染、创伤和精神刺激时，由于机体对 TH 的需要量增多，可诱发或加重甲状腺肿，为生理性甲状腺肿。

3. 甲状腺激素合成、分泌的障碍

某些物质因含有硫脲类致甲状腺肿物质或含有某些阻抑 TH 合成的物质，引起甲状腺肿。常见的致甲状腺肿食物有卷心菜、萝卜、坚果或含氟过多的饮水等，药物如硫脲类、磺胺类、对氨水杨酸、保泰松、硫氰酸盐、秋水仙碱、锂盐、钴盐及高氯酸盐等，它们可以抑制碘离子的浓集或使碘离子有机化，大量碘化物可抑制 TH 的合成和释放，从而引起甲状腺肿。另外，高碘、某些遗传缺陷致 TH 合成障碍及 Tg 基因突变等，均可影响甲状腺激素的合成障碍。

二、临床表现

1. 甲状腺肿大

最常见的症状。甲状腺常呈轻度或中度弥漫性肿大（表6-2），质地较软，无压痛。晚期逐渐发展成巨大甲状腺肿，并可有大小不等的结节，呈结节性甲状腺肿。部分成年人多结节性甲状腺肿患者可发生自主性甲状腺功能亢进。

表 6-2　甲状腺肿的分度

分度	表现
Ⅰ度	外观没有肿大，但触诊能及
Ⅱ度	既能看到，又能触及，但肿大没有超过胸锁乳突肌外缘
Ⅲ度	肿大超过胸锁乳突肌外缘

2. 压迫症状

较少见。随着甲状腺的肿大，可出现对邻近组织器官的压迫症状，如气管受压可出现堵塞感、咳嗽及呼吸困难，食管受压可造成吞咽困难，喉返神经受压会导致声音嘶哑、刺激性干咳。胸骨后甲状腺肿可使头部、颈部、上肢静脉回流受阻，表现为面部青紫、水肿、颈部与胸部浅表静脉扩张。

3. 生长发育障碍

出生、居住于缺碘地区的呆小病患儿，包括部分儿童及青少年，可发生严重生长发育及智力障碍。

三、实验室和其他检查

1. 甲状腺功能检查

血清 T_3、T_4、TSH 水平大多正常。

2．甲状腺摄^{131}I率及T$_3$抑制试验

摄^{131}I率增高但无高峰前移，可被T$_3$所抑制。当甲状腺结节有自主功能时，可不被T$_3$抑制。

3．甲状腺B超

它是确定甲状腺肿的主要方法。可见弥漫性甲状腺肿，常呈均匀分布。

四、诊断要点

诊断的主要依据是患者有甲状腺肿大而甲状腺功能基本正常。地方性甲状腺肿地区的流行病史有助于本病的诊断。

五、治疗要点

1．对因治疗

缺碘所致者，可采用碘化食盐防治；青春期甲状腺肿多自行消退，无须处理；因致甲状腺肿的物质引起者，在停用后甲状腺肿一般可消失。

2．甲状腺激素治疗

尤其是无明显原因的单纯性甲状腺肿患者，服用甲状腺制剂，补充内源性甲状腺激素不足，可抑制TSH分泌，使肿大的甲状腺缩小。

3．手术治疗

一般不宜手术，但有压迫症状、药物治疗无改善或疑有甲状腺癌时，可行甲状腺次全切除术，术后予TH长期替代治疗。

六、常用护理诊断/问题

1．自我形象紊乱

与甲状腺肿大致颈部增粗有关。

2．潜在并发症

呼吸困难、吞咽困难、声音嘶哑等。

3．知识缺乏

缺乏地方性甲状腺肿的防治知识。

七、护理措施

1．病情观察

观察甲状腺肿大的程度、质地、有无结节和压痛及颈部增粗的情况、有无甲状腺亢进的表现等。

2．饮食护理

对缺碘者指导摄取含碘高的食物，如海带、紫菜等，避免摄入抑制甲状腺激素合成的食物和药物。

3．用药护理

观察使用碘剂及甲状腺制剂的疗效和副作用。使用甲状腺制剂时，特别是老年人，应从小剂量开始，以免诱发和加重冠心病；使用中监测血清TSH水平。

4．心理护理

与患者沟通交流，消除其紧张情绪，鼓励患者表达自己的心理感受，争取家属的心理支持，并告知患者，身体外形的改变通过积极治疗也可逐渐恢复，提高患者自信心，消除其自

卑心理。

八、健康指导

（1）向患者及家属解释单纯性甲状腺肿的基本知识。

（2）告知患者如何从饮食和药物方面避免致甲状腺肿物质的摄入，并使用碘化食盐以预防单纯性甲状腺肿发生。

（3）如发生甲状腺肿大，应到医院就诊，不宜盲目自行用药。

第三节　甲状腺功能亢进

甲状腺功能亢进症（简称甲亢）是指由多种病因导致体内甲状腺激素（TH）分泌过多，引起以神经、循环、消化等系统兴奋性增高和代谢亢进为主要表现的一组疾病的总称。因此，甲亢是一种临床综合征。甲亢的病因较复杂（表6-3），但以 Graves 病（GD）最多见，下面予以重点阐述。

表 6-3　甲亢的病因分类

甲状腺性甲亢	
弥漫性毒性甲状腺肿	HCG 相关性甲亢（绒毛膜癌、葡萄胎、侵蚀
多结节性毒性甲状腺肿	性葡萄胎、多胎妊娠等）
毒性甲状腺腺瘤	卵巢甲状腺肿伴甲亢
自主性高功能甲状腺结节	医源性甲亢
多发性自身免疫性内分泌综合征伴甲亢	暂时性甲亢
滤泡状甲状腺癌	亚急性甲状腺炎
新生儿甲亢	亚急性肉芽肿性甲状腺炎
母亲患甲亢所致	亚急性淋巴细胞性甲状腺炎（产后甲状腺炎、
遗传性毒性甲状腺增生症/遗传性毒性甲状腺肿	α-干扰素、锂盐等）
碘甲亢	亚急性损伤性甲状腺炎（手术、活检、药物
垂体型甲亢	等）
垂体 TSH 瘤	亚急性放射性甲状腺炎
垂体型 TH 不敏感综合征	慢性淋巴细胞性甲状腺炎（桥本甲状腺炎、萎
伴瘤综合征性或 HCG 相关性甲亢	缩性甲状腺炎）
恶性肿瘤（肺、胃、肠、胰、绒毛膜等）伴甲亢	

Graves 病

Graves 病（GD）亦称弥漫性毒性甲状腺肿、Basedow 病、Parry 病，是甲状腺功能亢进症的最常见病因，占全部甲亢的 80%～85%。多见于女性，男女之比（1:4）～（1:6），高发年龄为20～50 岁。起病一般较缓慢，少数可在精神创伤和感染等应激后急性起病，或因妊娠而诱发本病。

一、病因与发病机制

目前本病的病因虽尚未完全阐明，但公认 GD 是一种伴 TH 分泌增多的自身免疫性甲状腺疾病。

GD 的体液免疫研究较为深入。GD 患者的血清中存在针对甲状腺细胞 TSH 受体的特异性自身抗体，称为 TSH 受体抗体（TRAb）。TSH 和 TRAb 均可以与 TSH 受体结合，并通过腺苷酸环化酶-cAMP 和（或）磷脂酰肌醇-Ca^{2+} 信号传导途径产生 TSH 的生物学效应，即甲状腺细胞增生、甲状腺激素合成及分泌增加。

TRAb 分为 3 种类型，即 TSH 受体刺激性抗体（TSAb）、TSH 刺激阻断性抗体（TS-BAb）和甲状腺生长免疫球蛋白（TGI），它们与 TSH 受体结合的具体部位可能不同。TSAb 与 TSH 受体结合产生类似 TSH 的生物效应是 GD 的直接致病原因，95％未经治疗的 GD 患者 TSAb 阳性，母体的 TSAb 也可以通过胎盘，导致胎儿或新生儿发生甲状腺功能亢进。TSBAb 与 TSH 受体结合则阻断 TSH 与受体的结合，抑制甲状腺增生和甲状腺激素产生。GD 患者可有刺激性和阻断性两种抗体并存，其甲状腺功能的结果取决于何种抗体占优势，临床上 GD 患者自发性发生甲状腺功能减退与血清 TSBAb 的出现有关。TGI 与甲状腺 TSH 受体结合后，仅促进甲状腺细胞肿大，不促进 TH 的合成和释放。少数 GD 患者虽有明显的高代谢症候群，但甲状腺肿大甚轻微，可能是体内的 TSAb 占优势所致。除 TRAb 外，50％～90％的 GD 患者也存在其他针对甲状腺的自身抗体，如甲状腺过氧化物酶抗体（TPOAb）、甲状腺球蛋白抗体（TgAb）等，其病理生理作用尚不清楚。

产生 TRAb 的机制尚未完全阐明。目前认为有易感基因（特异 HLA Ⅱ 类抗原基因）人群的甲状腺细胞，在受到一些触发因子（如碘摄入过量、病毒或耶尔辛肠炎菌等感染、糖皮质激素治疗的撤药或应激、分娩、精神压力、锂盐和干扰素-α 应用等）的刺激下，甲状腺细胞表面特异的 HLA Ⅱ 类分子递呈 TSH 受体片段给 T 淋巴细胞，促使 B 淋巴细胞在免疫耐受缺陷时形成 TRAb。在不同人种的患者中检出的 HLA 抗原的频率不尽相同。如白种人与 HLA-DR3 或 HLA-B8、B46 相关，日本人与 HLA-Bw3、Dw12 相关，中国人则与 HLA-Bw46、B5 相关。

GD 的细胞免疫研究近年来进展很快。辅助性 T 细胞（Th）根据其分泌细胞因子的不同，分类为 Ⅰ 型辅助性 T 细胞（Th1）和 Ⅱ 型辅助性 T 细胞（Th2），Th1 细胞导致细胞免疫反应，Th2 细胞导致体液免疫反应。一种观点认为 GD 是 Th2 型疾病，即由抗体介导的免疫反应致病；但是来自 Graves 眼病眶后组织的 T 细胞却主要产生白介素-2（IL-2）、干扰素-γ（IFN-γ）和肿瘤坏死因子 α（TNF-α），属于 Th1 型疾病，即由细胞免疫损伤致病。

二、临床表现

1. 甲状腺毒症表现

（1）高代谢综合征：由于 TH 分泌过多和交感神经兴奋性增高，促进物质代谢，加速氧化，使产热、散热明显增多，患者常有疲乏无力、怕热多汗、皮肤潮湿、体重下降、低热（危象时可有高热）等表现；TH 促进肠道糖吸收，加速糖的氧化利用和肝糖原的分解，可致糖耐量异常或使糖尿病加重；TH 促进脂肪分解与氧化，胆固醇合成、转化及排出均加速，常致血中总胆固醇降低；蛋白质代谢加速致负氮平衡、体重下降、尿肌酸排出增多；骨骼代谢和骨胶原更新加速，尿钙磷、羟脯氨酸等排出量增高。

（2）精神神经系统：多言好动、焦虑烦躁、紧张不安、失眠、记忆力减退、思想不集中、多疑等，有时出现幻觉，甚至亚躁狂症，但也有寡言、抑郁者。伸舌和双手平举向前伸出时可见细微震颤。腱反射活跃，反射恢复时间缩短。

（3）心血管系统：心悸、气短、稍事活动即可明显加剧，合并甲状腺功能亢进性心脏病（简称甲亢性心脏病）时，可出现心律失常、心脏增大和心力衰竭。以心房颤动等房性心律失常多见，偶见房室传导阻滞。

（4）消化系统：稀便、排便次数增加。甲状腺激素对肝脏也有直接毒性作用，重者可有肝大、肝功能异常，偶有黄疸。

（5）肌肉骨骼系统：主要是甲亢性周期性瘫痪（TPP），多见于青年男性，常在剧烈运动、高碳水化合物饮食、注射胰岛素等情况下诱发，主要累及下肢，伴有低血钾。少数患者发生甲亢性肌病，肌无力多累及近心端的肩胛和骨盆带肌群。

（6）造血系统：周围血液中白细胞总数偏低，淋巴细胞及单核细胞增多。血小板寿命较短，可伴发血小板减少性紫癜。由于消耗增加、营养不良和铁的利用障碍偶可引起贫血。

（7）生殖系统：女性患者常有月经减少，周期延长，甚至闭经，但部分患者仍能妊娠、生育。男性多有阳痿，偶有乳房发育。

2. 甲状腺肿

多数患者以甲状腺肿大为主诉，呈弥漫性对称性肿大，质软，吞咽时上下移动。少数患者的甲状腺肿大不对称或肿大不明显。肿大程度与甲亢病情轻重无明显关系。甲状腺上下极可触及震颤，闻及血管杂音，为本病重要的体征。

3. 眼征

甲亢时引起的眼部改变大致可分为浸润性突眼和非浸润性突眼两种类型。非浸润性突眼又称良性突眼，占大多数。一般为对称性，有时一侧突眼先于另一侧。主要因交感神经兴奋眼外肌群和提上睑肌张力增高所致，主要改变为眼睑及眼外部的表现，球后组织改变不大。常见的眼征有：①眼裂增宽（Darymple 征），少瞬和凝视（Stellwag 征）；②眼球内侧聚合不能或欠佳（Mobius 征）；③眼向下看时，上眼睑挛缩，在眼下视时不能跟随眼球下落（vonGraefe 征）；④眼上视时，额部皮肤不能皱起（Joffroy 征）。

浸润性突眼又称恶性突眼，较少见，病情较严重。也可见于甲状腺功能亢进症状不明显或无高代谢症的患者中，主要由于眼外肌和球后组织体积增加、淋巴细胞浸润和水肿所致。患者有明显的自觉症状，常见畏光、流泪、复视、视力减退、眼部肿痛、刺痛、异物感等。检查可发现视野缩小，斜视，眼球活动减少甚至固定。眼球明显突出，突眼度一般在18mm以上，两侧多不对称。由于眼球明显突出，眼睛不能闭合，结膜、角膜外露而引起充血、水肿，角膜溃疡等。重者可出现全眼球炎，甚至失明。

三、特殊的临床表现和类型

1. 甲状腺危象

甲状腺危象又称甲亢危象，为甲亢患者可危及生命的严重表现，发病原因可能与循环内FT_3水平增高、心脏和神经系统的儿茶酚胺激素受体数目增加、敏感性增强有关。本征的主要诱因包括感染、应激（如精神刺激、过度劳累、高温、饥饿、心力衰竭、脑血管意外、分娩及妊娠毒血症等）、不适当地停用碘剂及甲状腺手术前准备不充分等。早期为患者原有的甲亢症状加重，伴中等发热，体重锐减，恶心，呕吐；典型的甲亢危象临床表现为高热（39℃以上）、心动过速（140～240 次/min）、伴心房颤动或心房扑动、烦躁不安、呼吸急促、大汗淋漓、厌食、恶心、呕吐、腹泻等，严重者出现虚脱、休克、嗜睡、谵妄、昏迷、部分患者有心力衰竭、肺水肿，偶有黄疸。

2. 甲状腺功能亢进性心脏病

甲亢伴明显心律失常、心脏扩大和心力衰竭者称为甲亢性心脏病，以老年甲亢和病史较久未能良好控制者多见。其特点为甲亢完全控制后心脏功能可完全恢复正常。

3. 淡漠型甲状腺功能亢进症

此症多见于老年患者。起病隐匿，无明显高代谢综合征、甲状腺肿及眼征。主要表现为抑郁淡漠、明显消瘦、乏力、嗜睡；有时仅有腹泻、厌食等消化系统症状；或仅表现为心血管症状，如原因不明的心房颤动。临床中患者常因明显消瘦而被误诊为恶性肿瘤，因心房颤动被误诊为冠心病，所以老年人不明原因的突然消瘦、新发生心房颤动时应考虑本病。

4. 妊娠期甲状腺功能亢进症

主要有两种情况：①妊娠合并甲亢：妊娠期甲亢的患者高代谢症群表现较一般孕妇明显，伴有眼征、弥漫性甲状腺肿、甲状腺区震颤或血管杂音。血清 FT_3、FT_4 升高，TSH ＜0.5mU/L，血清 TSAb 阳性。本病与妊娠可相互影响，对妊娠的不利影响为早产、流产、妊娠毒血症及死胎等；而妊娠可加重甲亢患者的心血管负担。②HCG 相关性甲亢：由于大量 HCG 或 HCG 类似物刺激 TSH 受体而出现甲亢，血清 FT_3、FT_4 升高，TSH 降低或不可测出，血清 TSAb 和其他甲状腺自身抗体阴性，但血 HCG 显著升高。HCG 相关性甲亢往往随血 HCG 浓度的变化而消长，属一过性，中止妊娠或分娩后消失。

5. 三碘甲状腺原氨酸（T_3）型和甲状腺素（T_4）型甲状腺毒症

仅有血清 T_3 增高的甲状腺毒症称为 T_3 型甲状腺毒症。临床表现与寻常型相同，但一般较轻。可见于弥漫性、结节性或混合性甲状腺肿患者的早期、治疗中或治疗后复发期。实验室检查发现血清 TT_3 与 FT_3 均增高，而 TT_4、FT_4 正常，TSH 水平减低，[131]I 摄取率增高。

仅有血清 T_4 增高的甲状腺毒症称为 T_4 型甲状腺毒症。其临床表现与典型的甲亢相同，可发生于碘甲亢、Graves 病、毒性结节性甲状腺肿或亚急性甲状腺炎，多见于一般情况较差的中老年，如严重感染、手术、营养不良等患者。T_4 型甲状腺毒症以血清 TT_4、FT_4 增高，TT_3、FT_3 正常或减低为特征。

6. 亚临床甲状腺功能亢进症

本症需在排除其他能够抑制 TSH 水平的疾病的前提下，依赖实验室检查结果才能诊断，其特点是血清 FT_3、FT_4 正常，但 TSH 低于正常。本症可能是 GD 早期、GD 经手术或放射碘治疗后、高功能腺瘤、多结节性甲状腺肿、各种甲状腺炎恢复期的暂时性临床现象；但也可持续存在，并成为甲亢（包括 GD）的一种特殊临床类型，少数可发展为临床型甲亢。

7. 局限性黏液性水肿

此症与浸润性突眼同属于自身免疫病，约 5％ 的 GD 患者伴发本症。多见于小腿胫前下 1/3 部位，也见于手足背及头面部，患处常呈对称性，大小不等，稍高出皮面，增厚、变粗，和正常皮肤分界清晰。一般无自觉症状，偶有瘙痒、微痛和色素沉着，时间较长者因摩擦皮损处可有毛发生长。

8. Graves 眼病

25％～50％ 的 GD 患者伴有不同程度的眼病。在所有眼病中，约 5％ 的患者仅有浸润性突眼而临床无甲亢表现，称为甲状腺功能正常型 Graves 眼病（EGO）。EGO 患者的实验室检查可能存在亚临床型甲亢和甲状腺自身抗体的异常。诊断 EGO 应注意排除眼部的其他疾病。

四、辅助检查

1. 血清甲状腺激素（TH）测定

（1）血清总甲状腺素（TT_4）测定：代表血中结合 T_4 及游离 T_4 的总和。在患者无甲状腺激素结合球蛋白（TBG）异常的情况下，TT_4 的增高提示甲亢。

（2）血清总三碘甲状腺原氨酸（TT_3）：代表血中结合 T_3 及游离 T_3 的总和。患者 TBG 正常时，TT_3 的增高提示甲亢。如疑及 TBG 异常，必要时可同时测定游离 T_4、T_3。

（3）血清游离 T_4（FT_4）和游离 T_3（FT_3）：结果不受 TBG 的影响，较 TT_3、TT_4 的结果更准确地反映甲状腺的功能状态。甲亢患者结果明显高于正常高限。

2. 血清超敏促甲状腺激素（S-TSH）

TSH 是由腺垂体分泌的调节甲状腺的激素，一般放免法不能测出正常值的下限，以超敏的 IRMA 法可测出 Graves 病患者的 TSH 水平低于正常。

3. 抗甲状腺球蛋白抗体（TGAb）和抗甲状腺过氧化物酶抗体（TPOAb）

在本病中，TGAb 和 TPOAb 均可阳性，但其滴度不如桥本甲状腺炎高。

4. 甲状腺摄 ^{131}I 率

本法是诊断甲亢的传统方法，目前已被激素测定技术所取代。甲亢时 ^{131}I 摄取率表现为总摄取量增高，摄取高峰前移。本方法现在主要用于甲状腺毒症病因的鉴别：甲状腺功能亢进类型的甲状腺毒症 ^{131}I 摄取率增高；非甲状腺功能亢进类型的甲状腺毒症 ^{131}I 摄取率减低。

5. 促甲状腺激素释放激素（TRH）兴奋试验

TRH $400\mu g$ 静脉注射，分别于注射前、注射后 15、30、60、90、120min 采血，测定血清 TSH。正常人 TSH 水平较注射前升高 3～5 倍，高峰出现在 30min，并且持续 2～3h。甲亢时，血清 T_3、T_4 增高，反馈抑制垂体 TSH 释放，故 TSH 不受 TRH 兴奋。

6. 三碘甲状腺原氨酸（T_3）抑制试验

此试验主要用于：①单纯性甲状腺肿与甲亢的鉴别诊断，甲亢患者在试验中甲状腺 ^{131}I 摄取率不能被抑制；②有的学者曾经提出本试验可作为抗甲状腺药物治疗甲亢的停药指标。伴有冠心病、甲亢性心脏病或严重甲亢患者禁用此试验，以免诱发心律失常、心绞痛和甲状腺危象。

7. 超声检查

采用彩色多普勒超声检查，可见患者甲状腺腺体呈弥漫性或局灶性回声减低，在回声减低处，血流信号明显增加，彩色多普勒血流显像（CDFI）呈"火海征"。甲状腺上动脉和腺体内动脉流速明显加快、阻力减低。

8. 眼部电子计算机层析成像（CT）和磁共振显像（MRI）

眼部 CT 和 MRI 可以排除其他原因所致的突眼，测量突眼的程度，评估眼外肌受累的情况。

五、诊断要点

典型病例经详细询问病史，依靠临床表现即可诊断。不典型病例，尤其是小儿、老年人或伴有其他疾病的轻型甲亢或亚临床型甲亢病例易被误诊或漏诊，有赖于甲状腺功能检查和其他必要的特殊检查方可确诊。

六、治疗要点

目前尚无有效的针对病因和发病机制的根治方案，对症治疗主要是控制高代谢症状，促进器官特异性自身免疫的消退。常用的治疗方法有 3 种：抗甲状腺药物（ATD）、放射性碘和手术治疗，尤其以前两者更为常用。

1. 抗甲状腺药物治疗

（1）适应证：①病情轻、中度患者；②甲状腺轻、中度肿大；③年龄＜20 岁；④孕妇、高龄或其他严重疾病不适宜手术者；⑤甲状腺次全切除后复发又不适合放射性碘治疗的患者；⑥手术前准备；⑦放射性碘治疗前后的辅助治疗。

（2）常用药物：常用的 ATD 分为硫脲类和咪唑类两类，硫脲类包括甲硫氧嘧啶（MTU）及丙硫氧嘧啶（PTU）等；咪唑类包括甲硫咪唑（MMI，他巴唑）和卡比马唑（CMZ，甲亢平）等，比较常用的是 PTU 和 MMI。其作用机制是抑制甲状腺内过氧化酶系，抑制碘离子转化为新生态碘或活性碘，从而抑制 TH 的合成。PTU 血浆半衰期为 60min，具有在外周组织抑制 T_4 转换为 T_3 的独特作用，所以发挥作用较 MMI 迅速，控制甲亢症状快，但是必须保证 6～8h 给药 1 次；MMI 血浆半衰期为 4～6h，在甲状腺内停留时间长，可以每天单次使用。

（3）不良反应：①粒细胞减少：ATD 可以引起白细胞减少，发生率约为 10%，严重者可发生粒细胞缺乏症。主要发生在治疗开始后的 2～3 个月内，外周血白细胞低于 $3 \times 10^9/L$ 或中性粒细胞低于 $1.5 \times 10^9/L$ 时应当停药。②皮疹：发生率为 2%～3%。一般的皮疹可以加用抗组胺药物，皮疹严重时应及时停药，以免发生剥脱性皮炎。③胆汁淤积性黄疸、中毒性肝炎、急性关节痛、血管神经性水肿等不良反应较为少见，如发生则需立即停药。

2. 放射性碘（RAI）治疗

其机制是 ^{131}I 被甲状腺摄取后释放出 β 射线，破坏甲状腺滤泡上皮而减少 TH 分泌。β 射线在组织内的射程仅有 2mm，不会累及毗邻组织。

（1）适应证：①中度甲亢；②年龄 25 岁以上；③经 ATD 治疗无效或对 ATD 过敏④合并心、肝、肾等疾病不宜手术或不愿手术者。

（2）禁忌证：①妊娠、哺乳期妇女；②年龄 25 岁以下者不作为首选；③严重心、肝肾衰竭或活动性肺结核；④甲状腺极度肿大并有压迫症状；⑤重症浸润性突眼；⑥甲状腺危象；⑦外周血白细胞低于 $3\times10^9/L$ 或中性粒细胞低于 $1.5\times10^9/L$。

（3）并发症：①甲状腺功能减退：甲减发生的原因与电离辐射损伤和继发性自身免疫损伤有关。RAI 引起的甲减分为一过性和永久性两类，后者要给予甲状腺激素终身替代治疗；②放射性甲状腺炎：见于治疗后 7～10d，个别可诱发甲状腺危象；③有时可加重浸润性突眼。

3. 手术治疗

（1）适应证：①中、重度甲亢，长期服药无效，或停药后复发，或不能坚持服药者；②甲状腺肿大显著，有压迫症状；③胸骨后甲状腺肿伴甲亢者；④结节性甲状腺肿伴甲亢。

（2）禁忌证：①较重或发展较快的浸润性突眼；②合并较重心、肝、肾、肺疾病，全身状况差不能耐受手术者；③妊娠前 3 月和第 6 个月以后。

（3）手术方式：通常为甲状腺次全切除术，两侧各留下 2～3g 甲状腺组织。主要并发症是甲状旁腺损伤导致甲状旁腺功能减退和喉返神经损伤，发生率为 1%～2%。术后甲亢复发率在 10% 左右。

4. 甲状腺危象的治疗

去除诱因和防治基础疾病是预防危象发生的关键。尤其要注意积极防治感染和做好充分的术前准备。一旦发生需积极抢救。

（1）抑制 TH 合成：首选 PTU 600mg 口服或经胃管注入，以后每 6h 给予 250mg 口服，待症状缓解后减至一般治疗剂量。

（2）抑制 TH 释放：服 PTU 1h 后再加用复方碘口服溶液 5 滴，每 8h 1 次，或碘化钠 1.0g 加入 10% 葡萄糖盐水溶液中静滴 24h，以后视病情逐渐减量，一般使用3～7d。如果对碘剂过敏，可改用碳酸锂 0.5～1.0g/d，分 3 次口服，连服数日。

（3）降低周围组织对 TH 的反应：普萘洛尔有抑制外周组织 T_4 转换为 T_3 的作用，如无哮喘或心功能不全，应加用普萘洛尔 20～40mg，每 6～8h 口服 1 次，或 1mg 稀释后静脉缓慢注射，视需要可间歇给3～5次；氢化可的松 50～100mg 加入 5%～10% 葡萄糖溶液静滴，每 6～8h 1 次，氢化可的松除抑制 T_4 转换为 T_3、阻滞 TH 释放、降低周围组织对 TH 的反应外，还可增强机体的应激能力。

（4）降低血 TH 浓度：在上述常规治疗效果不满意时，可选用血液透析、腹膜透析或血浆置换等措施迅速降低血 TH 浓度。

（5）其他：①降温：可采用物理降温，药物降温时不宜用水杨酸类退热剂，因此类药均可使血中游离甲状腺激素浓度升高且与甲状腺激素有协同作用。严重者可用人工冬眠（哌替啶 100mg、氯丙嗪和异丙嗪各 50mg 混合后静脉持续泵入）。②镇静：视个体反应每 2～4h 交替使用下列镇静药 1 次，如地西泮（安定）、巴比妥及异丙嗪（非那根）等。如使用镇静药后患者由兴奋烦躁转为安静说明镇静药物用量较合适。③支持及对症处理：如给氧、补充能量及大量维生素尤其是 B 族、纠正水和电解质的紊乱及心力衰竭等。

5. 浸润性突眼的治疗

（1）高枕卧位，限制食盐摄入，适量给予利尿剂，以减轻球后水肿。

（2）1%甲基纤维素或0.5%氢化可的松滴眼，睡眠时使用抗生素眼膏，必要时加盖眼罩预防角膜损伤。

（3）免疫抑制剂：泼尼松 60～100mg/d，分 3 次口服，持续 2～4 周，以后的 4～12 周中逐渐减量。严重病例可应用甲泼尼龙 0.5～1.0g 加入生理盐水中静脉滴注，隔日 1 次，连用 2～3 次后，继以大剂量泼尼松口服 4 周左右，待病情缓解后逐渐减至维持量。也可以试用环磷酰胺等其他免疫抑制剂。

（4）严重突眼、暴露性角膜炎或压迫性视神经病变者，可行眼眶减压手术或球后放射治疗，以减轻眶内和球后浸润。

（5）控制甲亢首选 ATD 治疗，因手术和 ^{131}I 治疗可能加重浸润性突眼。

（6）可合用 L-T$_4$ 50～100mg/d 以调整下丘脑-垂体-甲状腺轴的功能，预防甲状腺功能低下加重突眼。

6. 妊娠期甲状腺功能亢进症的治疗

（1）ATD 治疗：因 PTU 不宜通过胎盘，故为首选。用最小有效剂量（如每日 100～300mg，分 2～3 次口服）控制甲亢症状后，尽快减至维持量，维持甲状腺功能（宜用血清 FT$_3$、FT$_4$ 作观测指标）在稍高于正常水平，避免治疗过度导致的母体和胎儿甲状腺功能减退或胎儿甲状腺肿。

（2）手术治疗：发生在妊娠初期的甲亢，经 PTU 治疗控制甲亢症状后，可选择在妊娠中期（妊娠第 4～6 个月）做甲状腺次全切除，因妊娠早期或晚期手术易出现流产或早产。

（3）禁用 RAI 治疗，因 10 周以后胎儿甲状腺可浓集 ^{131}I 而引起胎儿甲状腺肿和甲减。

（4）普萘洛尔增加子宫活动和延迟子宫颈扩张，故在妊娠时宜慎用。

（5）由于 ATD 可从乳汁分泌，产后如需继续服药，一般不宜哺乳。如必须哺乳，应选用 PTU，且用量不宜过大。

7. 甲状腺功能亢进性心脏病的治疗

（1）首选放射碘治疗，在行放射碘治疗时应先以抗甲状腺药物治疗，耗竭腺体内储存激素，可减少心脏病的恶化。

（2）采用限制钠盐、利尿剂和洋地黄等。

（3）普萘洛尔具有迅速减慢心率、缩小脉压、减少心排血量的作用，对于控制心房颤动的心室率有明显的效果，但对有心力衰竭的患者应在严密监测下使用。

七、主要护理诊断/问题

（1）营养失调：低于机体需要量与代谢率增高导致代谢需求大于摄入有关。

（2）活动无耐力与蛋白分解增快，肌肉萎缩无力；低钾麻痹；甲亢性心脏病致心功能下降有关。

（3）有组织完整性受损的危险与浸润性突眼有关，闭合不全易出现角膜干燥、溃疡，瞬目受限易受外伤。

（4）潜在并发症：甲状腺危象。

（5）焦虑或恐惧与交感神经兴奋有关。

（6）知识缺乏：缺少药物知识及疾病常识。

（7）体液不足：与多汗、呕吐、腹泻有关。

（8）性功能障碍与内分泌紊乱有关。

（9）身体意象紊乱与突眼、甲状腺肿大有关。

八、护理措施

1．营养失调

（1）饮食护理：应给予高热量、高蛋白、高维生素和矿物质丰富的饮食。主食应足量，可以增加奶类、蛋类、瘦肉类等优质蛋白以纠正体内的负氮平衡，多摄取新鲜蔬菜和水果。给予充足的水分，每天饮水 2000～3000mL 以补充出汗、腹泻、呼吸加快等丢失的水分，但对并发心脏病患者应避免大量饮水，以防因血容量增加而诱发水肿和心力衰竭。减少食物中粗纤维的摄入，以减少排便的次数。禁止摄入刺激性的食物及饮料，如浓茶、咖啡等，以免引起患者精神兴奋。避免进食含碘丰富的食物。

（2）体重监测：定期测量体重，评估患者体重的变化。

2．活动无耐力

（1）休息：病情重，有心力衰竭或严重感染者应严格卧床休息，给予生活护理，加强巡视。病情轻者，可下床活动，以不感疲劳为宜。

（2）环境：保持环境安静，避免嘈杂。甲亢患者因怕热多汗，应安排通风良好的环境，夏天使用空调，保持室温凉爽而恒定。

（3）生活护理：协助患者完成日常的生活护理，如洗漱、进餐、如厕等，减少患者活动量，增加休息时间，缓解疲劳。

3．有组织完整性受损的危险

（1）眼部护理：经常以眼药水湿润眼睛，避免过度干燥。睡前涂抗生素眼膏，眼睑不能闭合者用无菌纱布或眼罩覆盖双眼。睡觉或休息时，抬高头部，使眶内液回流减少，减轻球后水肿。外出戴深色眼镜，减少光线、灰尘和异物的侵害。指导患者当眼睛有异物感、刺痛或流泪时，勿用手直接揉眼睛。

（2）用药护理：限制钠盐摄入，必要时遵医嘱适量使用利尿剂，以减轻组织充血、水肿。

（3）病情观察：定期眼科角膜检查以防角膜溃疡造成失明。

4．潜在并发症

甲状腺危象

（1）避免诱因：指导患者了解加重甲亢的有关因素，尤其是精神愉快与身心疾病的关系，避免一切诱发甲亢危象的因素，如感染、劳累、自行停药、精神创伤，以及未经准备或准备不充分而手术等。

（2）病情监测：注意体温、血压、脉搏、呼吸、心率的改变，观察神志、精神状态、腹泻、呕吐、脱水的改善情况。

（3）紧急处理配合

①保持环境的安静、舒适，绝对卧床休息，呼吸困难或发绀者给予半卧位，立即吸氧（2～4L/min），迅速建立静脉通路。

②及时准确按医嘱使用 PTU、复方碘溶液、普萘洛尔、氢化可的松等药物。使用丙硫氧嘧啶及碘剂时注意观察病情变化，严格掌握碘剂的剂量，并观察过敏或中毒反应。准备好抢救物品，如镇静剂、血管活性药物、强心剂等。

③密切观察病情变化，定期测量生命体征，准确记录 24h 出入量，观察神志的变化。

④加强精神心理护理，解除患者精神紧张，体贴患者，建立良好的护患关系，给予情绪支持。

（4）对症护理：高热患者应迅速降温（降低室内温度、头敷冰帽、大血管处放置冰袋和人工冬眠等）；对谵妄、躁动者注意安全护理，使用床栏，防止坠床；昏迷者加强皮肤、口腔护理，定时翻身，防止褥疮、吸入性肺炎的发生。

5. 焦虑或恐惧

（1）心理护理：保持病室环境安静和轻松的气氛，限制探视人员和时间，提醒家属避免提供兴奋、刺激的消息，以减少患者的精神症状。尽可能有计划地集中进行治疗与护理，以免过多打扰患者。鼓励患者表达内心感受，说话要平心静气，理解和同情患者，建立互信关系。指导患者学习应对焦虑的技巧，如深呼吸、转移注意力、看电视、听音乐等。耐心细致地解释病情，提高患者对疾病的认知水平，让患者及其家属理解其情绪、性格的改变是暂时的，可因治疗而得到改善。

（2）病情观察：随时注意患者情绪变化，避免过度激动，必要时遵医嘱使用镇静剂。

6. 健康教育

（1）疾病知识指导：教导患者有关甲亢的疾病知识和眼睛的保护方法，教会自我护理。鼓励患者保持身心愉快，维持足够的睡眠，避免精神刺激或过度劳累，建立和谐的人际关系和良好的社会支持系统。指导患者注意加强自我保护，上衣领宜宽松，避免压迫甲状腺，严禁用手挤压甲状腺，以免 TH 分泌过多而加重病情。对有生育需要的女性患者，应告知其妊娠可加重甲亢，宜治愈后再妊娠。

（2）用药指导：指导患者坚持遵医嘱按剂量、按疗程服药，不可随意减量或停药，并密切观察药物的不良反应，及时处理。服用抗甲状腺药物的开始 3 个月，每周查血常规 1 次，每隔1～2 个月做甲状腺功能测定，同时定期检查甲状腺大小、基础代谢率和体重。若出现高热、恶心、呕吐、不明原因腹泻、突眼加重等，警惕甲状腺危象可能，及时就诊。对妊娠期甲亢患者，应指导其避免各种对母体和胎儿造成影响的因素，宜选用抗甲状腺药物治疗，禁用^{131}I 治疗，慎用普萘洛尔。产后如需继续服药，则不宜哺乳。

第四节　甲状腺功能减退

甲状腺功能减退症（简称甲减）是多种原因导致甲状腺激素分泌不足或反应不足引起的一组内分泌疾病。其病理特征是黏多糖等在组织和皮肤中堆积，严重者表现为黏液性水肿。患病率约 1%，女性较多见。该病按年龄分为：呆小病，起病于胎儿或新生儿者；幼年型甲减，起病于儿童者；成年型甲减。

一、病因及发病机制

1. 甲状腺性甲减

此型最多见，占 90% 以上，由甲状腺本身的疾病所致。其中以慢性淋巴细胞性甲状腺炎引起的免疫性炎症最多见，其他可见于放射治疗、手术治疗后，严重缺碘或过度摄碘、某些抑制甲状腺摄碘的物质（含单价阴离子如 SCN-等）及遗传因素等。

2. 中枢性甲减

因下丘脑肿瘤、炎症等病变引起 TRH 分泌不足，导致 TSH 及 TH 分泌功能低下而引起继发性甲减；或因垂体肿瘤、手术、放疗和产后垂体缺血坏死等病变致 TSH 不足，引起垂体性甲减。

3. 甲状腺激素外周作用障碍所致的甲减

主要原因为周围组织甲状腺激素受体减少或有缺陷、循环中有甲状腺激素抗体或外周 T_4 向 T_3 转化减少等。

二、临床表现

甲减起病隐匿，病程较长，很多患者缺乏特异性症状和体征，主要表现以代谢率减低和交感神经兴奋性下降为主。由于甲状腺激素缺乏可影响全身各个系统，因此甲减时全身各系统均有改变。甲状腺本身可以萎缩或肿大，部分原发性甲减患者如未得到及时治疗，可出现垂体增大，治疗后可恢复。

1. 皮肤

皮肤干燥，真皮黏多糖浸润，体液潴留。重者可出现黏液性水肿。

2. 消化系统

代谢减低，体重增加。味觉差，胃黏膜萎缩，胃酸分泌减少。1/3 胃壁细胞抗体阳性，恶性贫血约占 10%。胃肠蠕动减弱，便秘。

3. 心血管系统

心肌收缩力下降，心输出量下降，活动耐量减低。重者可出现心力衰竭、心包积液。

4. 呼吸系统

低通气，睡眠呼吸暂停。

5. 血液系统

正细胞、正色素性贫血，红细胞压积下降。

6. 神经系统

表情淡漠，反射时延长。

7. 生殖系统

生育力、性欲下降。妇女月经紊乱或月经量多。

8. 其他内分泌系统

甲减-原发性肾上腺功能低下（Schmidt 综合征）、垂体性甲减。

9. 其他表现

各种中间代谢低下，酶清除减少，胆固醇、三酰甘油、低密度脂蛋白、肌酶等浓度增高。如合并糖尿病，则糖尿病病情相对减轻，胰岛素和口服降糖药用量减少。

三、实验室和其他检查

1. 一般检查

血常规可见轻度贫血，胆固醇、三酰甘油、尿酸、CPK、LDH 水平可有不同程度的升高。

2. 甲状腺功能检查

原发性甲减患者 T_3、T_4 降低，TSH 水平升高。亚临床甲减仅有 TSH 增高，T_4 和 FT_4 正常。

3. 甲状腺球蛋白抗体（TgAb）和过氧化酶抗体（TPOAb）

检测它们是确定原发甲减病因的重要指标，在桥本甲状腺炎中甲状腺自身抗体明显升高。

4. TRH 兴奋试验

对鉴别原发性甲减与垂体性甲减有意义。原发性甲减患者 TRH 兴奋后，TSH 进一步升高，而垂体性甲减 TSH 反应低下。

5. 甲状腺摄碘率测定

明显低于正常，常为低平曲线。目前对甲减诊断意义不大。

四、诊断要点

根据临床表现和体征，典型病例诊断不难。但早期不典型病例常易误诊为贫血、特发性水肿、慢性肾炎等，此时应检查甲状腺功能。亚临床甲减可表现为 TSH 升高，而 T_3、T_4 正常，临床上并无特殊表现。

五、治疗要点

1. 对症治疗

对有些病因，如能及早预防，可减少发病。

2. 替代治疗

无论何种甲减，均需 TH 替代，永久性者需终身服用。目前应用较多的 TH，一般首选左甲状腺素（L-T_4），替代宜从小量开始，每 2～3 个月增加剂量 1 次，直至达到最好效果。用药期间宜检测甲状腺功能，以血 TSH 稳定在正常范围为佳。

3. 甲减危象的治疗

即刻补充 TH，一般多选用 L-T_4 静脉注射；使用糖皮质激素，针对应激反应，可选用氢化可的松；其他对症、支持治疗。

六、常用护理诊断/问题

1. 自我形象紊乱

与甲减引起黏液性水肿面容有关。

2. 排便异常，便秘

与甲减时肠蠕动减慢等因素有关。

3. 体温过低

与基础代谢减慢有关。

4. 有皮肤完整性受损的危险

与皮肤组织粗糙脆弱及四肢水肿有关。

5. 潜在并发症

黏液性水肿昏迷。

七、护理措施

1. 一般护理

注意休息，轻患者可适当活动，重者应卧床休息。昏迷患者应注意安全，防止坠床及褥疮。给予高热量、高蛋白、高维生素、低盐饮食，对严重水肿者给予无盐饮食，忌食爆炒、煎、炸、烘烤类食物，忌食辛辣温燥等刺激性食物。鼓励患者进食多纤维素食物，适度运动，养成有规律排便的习惯。

2. 病情观察

严密观察体温、脉搏、呼吸、血压、心率的变化。多数患者脉缓而弱，呼吸浅慢，血压偏低。当用甲状腺制剂时，对发病时间长的老年患者或心脏已受累者，尤需注意。应保持呼吸通畅，呕吐物和喉头痰液要及时用吸痰器吸出，吸痰时动作要轻柔，注意勿损伤气管黏膜。如果患者出现脉速、呼吸急促及心区痛或压迫感，应立即吸氧并行心脏监护，协同医生做好紧急处理。

3. 用药护理

遵医嘱服药。无论何型甲减患者，都要遵医嘱终生服药，一般应从小剂量开始，每日15mg，每隔1～2周增加15～30mg，直至临床症状改善后，即以此剂量作为维持量而服用终生。每年定期检测总三碘甲状腺原氨酸、总甲状腺素、游离三碘甲状腺原氨酸、游离甲状腺素、促甲状腺素，注意补充营养，纠正贫血，严格控制镇静药和麻醉药。

4. 预防并发症

病房及居室应经常开窗通风，定时消毒及灭菌。做好口腔护理，清醒患者每日用冷开水、生理盐水、3％双氧水或复方硼酸溶液清洗口腔2次；昏迷患者常张口呼吸，可用两层湿纱布盖于口鼻部，以便吸入的空气得到湿润，避免呼吸道干燥。对于卧床患者，要加强皮肤护理，预防褥疮，每2h翻身1次；如有排泄物，床褥应及时更换，并保持床单的清洁、干净、平整。同时配合医生积极寻找促发昏迷的诱因，采取有效措施，纠正昏迷。

八、健康指导

（1）指导患者学习本病的基本知识。

（2）告知患者使疾病加重的常见诱发因素，避免受寒、感染、精神紧张等，慎用镇静药、中枢性止痛药及麻醉药等，以免诱发黏液性水肿昏迷。

（3）指导患者正确的用药方法，解释终生用药的必要性，不能随意增减药物剂量或停药。

（4）患者出现不适时，应及时就诊，并指导患者定期到医院复查。

第五节　腺垂体功能减退症

腺垂体功能减退症指腺垂体激素分泌减少或缺乏所致的综合征群，可以是单种激素减少或缺乏，或多种促激素同时缺乏。

一、病因

1. 先天遗传性

腺垂体激素合成障碍可有基因遗传缺陷，如垂体先天发育缺陷、胼胝体及前联合发生异常、漏斗部缺失；转录因子突变可见于特发性垂体单一或多激素缺乏症患者。

2. 垂体瘤

为成人最常见原因，腺瘤可分为功能性和无功能性。

3. 下丘脑病变

如肿瘤、炎症、浸润性病变、肉芽肿（如结节病）等，可直接破坏下丘脑神经内分泌细胞，使释放激素分泌减少。

4. 垂体缺血性坏死

围生期因某种原因引起大出血、休克、血栓形成，使腺垂体大部缺血坏死，临床称为希恩综合征。糖尿病血管病变使垂体供血障碍也可导致垂体缺血性坏死。

5. 蝶鞍区手术、放疗和创伤

因放疗或手术损伤正常垂体组织损伤，引起腺垂体功能减退。

6. 感染和炎症

如巨细胞病毒、艾滋病、结核杆菌、真菌等感染引起的脑炎、脑膜炎、流行性出血热、梅毒或疟疾等，损伤下丘脑和垂体。

7. 其他

糖皮质激素长期治疗、垂体卒中、空泡蝶鞍、海绵窦处颈内动脉瘤等。

二、临床表现

据估计，50%以上腺垂体组织破坏后才有症状。促性腺激素、GH 和 PRL 缺乏为最早表现；TSH 缺乏次之；然后可伴有 ACTH 缺乏。

1. 性腺功能减退

女性有产后大出血、休克、昏迷病史，产后无乳、月经不再来潮、性欲减退、不育、阴道分泌物减少、外阴子宫和阴道萎缩、阴道炎、性交痛、毛发脱落，尤以阴毛、腋毛为甚。成年男子性欲减退、阳痿、睾丸松软缩小、胡须稀少，无男性气质、肌力减弱、皮脂分泌减少，骨质疏松。

2. 甲状腺功能减退

患者易疲劳、怕冷、体重增加、记忆力减退、反应迟钝、嗜睡、精神抑郁、便秘、月经不调、肌肉痉挛等。体检可见表情淡漠，面色苍白，皮肤干燥发凉，粗糙脱屑，颜面、眼睑和手皮肤水肿，声音嘶哑，毛发稀疏、眉毛外 1/3 脱落。由于高胡萝卜素血症，手脚皮肤呈姜黄色。

3. 肾上腺皮质功能减退

全身皮肤色素加深，暴露处、摩擦处、乳晕、瘢痕等处尤为明显，黏膜色素沉着见于齿龈、舌部、颊黏膜等处，系垂体 ACTH、黑素细胞刺激素（MSH）分泌增多所致。所不同的是本病由于缺乏黑素细胞刺激素，故有皮肤色素减退，面色苍白，乳晕色素浅淡，而原发性慢性肾上腺功能减退症则皮肤色素加深。

4. 垂体危象

在全垂体功能减退症基础上，各种应激如感染、败血症、腹泻、呕吐、失水、饥饿、寒冷、急性心肌梗死、脑血管意外、手术，外伤、麻醉及使用镇静药、安眠药、降糖药等均可诱发垂体危象。临床呈现：①高热型（>40℃）；②低温型（<30℃）；③低血糖型；④低血压、循环虚脱型；⑤水中毒型；⑥混合型。各种类型可伴有相应的症状，突出表现为消化系统、循环系统和神经精神方面的症状，诸如高热、循环衰竭、休克、恶心、呕吐、头痛、神志不清、谵妄、抽搐、昏迷等严重垂危状态。

三、实验室检查

1. 性腺功能测定

女性有血雌二醇水平降低，没有排卵及基础体温改变，阴道涂片未见雌激素作用的周期性改变；男性见血睾酮水平降低或正常低值，精液检查精子数量减少，形态改变，活动度差，精液量少。

2. 肾上腺皮质功能

24h 尿 17-羟皮质类固醇及游离皮质醇排量减少，血浆皮质醇浓度降低，但节律正常，葡萄糖耐量试验示血糖低平曲线。

3. 甲状腺功能测定

血清 TT_4、FT_4 降低，TT_3、FT_3 可正常或降低。

4. 腺垂体分泌激素

如 FSH、LH、TSH、ACTH、GH、PRL 均减少低于正常。

5. 垂体储备功能测定

可做 TRH、PRL、LRH 兴奋试验，垂体功能减退者无增加，延迟上升者可能为下丘脑病变。

6. 影像学检查

可用 X 线、CT、MRI 了解病变部位、大小、性状及其对邻近组织的侵犯程度。

四、治疗要点

1. 病因治疗

肿瘤患者可通过手术、放疗和化疗等措施，对于鞍区占位性病变，首先必须解除压迫及破坏作用，减轻和缓解颅内高压症状，提高生活质量。对于出血、休克而引起缺血性垂体坏死，关键在于预防，加强产妇围生期的监护，及时纠正产科病理状态。

2. 激素替代治疗

腺垂体功能减退症采用相应靶腺激素替代治疗能取得满意的效果，如改善精神和体力活动，改善全身代谢及性功能，防治骨质疏松，但需要长期，甚至终身维持治疗。治疗过程中应先补给糖皮质激素，然后再补充甲状腺激素，以防肾上腺危象的发生。对于老年人、冠心病、骨密度低的患者，甲状腺激素宜从小剂量开始，并缓慢递增剂量为原则。一般不必补充盐皮质激素。除儿童垂体性侏儒症外，一般不必应用人 GH。GH 可使骨骼肌肉生长，减少体内脂肪量，但应防止肿瘤生长。

3．垂体危象处理

（1）首先给予静脉推注 50％葡萄糖液 40～60mL 以抢救低血糖，继而补充 10％葡萄糖盐水，每 500～1000mL 中加入氢化可的松 50～100mg 静脉滴注，以解除急性肾上腺功能减退危象。

（2）有循环衰竭者按休克原则治疗，有感染败血症者应积极抗感染治疗，有水中毒者主要应加强利尿，可给予泼尼松或氢化可的松。

（3）低温与甲状腺功能减退有关，可给予小剂量甲状腺激素，并用保暖毯逐渐加温。禁用或慎用麻醉药，镇静药、催眠药或降糖药等。

（4）高热者，用物理降温法，并及时祛除诱因，慎用药物降温。

五、护理措施

（一）基础护理

1．饮食护理

本病患者均消瘦，体质差，部分患者合并贫血，故应注意加强营养，鼓励患者进食鱼汤、牛奶、橙汁等高热量、高蛋白、高维生素易消化清淡饮食，少量多餐，尽可能多进食以补充营养的不足，增强机体免疫力，同时注意饮食卫生，避免胃肠道感染。

2．生活指导

保持皮肤清洁，注意个人卫生，督促患者勤换衣、勤洗澡。保持口腔清洁，避免到人多拥挤的公共场所，怕冷的患者注意保暖．足部可放置 50℃的热水袋，外用毛巾包裹防止烫伤。鼓励患者活动，减少皮肤感染和皮肤完整性受损的机会；告知患者要注意休息，避免劳累、情绪激动以及各种刺激诱发垂体危象，夜间睡眠差者忌用镇静药，为提高患者的睡眠质量，鼓励患者白天适量活动，晚上睡前用热水泡脚，保持夜间房间的安静，努力为患者休息创造一个良好的环境，保障患者不靠药物入眠。

3．心理护理

患者在患此病后，阴毛、腋毛及眉毛脱落，头发稀疏伴性功能低下，故长期心情抑郁，思想负担重，羞于与人交谈，对疾病存在恐惧心理和悲观情绪，同时认为自己给家人、医院及社会造成麻烦和经济负担。医护人员应了解患者的思想及生活情况，及时给予安慰和理解，鼓励患者说出内心的感受，树立战胜疾病的信心；护士注意与患者交流的方式、方法及语言技巧，充分利用暗示因素来影响患者的心境；加强语言的解释性、礼貌性。

（二）疾病护理

1．观察病情

监测生命体征变化，观察精神、神志、语言状态、体重、乏力等，准确记录出入量。

2．用药的护理

因患者需要长期激素替代治疗，在治疗过程中，除密切观察药物的疗效和不良反应外，还应告知患者药物不良反应的症状，同时注意精神状态的观察，精神紊乱可能与激素水平低下对脑的直接或间接作用，如低血压、低血糖、电解质紊乱等综合因素有关。常规量激素替代下发生精神障碍的可能原因是靶腺激素长期严重缺乏，高级神经系统已产生一定适应，患者对外源激素异常敏感。用药同时密切观察患者的意识情绪变化，告知患者家属激素的不良反应及注意事项，以便发现问题及时处理，防止消极行为的发生，忌用镇静药、麻醉药，慎用降糖药。

3. 皮肤的护理

患者应定时翻身，保护受压皮肤的完整性，必要时给予受压部位热敷或按摩。给患者用水时，水温较正常人稍低，室温保持在 20～28℃。

（三）健康指导

（1）要安静、舒适、温度、湿度适宜。注意保暖。

（2）鼓励患者进食高热量、高蛋白、高维生素饮食，少食多餐。

（3）告诉患者坚持终身服药的重要性和必要性以及随意停药或变更药物剂量的危害。护士应向患者及其家属详细讲明本病的性质以及药物的用法、用量、不良反应。

（4）如遇应激情况如感冒、手术等应及时与内分泌科医生联系，及时调整肾上腺皮质激素的用量，尽量少用镇静药物以及降血糖药物。

（5）随身携带患者识别卡，注明姓名、年龄、联系地址，标明疾病名称，以便患者发生病情变化时及时得到救治。

（6）定期门诊随访。

第六节　皮质醇增多症

皮质醇增多症又称库欣综合征是由各种原因引起的肾上腺皮质分泌过多的糖皮质激素，尤其是皮质醇的增多导致，临床表现为向心性肥胖、多血质、紫纹、痤疮、高血压、糖尿病倾向、骨质疏松等。可见于任何年龄，成人多见，女性高于男性，男女之比为 1：（2～4），年龄以 20～40 岁居多，约占 2/3。

一、病因

（1）垂体瘤或下丘脑-垂体功能紊乱导致腺垂体分泌过量 ACTH，从而引起双侧肾上腺皮质增生，分泌过量的皮质醇，称库欣病，占皮质醇增多症的 70% 左右。

（2）主分泌皮质醇能力，不受垂体分泌的 ACTH 控制。

（3）非 ACTH 依赖性的肾上腺结节或腺瘤样增生：近年来有人注意到少数库欣综合征患者双侧肾上腺呈结节或腺瘤样增生，且并非由 ACTH 过多所致。

（4）异位 ACTH 综合征：异位 ACTH 综合征是由垂体以外的肿瘤产生 ACTH 刺激肾上腺皮质增生，从而分泌过量的皮质醇所导致。最多见的是肺癌（约占 50%），其次为胸腺癌和胰腺癌（约各占 10%），其他还有起源于神经嵴组织的肿瘤、甲状腺髓样癌、胃肠道恶性肿瘤等。

二、临床表现

（1）向心性肥胖、满月脸、多血质、面圆而呈暗红色，胸、腹、颈、背部脂肪甚厚。至疾病后期，因肌肉消耗，四肢显得相对瘦小。多血质与皮肤菲薄、微血管易透见，有时与红细胞数、血红蛋白增多有关（皮质醇刺激骨髓）。

（2）全身及神经系统肌无力，下蹲后起立困难。常有不同程度的精神、情绪变化，如情绪不稳定、烦躁、失眠，严重者精神变态，个别可发生类偏狂。

（3）皮肤表现：皮肤薄，微血管脆性增加，轻微损伤即可引起瘀斑。下腹两侧、大腿外侧等处出现紫纹，手、脚、指（趾）甲、肛周常出现真菌感染。异位 ACTH 综合征者及较重 Cushing 病患者皮肤色素沉着加深。

（4）心血管表现：高血压常见，与肾素-血管紧张素系统激活，对血管活性物质加压反应增强、血管舒张系统受抑制及皮质醇可作用于盐皮质激素受体等因素有关。同时，常伴有动脉硬化和肾小球动脉硬化。长期高血压可并发左心室肥大、心力衰竭和脑血管意外。由于凝血功能异常、脂代谢紊乱，易发生动静脉血栓，使心血管并发症发生率增加。

（5）对感染抵抗力减弱：长期皮质醇分泌增多使免疫功能减弱，肺部感染多见；化脓性细菌感染不容易局限化，可发展成蜂窝织炎、菌血症、感染中毒症。患者在感染后，炎症反应往往不显著，发热不高，易于漏诊而造成严重后果。

（6）性功能障碍：女性患者由于肾上腺雄激素产生过多以及皮质醇对垂体促性腺激素的抑制作用，大多出现月经减少、不规则或停经；痤疮常见；明显男性化（乳房萎缩、生须、喉结增大、阴蒂肥大）者少见，如出现，要警惕肾上腺皮质癌。男性患者性欲可减退，阴茎缩小，睾丸变软，此与大量皮质醇抑制垂体促性腺激素有关。

（7）代谢障碍：大量皮质醇促进肝糖原异生，并有拮抗胰岛素的作用，减少外周组织对葡萄糖的利用，肝葡萄糖输出增加，引起糖耐量减低，部分患者出现类固醇性糖尿病。明显的低血钾性碱中毒主要见于肾上腺皮质癌和异位 ACTH 综合征。低血钾使患者乏力加重，引起肾浓缩功能障碍。部分患者因潴钠而有水肿。病程较久者出现骨质疏松，脊椎可发生压缩畸形，身材变矮，有时呈佝偻、骨折。儿童患者生长发育受抑制。

三、实验室检查

（一）血和尿中肾上腺皮质激素及其代谢产物的测定

1. 血浆总皮质醇测定

血浆皮质醇增高是确定本症的基本依据，血浆皮质醇增高且昼夜节律消失，即患者早晨血浆总皮质醇浓度高于正常，而晚上不明显低于早上。正常参考值范围：清晨醒后 1h 的最高值可达 275～550nmol/L，下午（4 时）85～275nmol/L，夜间睡眠后 1h 降至最低值，即＜14nmol/L。

2. 24h 尿游离皮质醇（UFC）测定

可反映肾上腺皮质激素总的日分泌量，皮质醇增多症时，其值升高。正常参考值范围为 55～250nmol/L。

3. 24h 尿 17-羟皮质类固醇（17-OHCS）测定

正常参考值范围为 22～82μmol/L。

4. 血浆基础 ACTH 测定

明显增高，超过 55pmol/L，常介于 88～440pmol/L（正常人低于 18pmol/L），而继发性肾上腺皮质功能减退者，ACTH 浓度降低。

（二）下丘脑-垂体-肾上腺皮质轴功能的动态试验

1. 小剂量地塞米松抑制试验

每 6h 口服地塞米松 0.5mg，或每 8h 服 0.75mg，连服 2d，正常反应为服药第 2d 17-OHCS 低于 4m/24h 或 UCF＜20μg/24h。第 2d 尿 17-羟皮质类固醇被抑制到对照值的 50% 以下，或游离皮质醇抑制在 55nmol/24h 以下，可排除本病。本法是筛选和诊断本病的快速和可靠的试验。

2. 大剂量地塞米松抑制试验

它们是病因鉴别诊断的最主要手段，可靠性约 80%。方法：口服地塞米松 2mg，每 6h 1 次连续服 8 次。以服药第 2d 的 17-OHCS 或 UFC 下降达到对照日的 50% 以下为可被抑制的标准。一般 80%～90% 垂体性的皮质醇症可以被抑制。80% 的肾上腺皮质肿瘤或异位 ACTH 综合征的患者不被抑制。

3. ACTH 兴奋试验

垂体性 Cushing 病和异位 ACTH 综合征者常有反应，原发性肾上腺皮质肿瘤者多数无反应。

4. 胰岛素诱发低血糖试验

本试验利用低血糖刺激兴奋下丘脑-垂体-肾上腺轴，了解该轴整体的功能。皮质醇症患者，不论是何种病因，低血糖后血浆皮质醇无显著上升。

5. CRH 兴奋试验

静脉注射 CRH 100μg 后，在数小时内测血浆 ACTH 和皮质醇，如 ACTH 峰值比基础值增 50% 以上，皮质醇峰值比基础值增 25% 以上，为有反应的指标。正常人和垂体性皮质醇症者有反应，而肾上腺皮质腺瘤或癌无反应；异位 ACTH 综合征多数无反应，少数有反应；异位 CRH 综合征者有反应。

6. 甲吡酮试验

甲吡酮是皮质醇生物合成最后一步 11β-羟化酶抑制药。垂体性皮质醇症患者对甲吡酮的反应比正常人更明显，用药后 ACTH、11-脱氧皮质醇均增高，但皮质醇减少。肾上腺皮质肿瘤和异位 ACTH 综合征患者的皮质醇合成减少，但血 ACTH 水平不应增高，血 11-脱氧皮质醇水平的上升不如垂体性皮质醇症明显。甲吡酮试验可弥补地塞米松抑制试验的不足，相互配合可提高诊断率。

（三）影像学检查

X 线摄片、CT 或 MRI 检查显示病变部位的影像学改变。

四、治疗要点

应根据不同的病因做相应的治疗，所以正确的病因诊断是治疗成功的先决条件。

1. 垂体性皮质醇症

经鼻经蝶窦垂体微腺瘤摘除术为近年治疗本病的首选方法，治愈率达 80% 以上，术后复发率在 10% 以下。此法手术创伤小，并发症少，可最大限度地保留垂体的分泌功能。

2．肾上腺皮质肿瘤

本症是皮质醇症中治疗效果最好的一种，一般诊断明确者，多采取 11 肋间或 12 肋腰部切口单纯肿瘤切除。

3．异位 ACTH 综合征

应以治疗原发肿瘤为主，视具体病情安排手术、放疗或化疗。对体积小、恶性度低、定位明确的异位 ACTH 分泌瘤，手术治疗是首选方法，切除后可获痊愈。双侧肾上腺全切或一侧全切，一侧大部分切除在下列情况下可列入适应证：①异位 ACTH 综合征诊断明确，但未找到原发肿瘤；②无法切除异位 ACTH 分泌瘤，高皮质醇血症依然存在；③患者情况尚能接受肾上腺手术。手术目的是解除高皮质醇血症对患者生命的威胁。

4．药物治疗

药物治疗也是皮质醇症治疗的一个重要方法，但只是一种辅助治疗，用于术前准备或其他疗效不佳时。常有两类药物，一类皮质醇生物合成抑制药如米托坦、氨鲁米特（氨基导眠能）、甲吡酮、酮康唑；另一类直接作用于下丘脑-垂体水平如赛庚啶、溴隐亭等。

五、护理措施

（一）基础护理

1．休息与体位

合理的休息可避免加重水肿。平卧时可适当抬高双下肢，有利于静脉回流。

2．饮食护理

宜给予高蛋白、高维生素、高钾、低糖类、低脂、低钠、低热量的食物，预防和控制水肿，鼓励患者食用香蕉、南瓜、柑橘类等含钾高的食物。

3．心理护理

找出患者不良心态之症结，及时对症疏导，使其情绪稳定，愉快接受治疗。

4．其他

每周测量身高、体重，预防脊柱突发性压缩性骨折。

（二）疾病护理

（1）预防感染

1）皮肤护理：①注意个人卫生，便后洗手。鼓励患者勤洗澡，勤换衣服，勤剪指甲，保持皮肤清洁、完整，以防皮肤化脓感染。②指导患者选择质地柔软、宽松的衣裤，避免使用松紧带和各种束带。③护理操作时应严格无菌技术。④如有外伤或皮肤感染时，不可任意用药，应由医生处理。

2）呼吸道、口鼻腔护理：①保持呼吸道通畅，避免与呼吸道感染者接触，如肺炎、感冒、肺结核等；②指导患者保持口腔清洁，做到睡前、晨起后刷牙，饭后漱口；③重症患者，护士应每日给予特殊口腔护理，防治口腔疾病。

3）泌尿系统护理：应注意会阴部的干燥、清洁，勤换内衣，女患者经期应增加清洗的次数。如有尿潴留尽量避免插入导尿管以免感染，可采用人工诱导排尿、膀胱区热敷或按摩等方法，以上方法无效时，应在严格无菌操作下行导尿术。

（2）病情观察：观察精神症状与防止发生事故。患者烦躁不安、异常兴奋或抑郁状态时，要注意严加看护，防止坠床，用床档或用约束带保护患者，不宜在患者身边放置危险品，避免刺激性言行，应耐心仔细，多关心照顾。

（3）肾上腺癌化疗的患者观察有无恶心、呕吐、嗜睡、运动失调和记忆减退。

（4）每周测量身高、体重，预防脊柱突发性压缩性骨折。

（5）正确无误做好各项试验，及时送验。

六、健康指导

（1）疾病知识宣教：指导患者在日常生活中，要注意预防感染，皮肤保持清洁，防止外伤，骨折。

（2）饮食指导：指导患者正确地摄取营养平衡的饮食，给予低钠、高钾、高蛋白的食物。

（3）遵医嘱服用药，不擅自减药或停药。

（4）定期门诊随访。

第七节　原发性慢性肾上腺皮质功能减退症

慢性肾上腺皮质功能减退症分为原发性和继发性两大类。原发性又称为艾迪生病，是由于自身免疫、结核等原因，破坏90％以上的肾上腺，而引起皮质激素分泌不足所致的疾病。本症常参与自身免疫性多内分泌腺病综合征的组成。继发性则为垂体分泌促肾上腺皮质激素（ACTH）不足所致。

一、病因

（1）肾上腺结核为常见病因，常先有或同时有其他部位结核病灶如肺、肾、肠等。肾上腺被上皮样肉芽肿及干酪样坏死病变所替代，继而出现纤维化病变，肾上腺钙化常见。

（2）自身免疫性肾上腺炎：两侧肾上腺皮质被毁，呈纤维化，伴淋巴细胞、浆细胞、单核细胞浸润，髓质一般不受毁坏。

（3）其他较少见病因：恶性肿瘤转移、淋巴瘤、白血病浸润、淀粉样变性、双侧肾上腺切除、放射治疗破坏、肾上腺酶系抑制药如美替拉酮、氨鲁米特、酮康唑或细胞毒药物如米妥坦的长期应用、血管栓塞等。

二、临床表现

1. 软弱无力

为早期主要症状，乏力程度与病情轻重呈正比。严重时可达到无力翻身或伸手取物。也可见严重的肌肉痉挛，特别是腿部。这些肌肉病变可能与神经-肌肉终板处钠和钾平衡失调有关。

2. 体重减轻

由于皮质醇缺乏引起胃肠道功能紊乱如食欲缺乏、恶心呕吐、腹胀腹泻，脂肪储存减少及肌肉消耗等因素可导致体重减轻，进行性较大幅度减轻预示肾上腺皮质危象可能。

3. 色素沉着

由于皮质醇缺乏以后对垂体 ACTH、黑素细胞刺激素（MSH）、促脂素（LPH）的反馈抑制作用减弱，使这些激素分泌增多，且 ACTH 及 LPH 又分别包含 α-MSH 与 β-MSH 结构，故皮肤、黏膜处色素沉着，摩擦处、掌纹、乳晕、瘢痕等处尤为明显，色素沉着是鉴别原发性和继发性肾上腺皮质功能减退的主要依据之一，色素突然加深可能预示病情恶化。

4. 心血管症状

由于对儿茶酚胺的升压反应减弱，导致血压降低，以直立性低血压最为常见。X 线示心影缩小，心电图示低电压，P-R 与 Q-T 间期延长。患者常有头晕、眼花、直立性昏厥。

5. 低血糖

患者对内、外源性胰岛素的敏感性增高，在饥饿、胃肠道功能紊乱、感染等情况下容易发生低血糖。

6. 神经系统症状

如淡漠、嗜睡甚至精神障碍。

7. 性功能紊乱

男女患者都可有性功能减退，女性肾上腺源雄激素对维持性毛及性欲有关，因此女性腋毛、阴毛稀少或脱落，月经失调或闭经，性欲减退。如系自身免疫性病因，还可能有卵巢、睾丸功能过早衰竭。

8. 肾上腺危象

危象为本病急骤加重的表现。常发生于感染、创伤、手术、分娩、过劳、大量出汗、呕吐、腹泻、失水或突然中断肾上腺皮质激素治疗等应激情况下。表现为恶心、呕吐、腹痛或腹泻、严重脱水、血压降低、心率快、脉细弱、精神失常、常有高热、低血糖症、低钠血症，血钾可低可高。如不及时抢救，可发展至休克、昏迷、死亡。

三、实验室检查

1. 血常规检查

常有正细胞正色素性贫血，少数患者合并有恶性贫血。白细胞分类示中性粒细胞减少，淋巴细胞相对增多，嗜酸性粒细胞明显增多。

2. 血液生化

可有低血钠、高血钾。脱水严重时低血钠可不明显，高血钾一般不重，如甚明显需考虑肾功能不全或其他原因。少数患者可有轻度或中度高血钙（糖皮质激素有促进肾、肠排钙作用），如有低血钙和高血磷则提示同时合并有甲状旁腺功能减退症。脱水明显时有氮质血症，可有空腹低血糖，糖耐量试验示低平曲线。

3. 激素检查

（1）基础血、尿皮质醇、尿 17-羟皮质类固醇测定常降低，但也可接近正常。

（2）ACTH 兴奋试验：静脉滴注 ACTH 25mg，维持 8h，观察尿 17-羟皮质类固醇和（或）皮质醇变化，正常人在兴奋第 1d 较对照日增加 1～2 倍，第 2d 增加 1.5～2.5 倍。快速法适用于病情较危急，需立即确诊，补充糖皮质激素的患者。在静注人工合成 ACTH（1～

24) 25mg前及后30min测血浆皮质醇,正常人血浆皮质醇增加276~552nmol/L。对于病情较严重,疑有肾上腺皮质功能不全者,同时用静注(或静滴)地塞米松及ACTH,在注入ACTH前、后测血浆皮质醇,如此既可进行诊断检查,又可同时开始治疗。

(3) 血浆基础ACTH测定:明显增高,超过55pmol/L,常介于88~440pmol/L(正常人低于18pmol/L),而继发性肾上腺皮质功能减退者,ACTH浓度降低。

4. 影像学检查

X线摄片、CT或MRI检查于结核病患者可示肾上腺增大及钙化阴影。其他感染、出血、转移性病变在CT扫描时也示肾上腺增大,而自身免疫病所致者肾上腺不增大。

四、治疗要点

(一) 替代治疗

1. 糖皮质激素替代治疗

根据身高、体重、性别、年龄、体力劳动强度等,确定一合适的基础量。宜模仿激素分泌昼夜节律,在清晨睡醒时服全日量的2/3,下午4时前服余下1/3。于一般成人,每日剂量开始时氢化可的松20~30mg或可的松25~37.5mg,以后可逐渐减量,氢化可的松15~20mg或相应量可的松。在有发热等并发症时适当加量。

2. 钠盐及盐皮质激素

食盐的摄入量应充分,每日至少8g,如有大量出汗、腹泻时应酌情加食盐摄入量,大部分患者在服用氢化可的松和充分摄盐下即可获满意效果。有的患者仍感头晕、乏力、血压偏低,则需加用盐皮质激素,可每日上午8时1次口服0.05~0.1mg。如有水肿、高血压、低血钾酌情减量。

(二) 病因治疗

如有活动性结核者,应积极给予抗结核治疗。补充替代剂量的肾上腺皮质激素并不影响对结核病的控制。如病因为自身免疫病者,则应检查是否有其他腺体功能减退,如存在,则需做相应治疗。

(三) 肾上腺危象治疗

为内科急症,应积极抢救。①补充液体:典型的危象患者液体损失量约达细胞外液的1/5,故于初治的第1~2d应迅速补充生理盐水每日2000~3000mL。对于以糖皮质激素缺乏为主、脱水不甚严重者补盐水量适当减少。补充葡萄糖液以避免低血糖。②糖皮质激素:立即静注氢化可的松或琥珀酸氢化可的松100mg,使血皮质醇浓度达到正常人在发生严重应激时的水平。以后每6h加入补液中静脉滴注100mg,第2~3d可减至每日300mg,分次静脉滴注。如病情好转,继续减至每日200mg,继而100mg。呕吐停止,可进食者,可改为口服。③积极治疗感染及其他诱因。

(四) 外科手术或其他应激时治疗

在发生严重应激时,应每天给予氢化可的松总量约300mg。大多数外科手术应激为时短暂,故可在数日内逐步减量,直到维持量。较轻的短暂应激,每日给予氢化可的松100mg即可,以后按情况递减。

五、护理措施

（一）基础护理

1. 活动与休息

患者应适当休息，避免劳累，预防呼吸道、胃肠道或泌尿系统感染。鼓励患者进行适当的运动，如散步、慢跑等。指导患者在下床活动，改变体位时，动作宜缓慢，防止发生直立性低血压。

2. 饮食护理

饮食以多维生素、高蛋白、高钠、高热量为主。多吃水果、新鲜蔬菜。鼓励患者摄取水分每天在 3000mL 以上，避免进食含钾高的食物以免加重高血钾，诱发心律失常。指导患者摄入含盐饮料，特别是大量出汗后更要注意补充盐分。

3. 心理护理

告诉患者本病可以用替代疗法达到较好的效果，树立患者配合治疗的信心。

4. 记录 24h 出入量

（二）专科护理

1. 观察病情

监测生命体征变化，观察精神、神志、语言状态、体重、乏力、动作、皮肤情况等。

2. 用药护理

要求患者按医嘱准时正确服药，切勿随便停药或减量，服药过程中如发现患者有异常反应要及时向医生报告。如患者有活动性结核应注意采取隔离措施。

3. 皮肤的护理

告知患者皮肤黑是由于病变所致，皮肤的颜色会随着病情的控制而减退。适当使用增白的化妆品。给予正面的引导，鼓励患者表达对皮肤颜色改变的感受。

4. 肾上腺危象的护理

对发生肾上腺危象的患者，要让其绝对卧床休息，按医嘱迅速、及时、准确地进行静脉穿刺并保证静脉通道的畅通，正确加入各种药品，并准备好各种抢救品。积极与医生配合，主动及时观察测定患者血压、脉搏、呼吸等生命体征的变化，记好出入量及护理记录。按时正确抽血及留取各种标本送检。鼓励患者饮水并补充盐分，昏迷患者及脱水严重患者可插胃管进行胃肠道补液，并按昏迷常规护理。在用大剂量氢化可的松治疗过程中，应注意观察患者有无面部及全身皮肤发红，以及有无激素所致的精神症状等出现。

（三）健康教育

（1）用药指导：告诉患者终身坚持服药的重要性和必要性以及随意停药或变更药物剂量的危害。

（2）加强自我保护：外出时避免阳光直射，遮阳帽以遮挡太阳对皮肤的辐射。

（3）自我观察：教会患者自我观察，如有不适尽早就医。

（4）随身携带患者识别卡，以便患者发生病情变化时及时得到救治。

（5）定期门诊随访。

第八节 尿崩症

尿崩症（DI）是指精氨酸加压素（AVP），又称抗利尿激素（ADH）严重缺乏或部分缺乏（称中枢性尿崩症），或肾对 AVP 不敏感（肾性尿崩症），致肾小管重吸收水的功能障碍，从而引起多尿、烦渴、多饮与低比重尿和低渗尿为特征的一组综合征。本节着重介绍中枢性尿崩症。

一、病因

1. 特发性尿崩症

约占 30%，目前病因不清楚，可能与自身免疫有关。部分患者尸解时发现下丘脑视上核与室旁核神经细胞明显减少或几乎消失，这种退行性病变的原因未明，近年有报道患者血中存在下丘脑室旁核神经核团抗体。

2. 继发性尿崩症

约占 50%，患者为下丘脑神经垂体部位的肿瘤，如颅咽管瘤、松果体瘤、第三脑室肿瘤、转移性肿瘤、白斑病等所引起。10% 由头部创伤所致。此外，少数中枢性尿崩症由脑部感染性疾病（脑膜炎、结核、梅毒）、朗格汉斯细胞组织增生症或其他肉芽肿病变、血管病变等影响该部位时均可引起尿崩症。

3. 遗传性尿崩症

少数中枢性尿崩症有家族史，呈常染色体显性遗传。

二、临床表现

（1）垂体性尿崩症可见于任何年龄，以青壮年多见.起病缓慢，少数骤然发病。

（2）多饮和多尿为本病的主要症状，夜尿增多，尿量比较固定，一般 4L/d 以上，最多不超过 18L/d，但也有报道达 40L/d 者。尿比重小于 1.006。

（3）口渴常严重，渴觉中枢正常者入水量与出水量大致相等。一般尿崩症者喜冷饮，如饮水不受限制，仅影响睡眠，引起体力软弱。智力体格发育接近正常。烦渴、多尿在劳累、感染、月经周期和妊娠期可以加重。遗传性尿崩症幼年起病，因渴觉中枢发育不全可引起脱水热及高钠血症，肿瘤及颅脑外伤手术累及渴觉中枢时除定位症状外，也可出现高钠血症。一旦尿崩症合并垂体前叶功能不全时尿崩症症状反而会减轻，糖皮质激素替代治疗后症状再现或加重。

（4）继发性尿崩症除上述表现外，尚有原发病的症状与体征。

三、实验室检查

1. 禁水-加压素试验

方法：禁水时间视患者多尿程度而定，一般 6～16h 不等，禁水期间每 2h 排尿 1 次，测尿量、尿比重或渗透压，当尿渗透压达到高峰平顶，即连续 2 次尿渗透压差＜300mOsm/（kg·H_2O），而继续禁水尿渗透压不再增加时，抽血测血浆渗透压，然后皮下注射加压素 5U，注射后 1h 和 2h 测尿渗透压。对比注射前后的尿渗透压。结果：正常人禁水后尿量明显减少，尿比重超过 1.020, 尿渗透压超过 800mOsm/ (kg · H$_2$O)。尿崩症患者禁水后尿量仍多, 尿比重一般不超过 1.010, 尿渗透压持续低于血浆渗透压比值<1.5。

2. 血浆精氨酸加压素测定 (放射免疫法)

正常人血浆 AVP (随意饮水) 为 2.3~7.4pmol/L, 禁水后可明显升高。但本病患者则不能达正常水平, 禁水后也不增加或增加不多。

3. 影像学检查

中枢性尿崩症的病因诊断确定之后, 必须尽可能明确病因。应进行蝶鞍摄片、视野检查, 必要时做 CT 或 MRI 等检查以明确或除外有无垂体或附近的肿瘤。

四、治疗要点

(一) 激素替代疗法

(1) 去氨加压素 (1-脱氨-8-右旋精氨酸加压素, DDAVP) 为人工合成的加压素类似物, 其抗利尿作用强, 而无加压作用, 不良反应少, 为目前治疗尿崩症的药物。

(2) 鞣酸加压素注射液 5U/ml, 首次 0.1~0.2mL 肌肉注射, 以后观察每日尿量, 以了解药物奏效程度及作用持续时间, 从而调整剂量及间隔时间, 一般注射 0.2~0.5mL, 效果可维持 3~4d, 具体剂量因人而异, 用时应摇匀。长期应用 2 年左右因产生抗体而减效。慎防用量过大引起水中毒。

(3) 垂体后叶素水剂, 作用仅能维持 3~6h, 每日须多次注射, 长期应用不便。主要用于脑损伤或手术时出现的尿崩症, 每次 5~10U, 皮下注射。

(二) 其他抗利尿药物

1. 氢氯噻嗪

每次 25mg, 每日 2~3 次, 可使尿量减少一半。其作用机制可能是由于尿中排钠增加, 体内缺钠, 肾近曲小管重吸收增加, 到达远曲小管原尿减少, 因而尿量减少, 对肾源性尿崩症也有效。长期服用氢氯噻嗪可能引起低钾, 高尿酸血症等, 应适当补充钾盐。

2. 卡马西平

能刺激 AVP 分泌, 使尿量减少, 每次 0.2g, 每日 2~3 次。其作用不及氯磺丙脲。

3. 氯磺丙脲

刺激 AVP 释放并增强 AVP 对肾小管的作用。服药后可使尿量减少, 尿渗透压增高, 每日剂量不超过 0.2g, 早晨 1 次日服。本药可引起严重低血糖, 也可引起水中毒, 应加以注意。

(三) 病因治疗

继发性尿崩症尽量治疗其原发病。

五、护理措施

(一) 基础护理

1. 休息与活动

提供安静舒适的环境, 有利于患者休息。适当活动以劳累为前提。

2. 准确记录出入量

出入量的多少对于判断病情严重程度和观察药物疗效, 有非常重要的参考价值。每次饮水尽量使用有刻度的水杯，如用普通水杯，也应事先量好水杯可装多少毫升，以后固定使用此水杯，不可随意更换；每次尿量应用有刻度的器具量好，不可大约估计。

3. 饮食护理

鼓励患者进食鱼汤、牛奶、橙汁等高热量、高蛋白、高维生素易消化清淡饮食，少食多餐。

4. 皮肤护理

尿崩症患者皮肤干燥、抵抗力下降，故对卧床的患者应特别注意皮肤的护理并保持床单位的清洁干燥。

5. 心理护理

医护人员应了解患者的思想及生活情况，及时给予安慰和理解，鼓励患者说出内心的感受，树立战胜疾病的信心；护士注意与患者交流的方式、方法及语言技巧，充分利用暗示因素来影响患者的心境；加强语言的解释性、礼貌性。在充分的饮水供应和适当的抗利尿治疗下，可以维持基本正常的生活，对寿命影响不大，妊娠和生育也能安全度过，从而增强了该患者战胜疾病的信心。

（二）疾病护理

1. 病情观察

监测生命体征、出入量等正确记录，并观察尿色、尿比重等及电解质、血渗透压情况，以了解病情变化。

2. 用药护理

药物治疗及检查时，应注意观察疗效及副作用。指导患者正确使用药物。如使用加压素，应慎防用量过大引起水中毒；长期服用氢氯噻嗪的患者注意观察有无低钾、高尿酸血症等；口服氯磺丙脲的患者注意观察血糖及有无水中毒现象；复查血生化及尿比重。

3. 及时补充丢失的液体

尿崩症患者极易发生脱水、虚脱和低血容量性休克（对于其他方面已恢复健康的尿崩症患者，如能根据需要进食和饮水，不需任何治疗也可维持适当的水平衡），因此应特别注意补充液体，以保持出入量的平衡。

（三）健康指导

1. 环境

要安静、舒适、温度、湿度适宜。注意保暖。

2. 疾病知识教育

向患者及其家属介绍尿崩症基本知识及治疗方法。告知患者准确监测液体平衡的重要性，包括每日称体重，同一时间穿同样的衣服，准确记录出入水量。

3. 皮肤护理

勿抓挠皮肤，勿撕扯皮屑，以预防感染。每次清洁皮肤后适量涂保湿润肤露。

4. 避免诱因

预防感染，适当活动。

5. 用药指导

准确遵医嘱用药，不得自行停药。使用加压素针剂治疗时，使用前必须充分摇匀，并深部肌肉注射，慎防用量过大引起水中毒。

第九节 痛风

痛风是嘌呤代谢障碍引起的代谢性疾病，发病有明显的异质性，除高尿酸血症外可表现为急性关节炎、痛风石、慢性关节炎、关节畸形、慢性间质性肾炎和尿酸性尿路结石等。临床上分为原发性和继发性两大类，其中以原发性痛风占绝大多数。痛风在任何年龄都可以发生，但最常见的是 40 岁以上的中年男性。脑力劳动者，体胖者发病率较高。

一、病因与发病机制

原发性痛风多由先天性嘌呤代谢异常引起，常与肥胖、糖类脂类代谢紊乱、高血压、动脉硬化和冠心病等聚集发生。继发性痛风则由某些系统性疾病或者药物引起。由于嘌呤生物合成代谢增加，尿酸产生过多或因尿酸排泄不良而致血中尿酸升高，尿酸盐结晶沉积在关节滑膜、滑囊、软骨及其他组织中引起反复发作性炎症反应。

二、临床表现

多见于中老年男性、绝经期后妇女。5%～25%患者有痛风家族史。发病前常有漫长的高尿酸血症病史。

1. 无症状期

此期仅有血尿酸持续性或波动性增高，并未出现痛风的临床症状。高尿酸血症常伴有肥胖、原发性高血压、高脂血症、2 型糖尿病、高凝血症、高胰岛素血症为特征的代谢综合征。

2. 急性关节炎期

此期为痛风的首发症状，是尿酸盐结晶、沉积引起的炎症反应。精神紧张、过度疲劳、进食高嘌呤饮食、关节损伤、手术、感染等为常见诱因。多数患者在半夜突感关节剧痛而惊醒，伴以发热，体温可达 38～39℃，倦怠、厌食、头痛等全身症状。早期表现为单关节炎，以第一跖趾及拇趾关节为多见，其次为踝、手、腕、膝、肘及足部其他关节。若病情反复发作，则可发展为多关节炎。受累关节红、肿、热、痛及活动受限，大关节受累时常有渗液。一般历时 1～2d 或数周自然缓解。关节炎消退，活动完全恢复。局部皮肤由红肿转为棕红色而逐渐完全消去。有时可出现脱屑和瘙痒，为本病特有的症状。间歇期可数月或数年，有的患者终身仅发生 1 次，但多数患者在 1 年内复发，每年发作 1 次或发作数次。

3. 痛风石及慢性关节炎期

痛风石是痛风的特征性损害，是尿酸盐结晶的产物。除中枢神经系统外，几乎所有组织中均可形成痛风石。以关节内及关节附近与耳轮常见。呈黄白色大小不一的隆起，小的如芝麻，大的如鸡蛋，可肉眼观察到或手感觉到。初起质软，随着纤维增多逐渐变硬如石。严重时痛风石处皮肤发亮、菲薄，容易经皮破溃排出白色尿酸盐结晶，瘘管不易愈合。由于尿液pH 呈酸性，尿酸易形成晶体，并聚集成结石，可导致阻塞性泌尿系疾病，如肾结石，诱发肾绞痛。痛风石在关节附近的骨骼中侵入骨质，可造成骨骼畸形，或使骨质遭受损毁。微小的晶体可以诱发痛风性关节炎的发作，还可造成关节软骨和骨质破坏，周围组织纤维化，导致慢性关节肿痛、僵直和畸形，甚至骨折。

4. 肾脏病变

（1）痛风性肾病：起病隐匿，早期仅有间歇性蛋白尿，随着病情的发展而呈持续性，伴有肾浓缩功能受损时夜尿增多，晚期可发生肾功能不全，表现水肿、高血压、血尿素氮和肌酐升高。少数表现为急性肾衰竭，出现少尿或无尿，最初 24h 尿酸排出增加。

（2）尿酸性肾石病：有 10%～25% 的痛风患者肾有尿酸结石，呈泥沙样，常无症状，结石较大者可发生肾绞痛、血尿。当肾结石引起梗阻时导致肾积水、肾盂肾炎、肾积脓或肾周围炎，感染可加速结石的增长和肾实质损害。

三、辅助检查

1. 实验室检查

急性发作期绝大多数患者血尿酸含量升高。白细胞增高，血沉增快，缓解期间可以正常。在无嘌呤饮食及未服影响尿酸排泄药物的情况下，尿尿酸大于 750mg/24h，提示尿酸产生过多。

2. 滑囊液或痛风结节内容物检查

急性关节炎发作时行关节腔穿刺，抽取滑囊液，在旋光显微镜下，可见白细胞内或细胞外可见双折光细针状尿酸钠结晶。痛风石穿刺可见尿酸盐结晶。

3. X 线检查

骨关节为痛风患者常见的受累部位。X 线摄片检查可示软骨缘邻近关节的骨质有不整齐的穿凿样圆形缺损。

四、诊断要点

中老年男性，常有家族史及代谢综合征表现，在诱因的基础上，突然出现半夜典型关节炎发作，或尿酸性结石肾绞痛发作，要考虑痛风。检测血液中含有尿酸的浓度可进一步明确诊断。反复发作的急性关节炎，诊断困难者用秋水仙碱诊断性治疗，关节症状迅速缓解，具有特征性诊断价值。

五、治疗要点

目前尚无有效方法根治原发性痛风。治疗原则：迅速终止急性关节炎发作；控制高尿酸血症防止尿酸盐沉积；防止尿酸结石和肾功能损害。

1. 一般治疗

包括采用低嘌呤低脂肪饮食、多饮水、戒除烟酒，坚持适当的体育锻炼、控制体重、避免肥胖、定期检查等。

2. 药物治疗

（1）降低高尿酸血症

①尿酸排泄剂：此类药物的作用机制为抑制肾小管对尿酸的再吸收，增加尿酸从尿液中排出，从而减少血中尿酸的浓度。适用于肾功能良好者。常用药物有丙磺舒、苯溴马隆。

②抑制尿酸生成药：通过抑制黄嘌呤氧化酶，使尿酸的生成减少。适用于尿酸生成过多

或不适合使用尿酸排泄剂者。常用药物为别嘌呤醇。其与尿酸排泄剂联用效果更好。

③碱性药物：常用药物为碳酸氢钠。该药可碱化尿液，使尿酸不易在尿中积聚形成结晶。但长期大量服用可致代谢性碱中毒，并因钠负荷过高引起水肿。

（2）急性痛风性关节炎期药物治疗

①秋水仙碱：是治疗急性痛风性关节炎的特效药。通过抑制中性粒细胞、单核细胞释放炎症因子，同时抑制炎症细胞的变形和趋化，从而缓解炎症。可口服或静脉用药。90％患者口服秋水仙碱后48h内疼痛缓解。

②非甾体类抗感染药：有消炎镇痛作用。常用药物有吲哚美辛、双氯芬酸、布洛芬等。

③糖皮质激素：上述药物治疗无效，或不能使用时，可考虑选用糖皮质激素短程治疗。

六、护理要点

1. 急性痛风性关节炎发作期的护理

（1）休息与体位：患者疼痛剧烈，应让患者卧床休息，抬高患肢，关节制动，并可利用护架预防被褥对疼痛关节造成压迫，减轻疼痛。在急性期未消失前，患部不可负重，以减少病情加重的机会。

（2）局部护理：已发炎的关节处，局部会红、肿、热、痛，应保持局部的休息，并予以冰敷或25％硫酸镁湿敷，以消除关节的肿胀和疼痛。痛风石严重时，可导致局部皮肤破溃，注意保持局部清洁，防止感染发生。

（3）用药护理：遵医嘱立即给予秋水仙碱治疗。用药过程中注意观察有无胃肠反应。若初次口服即出现恶心、呕吐、厌食、腹胀和水样腹泻，可采取静脉给药。在静脉用药时应缓慢推注（5～10min），防止药物外渗，造成组织坏死。

（4）心理护理：为患者提供安静的环境，尽可能向患者讲解通风的有关知识，减轻其焦虑、烦躁、紧张等应激情绪。

（5）饮食护理：严格限制含嘌呤高的食物，如动物内脏、鱼虾类等海味、肉类、豌豆等。可选用以牛奶、鸡蛋为膳食中主要的优质蛋白质来源，以精白面、米为热量的主要来源。选含嘌呤低的蔬菜和水果，限制脂肪量。禁饮酒，鼓励多饮水。

（6）病情观察：观察关节疼痛的部位、性质、间隔时间，有无午夜剧痛而惊醒等。观察受累关节有无红肿热痛和功能障碍。定时测量体温，了解有无发热。观察痛风石的体征，了解结石的部位及有无破溃。监测血、尿尿酸的变化。观察尿路结石的征象，如有血尿或一侧腰部短暂性剧烈疼痛时，应及时向医生报告。

2. 健康教育

（1）疾病知识宣教：向患者讲解通风的相关知识，嘱患者按时服药，定期随访。积极治疗糖尿病、肥胖症高血压等疾病。避免服用诱发高尿酸血症的药物，如利尿剂、阿司匹林、抗结核药物等。

（2）避免诱发因素：痛风间歇性期应避免一些诱发痛风发作的因素，如高嘌呤饮食、饥饿、喝酒、精神压力、寒冷，或受伤、急剧减重等。应告知患者建立良好的生活方式，要劳逸结合，保证睡眠，生活规律，情绪乐观。

（3）饮食指导：限制嘌呤类食物的摄取，以减少外源性的核蛋白，降低血清尿酸水平，对于防止或减轻痛风急性发作，减轻尿酸盐在体内的沉积，预防尿酸结石形成具有重要意义。为患者制定膳食治疗卡，将患者经常食用的食物种类列入卡内，供患者参考。应鼓励患者选食蔬菜和水果等碱性食物，既能促进排出尿酸又能供给丰富的维生素和无机盐，以利于痛风的恢复。如蔬菜、马铃薯、甘薯、奶类、柑橘等。饮食宜清淡、易消化，忌辛辣刺激性食物，禁饮酒。限制总热量的摄入，以维持理想体重，避免体重增加。可根据患者理想体重，按休息状态计算，通常不超过每日 105～126kJ（25～30kcal）/kg 体重。脂肪的限量要长期坚持。

第十节　肥胖症

肥胖症指体内脂肪堆积过多和（或）分布异常、体重增加，是包括遗传和环境因素在内的多种因素相互作用所引起的慢性代谢性疾病。

一、病因
病因未明，被认为是包括遗传和环境因素在内的多种因素相互作用的结果。

1. 遗传因素
肥胖症有家族聚集倾向，但遗传基础未明，也不能排除共同饮食、活动习惯的影响。某些人类肥胖症以遗传因素在发病上占主要地位，近来又发现了数种单基因突变引起的人类肥胖症，分别是瘦素基因（OB）、瘦素受体基因、阿片-促黑素细胞皮质素原（POMC）基因、激素原转换酶-1（PC-1）基因、黑皮素受体4（MC4R）基因和过氧化物酶体增生物激活受体7（PPAR-7）基因突变肥胖症。

2. 环境因素
主要是饮食和体力活动。坐位生活方式、体育运动少、体力活动不足使能量消耗减少；饮食习惯不良，如进食多、喜甜食或油腻食物使摄入能量增多。饮食结构也有一定影响，在超生理所需热量的热卡食物中，脂肪比糖类更易引起脂肪积聚。文化因素则通过饮食习惯和生活方式而影响肥胖症的发生。此外，胎儿期母体营养不良、蛋白质缺乏，或出生时低体重婴儿，在成年期饮食结构发生变化时，也容易发生肥胖症。

3. 中枢神经系统
可调节食欲及营养物质的消化和吸收。

4. 内分泌代谢疾病。

5. 其他因素
如棕色脂肪组织功能异常等。

二、临床表现
1. 一般表现
体重超过标准10%～20%，一般没有自觉症状。而由于水肿致体重增加者，增加10%即有脸部肿胀、两手握拳困难、两下肢沉重感等自觉症状。体重超过标准30%以上表现出一系列临床症状。中、重度肥胖者上楼时感觉气促，体力劳动易疲劳，怕热多汗，呼吸短促，下肢轻重不等的水肿。有的患者日常生活如弯腰提鞋穿袜均感困难，特别是饱餐后，腹部鼓胀，不能弯腰前屈。负重关节易出现退行性变，可有酸痛。脊柱长期负荷过重，可发生增生性脊椎骨关节炎，表现为腰痛及腿痛。皮肤可有紫纹，分布于臀部外侧、大腿内侧及下腹部，较皮质醇增多症的紫纹细小，呈淡红色。由于多汗，皮肤出现褶皱糜烂、皮炎及皮癣。随着肥胖加重，行动困难，动则气短、乏力。长时期取坐卧位不动，甚至嗜睡酣眠，更促使肥胖发展。

2. 内分泌代谢紊乱

空腹及餐后高胰岛素血症，基值可达 30mU/L，餐后可达 300mU/L，比正常人约高出1倍。由于肥大的细胞对胰岛素不敏感，患者糖耐量常减低。总脂、胆固醇、三酰甘油及游离脂肪酸常增高，呈高脂血症与高脂蛋白血症，此为诱发糖尿病动脉粥样硬化、冠心病、胆石症等的基础。血浆氨基酸及葡萄糖均有增高倾向，形成刺激胰岛 B 细胞的恶性循环，使肥胖加重。甲状腺功能一般正常，如进食过多时 T_3 可高，反 T_2 可偏低，基础代谢率偏低。血中皮质醇及 24h 尿 17-羟可增高，但昼夜节律正常及地塞米松抑制试验正常。饥饿时或低血糖症中生长激素分泌减少，促进脂肪分解作用减弱。女性患者可有闭经、不育及男性化。男性可有阳痿。

3. 消化系统表现

食欲持续旺盛，善饥多食，多便秘、腹胀，好吃零食、糖果、糕点及甜食；部分患者不及时进食可有心悸、出汗及手颤。伴胆石症者，可有慢性消化不良、胆绞痛。肝脂肪变性时肝大。

4. 匹克威克综合征（肺心综合征）

这是严重肥胖症的一个临床综合征。由于腹腔和胸壁脂肪组织太多，影响呼吸运动，肺部通气不良，换气受限，导致二氧化碳潴留，血二氧化碳结合率超过正常范围，呈呼吸性酸中毒；血二氧化碳分压升高，动脉血氧饱和度下降，氧分压下降，出现发绀，红细胞增多；同时静脉回流淤滞，静脉压升高，颈静脉怒张，肝大，肺动脉高压，右心负荷加重；由于脂肪组织大量增加，血总循环量随之增加，心排血量和心搏出量加大，加重左心负荷，出现高搏出量心衰，构成匹克威克综合征。患者表现为呼吸困难，不能平卧，间歇或潮式呼吸，脉搏快速，可有发绀、水肿、神志不清、嗜睡、昏睡等。

5. 高血压

肥胖者患高血压的概率要比非肥胖者高。肥胖者常伴有心排血量和血容量增加，但在血压正常的肥胖者，周围血管阻力降低，而有高血压的肥胖者周围血管阻力正常或升高。高血压为肥胖症高死亡率的重要因素。

6. 冠心病

肥胖者发生冠心病远高于非肥胖者。其原因有：体重超过标准，引起心脏负担加重和高血压；肥胖者多喜欢吃油腻食物，进食过多的饱和脂肪酸，促进动脉粥样硬化形成；高三酰甘油血症、高胆固醇血症及高脂蛋白血症，使血液黏度增加，血凝固性增加，易发生动脉粥样硬化、微循环障碍及冠状动脉栓塞；体力活动减少，冠状动脉侧支循环削弱或不足。同时肥胖时体重负担增加，也是促进冠心病产生心衰的原因之一。

7. 糖尿病

肥胖症患者发生 2 型糖尿病的发病率 4 倍于非肥胖成人。肥胖常为糖尿病早期表现,中年以上发病的 2 型糖尿病者有 40%～60%起病时和早期有多食和肥胖。

糖尿病的发病率与肥胖成正比,肥胖的糖尿病者起病前摄食过多,刺激 B 细胞过度而失代偿时发生糖尿病。肥胖者脂肪组织对胰岛素较不敏感,糖进入肥大的脂肪细胞膜时需较多胰岛素,于是脂肪越多者,对胰岛素要求越多,使 B 细胞负担过重终至衰竭,出现糖尿病。一般肥胖症初期空腹血糖正常,糖耐量试验在服糖后 3～4h 有时出现低血糖反应,因迟发性高胰岛素血症所致。随病情进展糖耐量逐渐下降,餐后 2h 血糖高于正常,然后空腹血糖升高,终于出现糖尿病。当体重恢复正常时,糖耐量可恢复正常。

8. 胆囊炎、胆石症及脂肪肝

由于肥胖、消化功能及肝功能紊乱,高热量饮食、油腻食物及脂类代谢紊乱,使胆固醇过多达饱和状态,而发生胆结石,主要为胆固醇结石。其发生率较正常体重者高 1 倍。胆石症可发生胆绞痛,继发感染时出现急性或慢性胆囊炎。有 68%～94%的肥胖症患者,其肝脏有脂肪变性,过半数肝细胞有脂肪浸润者占 25%～35%。肥胖者的肝脏脂肪酸和三酰甘油浓度均比正常者高。

9. 感染

肥胖者对感染的抵抗力降低,易发生呼吸系统感染。肺炎发生率较高。皮肤褶皱处易磨损引起皮炎,皮肤疖肿、泌尿系及消化系感染发生率也高。有报道阑尾炎发生率为正常人 2 倍。在急性感染、严重创伤、外科手术以及麻醉情况下,肥胖者应激反应差,往往病情险恶,耐受手术及麻醉能力低,术后恢复慢,并发症及死亡率增加。

三、实验室检查

肥胖症的评估包括测量身体肥胖程度、体脂总量和脂肪分布,其中后者对预测心血管疾病危险性更为准确。常用测量方法:

1. 体重指数(BMI)

测量身体肥胖程度,BMI=(kg)/(m²)。BMI 是诊断肥胖症最重要的指标。2003 年《中国成人超重和肥胖症预防控制指南(试用)》以 BMI≥24 为超重,≥28 为肥胖;男性腰围≥85cm 和女性腰围≥80cm 为腹型肥胖。

2. 理想体重(IBW)

可测量身体肥胖程度,但主要用于计算饮食中热量和各种营养素供应量。IBW(kg)=身高(cm)−105 或 IBW(kg)=[身高(cm)−100]×0.9(男性)或 0.85(女性)。

3. 腰围(WC)

WHO 建议男性 WC>94cm;女性 WC>80cm 时为肥胖。

4. 腰臀比(WHR)

反映脂肪分布。受试者站立位,双足分开 25～30cm,使体重均匀分配。腰围测量髂前上棘和第 12 肋下缘连线的中点水平,臀围测量环绕臀部的骨盆最突出点的周径。目前认为测定腰围更为简单可靠,是诊断腹部脂肪积聚最重要的临床指标。

5. CT 或 MRI

计算皮下脂肪厚度或内脏脂肪量，是评估体内脂肪分布最准确的方法，但不作为常规检查。

6. 其他

身体密度测量法、生物电阻抗测定法等。

四、治疗要点

治疗的两个主要环节是减少热量摄取及增加热量消耗。强调以行为、饮食、运动为主的综合治疗，必要时辅以药物或手术治疗。继发性肥胖症应针对病因进行治疗。各种并发症及伴随病应给予相应处理。

结合患者实际情况制定合理减肥目标极为重要，一般认为，肥胖患者体重减轻 5%～10%，就能明显改善各种与肥胖相关的心血管病危险因素以及并发症。

1. 行为治疗

通过宣传教育使患者及其家属对肥胖症及其危害性有正确认识从而配合治疗，采取健康的生活方式，改变饮食和运动习惯，自觉地长期坚持，是治疗肥胖症最重要的步骤。

2. 饮食治疗

控制总进食量，采用低热卡、低脂肪饮食。对肥胖患者应制订能为之接受、长期坚持下去的个体化饮食方案，使体重逐渐减轻到适当水平，再继续维持。只有当摄入的能量低于生理需要量、达到一定程度负平衡，才能把贮存的脂肪动员出来消耗掉。一般所谓低热量饮食指每天 62～83kJ（15～20kcal）/kg IBW，极低热量饮食指每天＜62kJ（15kcal）/kg IBW。减重极少需要极低热量饮食，而且极低热量饮食不能超过 12 周。饮食的合理构成极为重要，须采用混合的平衡饮食，糖类、蛋白质和脂肪提供能量的比例，分别占总热量的 60%～65%、15%～20% 和 25% 左右，含有适量优质蛋白质、复杂糖类（例如谷类）、足够新鲜蔬菜（400～500g/d）和水果（100～200g/d）、适量维生素和微量营养素。避免油煎食品、方便食品、快餐、巧克力和零食等，少吃甜食，少吃盐。适当增加膳食纤维、非吸收食物及无热量液体以满足饱腹感。

3. 体力活动和体育运动

与饮食治疗相结合，并长期坚持，可以预防肥胖或使肥胖患者体重减轻。必须进行教育并给予指导，运动方式和运动量应适合患者具体情况，注意循序渐进，有心血管并发症和肺功能不好的患者必须更为慎重。尽量创造多活动的机会、减少静坐时间，鼓励多步行。

4. 药物治疗

饮食和运动治疗的主要问题是难以长期坚持，中断后往往体重迅速回升，因此也倾向于对严重肥胖患者应用药物减轻体重，然后继续维持。但长期用药可能产生药物副作用及耐药性，因而选择药物治疗的适应证必须十分慎重，根据患者个体情况衡量可能得到的益处和潜在危险做出决定。目前对减重药物治疗的益处和风险的相对关系尚未做出最后评价。减重药物应在医生指导下应用。

减重药物主要有以下几类：①食欲抑制药：作用于中枢神经系统，主要通过下丘脑调节摄食的神经递质如儿茶酚胺、血清素能通路等发挥作用。包括拟儿茶酚胺类制剂，如苯丁胺等；拟血清素制剂，如氟西汀；以及复合拟儿茶酚胺和拟血清素制剂，如西布曲明。②代谢增强剂：肾上腺素受体激动药可增强生热作用、增加能量消耗，其效应仍在研究和评价之中；甲状腺素和生长激素已不主张应用。③减少肠道脂肪吸收的药物：主要为脂肪酶抑制药奥利司他。目前获准临床应用的只有奥利司他和西布曲明，且尚需长期追踪及临床评估。

（1）奥利司他：非中枢性作用减重药，是胃肠道胰脂肪酶、胃脂肪酶抑制药，减慢胃肠道中食物脂肪水解过程，减少对脂肪的吸收，促进能量负平衡从而达到减重效果。配合平衡的低热量饮食，能使脂肪吸收减少30％，体重降低5％～10％，并能改善血脂谱、减轻胰岛素抵抗等。治疗早期可见轻度消化系统不良反应如肠胃胀气、大便次数增多和脂肪便等。需关注是否影响脂溶性维生素吸收等。推荐剂量为120mg，每天3次，餐前服。

（2）西布曲明：中枢性作用减重药。特异性抑制中枢对去甲肾上腺素和5-羟色胺二者的再摄取，减少摄食；产热作用可能与其间接刺激中枢交感传出神经、激活肾上腺素能受体有关。可能引起不同程度口干、失眠、乏力、便秘、月经紊乱、心率增快和血压增高等副作用。老年人及糖尿病患者慎用。高血压、冠心病、充血性心力衰竭、心律不齐或卒中患者不能用。血压偏高者应先有效降压后方使用。推荐剂量为每天10～30mg。

新近开发的利莫那班为选择性CB1受体拮抗药，作用于中枢神经系统抑制食欲，作用于脂肪组织诱导FFA氧化，可有效减轻体重，尚未发现明显副作用。

5. 外科治疗

可选择使用吸脂术、切脂术和各种减少食物吸收的手术，如空肠回肠分流术、胃气囊术、小胃手术或垂直结扎胃成形术等。手术有一定效果，部分患者获得长期疗效，术前并发症不同程度地得到改善或治愈。但手术可能并发吸收不良、贫血、管道狭窄等，有一定危险，仅用于重度肥胖、减重失败而又有严重并发症，这些并发症有可能通过体重减轻而改善者。术前要对患者全身情况做出充分估计，特别是糖尿病、高血压和心肺功能等，给予相应监测和处理。

五、护理措施

（一）基础护理

1. 心理护理

根据不同年龄、性别、肥胖程度和情绪状态与患者进行有针对性的交谈，探讨引起肥胖原因，给予恰当的分析、解释和指导，明确减肥的重要性，与患者一起制订合理的减肥计划，使患者能积极、主动、自觉地坚持和执行减肥计划，积极配合检查和治疗。针对患者因肥胖引起的消极心理，指导患者利用服饰进行外表修饰，完善自我形象。

2. 饮食护理

治疗肥胖有效的方法是少食多动，多饮水，避免高热量饮食，重度肥胖者以低糖、低脂、低盐、高纤维素、适量蛋白质为宜，并注意改变饮食习惯，如限定只在家中餐桌进食，使用小容量的餐具，每次进食前先饮水250mL。按计划定量进食，养成细嚼慢咽的进食方式。①饮食中蛋白质保持每日每千克体重1g，并有足够的维生素和其他营养素。②有剧烈饥饿感时可给低热量的蔬菜，如芹菜、冬瓜、黄瓜、南瓜、卷心菜等，以增加饱腹感，减少糖分的吸收。③避免进食甜食、油煎食品、方便食品、快餐、零食、巧克力等，改变边看电视边吃饭的习惯。④患者体重下降幅度以每周 0.5～1.0kg 为宜。⑤注意观察有无因热量过低引起的衰弱、抑郁、脱发，甚至心律失常的发生。

3. 运动疗法指导

鼓励患者积极参加体力活动，每周至少 3 次，每次至少 30min。选择适合患者的有大肌肉群参与的有氧运动方式，运动量要逐渐增加，避免用力过度过猛，并注意循序渐进、长期坚持，否则体重不易下降或下降后又复上升。

（二）疾病护理

用药护理

经饮食调整、运动锻炼未能奏效时，遵医嘱指导患者短期应用减肥药或针灸治疗。目前对肥胖症患者采用药物疗法效果虽不佳，但仍能起到一定作用。因此，指导合理用药也是一个辅助疗法，常用的药物有食欲抑制药及代谢亢进剂两类。易引起心悸、激动、失眠等副作用，对伴有心脏疾病者须慎用。

（三）健康教育

1. 指导患者合理安排饮食

一日三餐要有主食、肉、禽、鱼、牛奶、水果等，减少热量供应，严格控制进餐时间，三餐外不加零食，热量安排为早餐 25％、中餐 40％、晚餐 30％～35％。多维饮食，素菜要保持新鲜。

2. 坚持体育锻炼

体育锻炼是预防肥胖的有效手段，可以改善心脏功能，促进心脏侧支循环的形成和发生，增强呼吸系统的抵抗力。

3. 心理康复训练

理解肥胖者，鼓励他们战胜疾病的信心，克服恐惧心理。

4. 行为减肥疗法

行为疗法又称"行为矫正疗法"，是运用条件反射的原理，通过错误行为的矫正达到减肥的方法。

5. 康复技术指导

运动减肥指导制订适合个体的运动处方，运动前先做 5～10min 热身运动，运动 1h 之后再做 5～10min 放松运动。运动方式有：快速步行、慢跑、功率自行车、步行仪等（2/d）。

第七章 手术室护理

第一节 手术室护理人员的职责

现代科学技术的发展，对我们的护理职业提出了更高的要求。另一方面创新的许多科学仪器和新设备，扩大了手术配合工作范围同时也增加工作难度，因此手术室护士必须有热爱本职工作和广泛的知识和技术，才能高标准地完成各科日益复杂的手术配合任务。

一、手术室护士应具备的素质

护理人员在工作中应不断提高个人素质，加强对护理职业重要意义的认识，把护理工作看做是光荣的神圣的职业。因此，要努力做到以下几点。

（一）具有崇高的医德和奉献精神

一名护士的形象，通过它的精神面貌和行动表现出内在的事业品德素质，胜过一个护士的经验和业务水平所起的作用，也可能给患者带来希望、光明和再生。所以，护士要具备高尚的医德和崇高的思想，具有承受压力、吃苦耐劳、献身的精神，并有自尊、自爱、自强的思想品质。为护理科学事业的发展做出自己的贡献，无愧于白衣天使的光荣称号。

（二）树立全心全意为患者服务的高尚品德

手术室的工作和专业技术操作都具有独特性。要求手术室护士必须自觉的忠于职守、任劳任怨，无论工作忙闲、白班夜班都要把准备工作、无菌技术操作、贯彻各种规章制度等认真负责地做好。对患者要亲切、和蔼、诚恳，不怕脏、不怕累、不厌烦，使患者解除各种顾虑，树立信心，主动与医护人员配合，争取早日康复。

（三）要有熟练的技能和知识更新

随着医学科学的发展，特别是外科领域手术学的不断发展，新的仪器设备不断出现，因而护理工作范围也日益扩大，要求也越来越高。护理工作者如无广泛的有关学科的基本知识，对今天护理的工作复杂技能就不能理解和担当。所以今天作为一名有远大眼光的护士，必须熟悉各种有关护理技能的基本知识，才能达到最高的职业效果。护理学亦成为一门专业科学，因此，作为一名手术室护士，除了伦理道德修养外，还应有基础医学、临床医学和医学心理学等新知识。努力学习解剖学、生理学、微生物学、化学、物理学，以及各种疾病的诊断和治疗等知识，特别是外科学更应深入学习。此外，还要了解各种仪器的基本结构、使用方法，熟练掌握操作技能。只有这样，才能高质量完成护理任务。

二、手术室护士长应具备的条件

护理工作范围极广，有些工作简单、容易，有些工作却很复杂，需要有高度的判断力和精细的技术、熟练的技巧。今天的护理工作，一个人已不能独当重任，而需要既分工又协作来共同完成。因此，必须有一名护士长，把每个护理人员的思想和行为统一起来，才能使人的积极性、主动性和创造性得到充分发挥，团结互助，共同完成任务。护士长应具备的条件归纳如下。

（一）有一定的领导能力及管理意识

有一整套工作方法和决策能力。善于出主意想办法，提出方案，做出决定，推动下级共同完成，并具有发现问题、分析问题的能力，了解存在问题的因素，掌握本质，抓住关键，分清轻重缓急，提出中肯意见。出现无法协商的问题时能当机立断，勇于负责。有创新的能力，对新事物敏感，思路开阔，能提出新的设想。要善于做思想工作。能否适时的掌握护士的心理动向，并进行针对性的思想教育，使之正确对待个人利益和整体利益的关系，不断提高思想水平，是提高积极性和加强凝聚力最根本的问题。

（二）有一定组织能力和领导艺术

管理是一门艺术，也是一门科学。首先处理好群体间人际关系。护士长需要具有丰富的才智和领导艺术，才能胜任手术室护士护理管理任务。具体要求如下。

（1）护士长首先应把自己置身于工作人员之中，经常想到自己与护士之间只是分工的不同，而无地位高低之分。要有民主作风，虚心听取护士的意见，甚至批评意见，认真分析，不埋怨、不沮丧，不迁怒于人，有助于建立自己的威信。

（2）护士长首先想到的是人，是护士和工作人员，而不是自己，不管是关心任务完成情况，还要关心她们的生活、健康、思想活动及学习情况等。都使每个护士和工作人员亲身感到群体的温暖，对护士长产生亲切感。

（3）护士长要善于调动护士的积极性，培养集体荣誉感，善于抓典型，树标兵，运用先进榜样推动各项手术室工作，充分调动护士群体的积极性，护士长的领导作用才能得到体现。

（三）有较高的素质修养

手术室护士长应较护士具备更高的觉悟和更多的奉献精神。科里出现的问题应主动承担责任，实事求是向上级反映，不责怪下级。凡要求护士做到的，首先自己要做到，严格要求自己，树立模范行为，才能指挥别人。要注意廉洁，不要利用工作之便谋私，更不能要患者的礼物，注意自身形象。此外，要做到知识不断更新，经常注意护理方面的学术动态，接受新事物，在这方面应较护士略高一筹，使护士感到护士长是名副其实的护理业务带头人。

三、手术室护士的分工和职责

（一）洗手护士职责

（1）洗手护士必须有高度的责任心，对无菌技术有正确的概念。如有违反无菌操作要求者，应及时提出纠正。

（2）术前了解患者病情，具体手术配合，充分估计术中可能发生的意外，术中与术者密切配合，保证手术顺利完成。

（3）洗手护士应提前30min洗手，整理无菌器械台上所用的器械、敷料、物品是否完备，并与巡回护士共同准确清点器械、纱布脱脂棉、缝针，核对数字后登记于手术记录单上。

（4）手术开始时，传递器械要主动、敏捷、准确。器械用过后，迅速收回，擦净血迹。

保持手术野、器械台的整洁、干燥。器械及用物按次序排列整齐。术中可能有污染的器械和用物，按无菌技术及时更换处理，防止污染扩散。

（5）随时注意手术进行情况，术中若发生大出血、心脏骤停等意外情况，应沉着果断及时和巡回护士联系，尽早备好抢救器械及物品。

（6）切下的病理组织标本防止丢失，术后将标本放在10％甲醛溶液中固定保存。

（7）关闭胸腹腔前，再次与巡回护士共同清点纱布及器械数，防止遗留在体腔中。

（8）手术完毕后协助擦净伤口及引流管周围的血迹，协助包扎伤口。

（二）巡回护士职责

（1）在指定手术间配合手术，对患者的病情和手术名称应事先了解，做到心中有数，有计划的主动配合。

（2）检查手术间各种物品是否齐全、适用。根据当日手术需要落实补充、完善一切物品。

（3）患者接来后，按手术通知单核对姓名、性别、床号、年龄、住院号和所施麻醉等，特别注意对手术部位（左侧或右侧），不发生差错。

（4）安慰患者，解除思想顾虑。检查手术区皮肤准备是否合乎要求，患者的假牙、发卡和贵重物品是否取下，将患者头发包好或戴帽子。

（5）全麻及神志不清的患者或儿童，应适当束缚在手术台上或由专人看护，防止发生坠床。根据手术需要固定好体位，使手术野暴露良好。注意患者舒适，避免受压部位损伤。用电刀时，负极板要放于臀部肌肉丰富的部位，防止灼伤。

（6）帮助手术人员穿好手术衣，安排各类手术人员就位，随时调整灯光，注意患者输液是否通畅。输血和用药时，根据医嘱仔细核对，避免差错。补充室内手术缺少的各种物品。

（7）手术开始前，与洗手护士共同清点器械、纱布、缝针及线卷等，准确地登记于专用登记本上并签名。在关闭体腔或手术结束前和洗手护士共同清点上述登记物品，以防遗留体腔或组织内。

（8）手术中要坚守工作岗位，不可擅自离开手术间，随时供给手术中所需一切物品，经常注意病情变化。重大手术充分估计术中可能发生的意外，做好应急准备工作，及时配合抢救。监督手术人员无菌技术操作，如有违犯，立即纠正。随时注意手术台一切情况，以免污染。保持室内清洁、整齐、安静，注意室温调节。

（9）手术完毕后，协助术者包扎伤口，向护送人员清点患者携带物品。整理清洁手术间，一切物品归还原处，进行空气消毒，切断一切电源。

（10）若遇手术中途调换巡回护士，须做到现场详细交代，交清患者病情，医嘱执行情况，输液是否通畅，查对物品，在登记本上互相签名，必要时通知术者。

（三）夜班护士职责

（1）要独立处理夜间一切患者的抢救手术配合工作，必须沉着、果断、敏捷、细心地配合各种手术。

（2）要坚守工作岗位，负责手术室的安全，不得随意外出和会客。大门随时加锁，出入使用电铃。

（3）白班交接班时，如有手术必须现场交接，如患者手术进行情况和各种急症器械、物品、药品等。认真写好交接班本，当面和白班值班护士互相签名。

（4）接班后认真检查门窗、水电、氧气，注意安全。

（5）严格执行急症手术工作人员更衣制度和无菌技术操作规则。

（6）督促夜班工友清洁工作，保持室内清洁整齐，包括手术间、走廊、男女更衣室、值班室和办公室。

（7）凡本班职责范围内的工作一律在本班完成，未完不宜交班，特殊情况例外。

（8）早晨下班前，巡视各手术间、辅助间的清洁、整齐、安全情况。详细写好交接班报告，当面交班后签字方可离去。

（四）器械室护士职责

（1）负责手术科室常规和急症手术器械准备和料理工作，包括每日各科手术通知单上手术的准备供应，准确无误。

（2）保证各种急症抢救手术器械物品的供应。

（3）定期检查各类手术器械的性能是否良好，注意器械的关节是否灵活，有无锈蚀等，随时保养、补充、更新，做好管理工作，保证顺利使用。特殊精密仪器应专人保管，损坏或丢失时，及时督促寻找，并和护士长联系。

（4）严格执行借物制度，特殊精密仪器需取得护士长同意后，两人当面核对并签名后方能外借。

（5）保持室内清洁整齐，包括器械柜内外整齐排列，各科器械柜应贴有明显的标签。定期通风消毒。

（五）敷料室护士职责

（1）制定专人负责管理。严格按高压蒸汽消毒操作规程使用。定期监测灭菌效果。

（2）每天上午检查敷料柜1次，补充缺少的各种敷料。

（3）负责一切布类敷料的打包，按要求保证供应。

（六）技师职责

（1）负责对各种仪器使用前检查，使用时巡查，使用后再次检查其运转情况，以保证各种电器、精密仪器的正常运转。

（2）定期检查各种器械台、接送患者平车的零件和车轮是否运转正常，负责各种仪器的修理或送交技工室修理。

（3）坚守工作岗位，手术过程中主动巡视各手术间，了解电器使用情况。有问题时做到随叫随到随维修，协助器械组检查维修各种医疗器械。

（4）帮助护士学习掌握电的基本知识和各种精密仪器基本性能、使用方法与注意事项等。

第二节 手术室常用消毒灭菌方法

作为医院的重点科室，手术室如何做好各项消毒隔离措施是整个手术室工作流程的关键。手术室是进行手术治疗的场所，完善消毒隔离管理是切断外源性感染的主要手段。

一、消毒灭菌基本知识

手术室护士应掌握消毒灭菌的基本知识，并且能够根据物品的性能及分类选用适合的物理或化学方法进行消毒与灭菌。

（一）相关概念

（1）清洁：指清除物品上的一切污秽，如尘埃、油脂、血迹等。

（2）消毒：清除或杀灭外环境中除细菌芽胞外的各种病原微生物的过程。

（3）灭菌：清除或杀灭外环境中的一切微生物（包括细菌芽胞）的过程。

（4）无菌操作：防止微生物进入人体或其他物品的操作方法。

（二）消毒剂分类

1. 高效消毒剂

高效消毒剂指可杀灭一切细菌繁殖体（包括分枝杆菌）病毒、真菌及其孢子等，对细菌芽胞（致病性芽胞）也有一定杀灭作用，达到高水平消毒要求的制剂。

2. 中效消毒剂

中效消毒剂指仅可杀灭分枝杆菌、真菌、病毒及细菌繁殖体等微生物，达到消毒要求的制剂。

3. 低效消毒剂

低效消毒剂指仅可杀灭细菌繁殖体和亲脂病毒，达到消毒要求的制剂。

（三）物品的危险性分类

1. 高度危险性物品

高度危险性物品是指凡接触被损坏的皮肤、黏膜和无菌组织、器官及体液的物品，如手术器械、缝针、腹腔镜、关节镜、体内导管、手术植入物等。

2. 中度危险性物品

中度危险性物品是指凡接触患者完整皮肤、黏膜的物品，如气管镜、尿道镜、胃镜、肠镜等。

3. 低度危险性物品

仅直接或间接地和健康无损的皮肤黏膜相接触的物品，如牙垫、喉镜等，一般可用低效消毒方法或只作一般清洁处理即可。

二、常用的消毒灭菌方法

手术室消毒灭菌的方法主要分为物理消毒灭菌法和化学消毒灭菌法两大类，而其中压力蒸汽灭菌法、环氧乙烷气体密闭灭菌法和低温等离子灭菌法是最为普遍使用的手术室灭菌方法（表7-1）。

表 7-1 消毒灭菌的方法

			燃烧法
物理消毒灭菌法	热力消毒灭菌法	干热法	干烤法
		湿热法	压力蒸汽灭菌法
			煮沸法
	光照消毒法	紫外线灯消毒法	
		日光暴晒法	
化学消毒灭菌法	低温等离子灭菌（过氧化氢）法		
	电离辐射灭菌法		
	空气生物净化法		
	环氧乙烷气体密闭灭菌法		
	2%戊二醛浸泡法		
	甲醛熏蒸法		
	低温湿式灭菌（过氧乙酸）		

（一）物理消毒灭菌法

1. 干热消毒灭菌法

适用于耐高温、不耐高湿等物品器械的消毒灭菌。

（1）燃烧法：包括烧灼和焚烧，是一种简单、迅速、彻底的灭菌方法。常用于无保留价值的污染物品，如污纸、特殊感染的敷料处理。某些金属器械和搪瓷类物品，在急用时可用此法消毒。但锐利刀剪禁用此法，以免刀锋钝化。

注意事项包括：使用燃烧法时，工作人员应远离易燃、易爆物品。在燃烧过程中不得添加乙醇，以免火焰上窜而致烧伤或火灾。

（2）干烤法：采用干热灭菌箱进行灭菌，多为机械对流型烤箱。适用于高温下不损坏、不变质、不蒸发物品的灭菌，不耐湿热器械的灭菌，以及蒸汽或气体不能穿透的物品的灭菌，如玻璃、油脂、粉剂和金属等。干烤法的灭菌条件为 160℃，2h；或 170℃，1h；或 180℃，30min。

注意事项包括：①待灭菌的物品需洗净，防止造成灭菌失败或污物炭化。②玻璃器皿灭菌前需洗净并保证干燥。③灭菌时物品勿与烤箱底部及四壁接触。④灭菌后要待温度降到 40℃以下再开箱，防止炸裂。⑤单个物品包装体积不应超过 10cm×10cm×20cm，总体积不超过烤箱体积的 2/3，且物品间需留有充分的空间；油剂、粉剂的厚度不得超过0.635cm；凡士林纱布条厚度不得超过 1.3cm。

2. 湿热消毒灭菌法

湿热的杀菌能力比干热强，因为湿热可使菌体含水量增加而使蛋白质易于被热力所凝固，加速微生物的死亡。

（1）压力蒸汽灭菌法：压力蒸汽灭菌法是目前使用范围最广、效果最可靠的一种灭菌方法。适用于耐高温、耐高湿的医疗器械和物品的灭菌；不能用于凡士林等油类和粉剂类的灭菌。根据排放冷空气方式和程度不同，压力蒸汽灭菌法可分为下排式压力蒸汽灭菌器和预真空压力蒸汽灭菌器两大类。预真空压力蒸汽灭菌是利用机械抽真空的方法，使灭菌柜内形成负压，蒸汽得以迅速穿透到物品内部，当蒸汽压力达到 205.8kPa（2.1kg/cm²），温度达到 132℃或以上时灭菌开始，到达灭菌时间后，抽真空使灭菌物品迅速干燥。

预真空灭菌容器操作方法：①将待灭菌的物品放入灭菌容器内，关闭容器。蒸汽通入夹层，使压力达 107.8kPa（1.1kg/cm²），预热 4min。②启动真空泵，抽除容器内空气使压力达 2.0～2.7kPa。排除容器内空气 98％左右。③停止抽气，向容器内输入饱和蒸汽，使容器内压力达 205.8kPa（2.1kg/cm²），温度达 132℃，维持灭菌时间 4min。④停止输入蒸汽，再次抽真空使压力达 8.0kPa，使灭菌物品迅速干燥。⑤通入过滤后的洁净干燥的空气，使灭菌容器内压力回复为零。当温度降至 60℃以下，即可开容器取出物品。整个过程需 25min（表 7-2）。

表 7-2 蒸汽灭菌所需时间（min）

	下排气（Gravity）121℃	真空（Vacuum）132℃
硬物（未包装）	15	4
硬物（包装）	20	4
织物（包裹）	30	4

注意事项包括：①高压蒸汽灭菌须由持专业上岗证人员进行操作，每日合理安排所需消毒物品，备齐用物，保证手术所需。②每日晨第一锅进行 B-D 测试，检查是否漏气，具体要求如下：放置在排气孔上端，必须空锅做，锅应预热。用专门的 B-D 测试纸，颜色变化均匀视为合格。③下排式灭菌器的装载量不得超过柜室内容量的 80％，预真空的装载量不超过 90％。同时预真空和脉动真空的装载量又分别不得小于柜室内容量的 10％和 5％，以防止"小装量效应"残留空气影响灭菌效果。④物品装放时，相互间应间隔一定的距离，以利蒸汽置换空气；同时物品不能贴靠门和四壁，以防止吸入较多的冷凝水。⑤应尽量将同类物品放在一起灭菌，若必须将不同类物品装在一起，则以最难达到灭菌物品所需的温度和时间为准。⑥难于灭菌的物品放在上层，较易灭菌的小包放在下层，金属物品放下层，织物包放在上层。金属包应平放，盘、碗等应处于竖立的位置，纤维织物应使折叠的方向与水平面成垂直状态，玻璃瓶等应开口向下或侧放，以利蒸汽和空气排出。启闭式筛孔容器，应将筛孔打开。

（2）煮沸消毒法：现手术室一般较少使用此方法。适用于一般外科器械、胶管和注射器、饮水和食具的消毒。水沸后再煮 15～20min 即可达到消毒水平，但无法做灭菌处理。

注意事项包括：①煮沸消毒前，物品必须清洗干净并将其全部浸入水中。②物品放置不得超过消毒容器容积的 3/4。③器械的轴节及容器的盖要打开，大小相同的碗、盆不能重叠，空腔导管需先在管腔内灌水，以保证物品各面与水充分接触。④根据物品性质决定放入水中的时间：玻璃器皿应从冷水或温水时放入，橡胶制品应在水沸后放入。⑤消毒时间应从水沸后算起，在消毒过程中加入物品时应重新计时。⑥消毒后应将物品及时取出，置于无菌容器中，取出时应在无菌环境下进行。

3.光照消毒法

其中最常用的是紫外线灯消毒。适用于室内、物体表面和水及其他液体的消毒。紫外线属电磁波辐射，消毒使用的为 C 波紫外线，波长为 200～275nm，杀菌较强的波段为 250～270nm。紫外线的灭菌机制主要是破坏微生物及细菌内的核酸、原浆蛋白和菌体糖，同时可以使空气中的氧电离产生具有极强杀菌能力的臭氧。

注意事项包括：①空气消毒采用 30W 室内悬吊式紫外线灯，室内安装紫外线灯的数量为每立方米不少于 1.5W 来计算，照射时间不少于 30min，有效距离不超过 2m。紫外线灯安装高度应距地面1.5～2m。②紫外线消毒的适宜温度范围为 20～40℃，消毒环境的相对湿度应≤60%，如相对湿度＞60%时应延长照射时间，因此消毒时手术间内应保持清洁干燥，减少尘埃和水雾。③紫外线辐射能量低，穿透力弱，仅能杀灭直接照射到的微生物，因此消毒时必须使消毒部位充分暴露于紫外线照射范围内。④使用过程中，应保持紫外线灯表面的清洁，每周用 95%酒精棉球擦拭 1 次，发现灯管表面有灰尘、油污时应随时擦拭。⑤紫外线灯照射时间为 30～60min，使用后记录照射时间及签名，累计照射时间不超过 1000h。⑥每3～6 个月测定消毒紫外线灯辐射强度，当强度低于 $70\mu W/cm^2$ 时应及时更换。新安装的紫外线灯照射强度不低于 $90\mu W/cm^2$。

4.低温等离子灭菌法

低温等离子灭菌法是近年来出现的一项物理灭菌技术，属于新的低温灭菌技术。适用于不耐高温、湿热如电子仪器、光学仪器等诊疗器械的灭菌，也适用于直接进入人体的高分子材料，如心脏瓣膜等，同时低温等离子灭菌法可在 50℃ 以下对绝大多数金属和非金属器械进行快速灭菌。等离子体是某些中性气体分子在强电磁场作用下，产生连续不断的电离而形成的，其产生的紫外线、γ 射线、β 粒子、自由基等都可起到杀菌作用，且作用快，效果可靠，温度低，无残留毒性。

注意事项包括：①灭菌前物品应充分干燥，带有水分湿气的物品容易造成灭菌失败。②灭菌物品应使用专用包装材料和容器。③灭菌物品及包装材料不应含植物性纤维材质，如纸、海绵、棉布、木质类、油类、粉剂类等。

5.电离辐射灭菌法

又称"冷灭菌"，用放射性核素 γ 射线或电子加速器产生加速粒子辐射处理物品，使之达到灭菌。目前国内多以核素钴-60 为辐射源进行辐射灭菌，具有广泛的杀菌作用，适用于金属、橡胶、塑料、一次性注射器、输液、输血器等，精密的医疗仪器均可用此法。

（二）化学消毒灭菌

化学消毒灭菌法是利用化学药物渗透到菌体内，使其蛋白质凝固变性，酶蛋白失去活性，引起微生物代谢障碍，或破坏细胞膜的结构，改变其通透性，使细菌破裂、溶解，从而达到消毒灭菌作用。现手术室常用的化学消毒剂有 2%戊二醛、环氧乙烷、过氧化氢、过氧乙酸等，下面对几种化学消毒灭菌方法进行简介。

1.环氧乙烷气体密闭灭菌法

环氧乙烷气体是一种化学气体高效灭菌剂，其能有效穿透玻璃、纸、聚乙烯等材料包装，杀菌力强，杀菌谱广，可杀灭各种微生物，包括细菌芽胞，是目前主要的低温灭菌方法之一。适用于不耐高温、湿热如电子仪器、光学仪器等诊疗器械的灭菌。此外，由于环氧乙烷灭菌法有效期较长，因此适用于一些呈备用状态、不常用物品的灭菌。但是影响环氧乙烷灭菌的因素很多，例如环境温湿度、灭菌物品的清洗度等，只有严格控制相关因素，才能达到灭菌效果。

注意事项包括：①待灭菌物品需彻底清洗干净（注意不能用生理盐水清洗），灭菌物品上不能有水滴或水分太多，以免造成环氧乙烷的稀释和水解。②环氧乙烷易燃易爆且具有一定毒性，因此灭菌必须在密闭的灭菌器内进行，排出的残余环氧乙烷气体需经无害化处理。灭菌后的无菌物品存放于无菌敷料间，应先通风处理，以减少毒物残留。在整个灭菌过程中注意个人防护。③环氧乙烷灭菌的包装材料，需经过专门的验证，以保证被灭菌物品灭菌的可靠性。

2.戊二醛浸泡法

戊二醛属灭菌剂，具有广谱、高效杀菌作用，对金属腐蚀性小，受有机物影响小。常用戊二醛消毒灭菌的浓度为2%。适用于不耐热的医疗仪器和精密仪器的消毒灭菌，如腹腔镜、膀胱镜等内镜器械。

注意事项包括：①盛装戊二醛消毒液的容器应加盖，放于通风良好处。②每日由专人监测戊二醛的浓度并记录。浓度＞2.0%（指示卡为均匀黄色）即符合要求，若浓度＜2.0%（指示卡全部或部分白色）即失效。失效的消毒液应及时处置，浸泡缸清洗并高压蒸汽灭菌后方可使用。③戊二醛消毒液的有效期为7d，浸泡缸上应标明有效起止日期。④戊二醛对皮肤黏膜有刺激，防止溅入眼内或吸入体内。⑤浸泡时，应使物品完全浸没于液面以下，打开轴节，使管腔内充满药液。⑥灭菌后的物品需用大量无菌注射用水冲洗表面及管腔，待完全冲净后方能使用。

3.低温湿式灭菌法

使用的灭菌剂为碱性强氧化灭菌剂，适用于各种精密医疗器械，如牙科器械、内镜等多种器械（软式和硬式内视镜、内视镜附属物、心导管和各种手术器械）的灭菌。该法通过以下机制起到灭菌作用。①氧化作用：灭菌剂可直接对细菌的细胞壁蛋白质进行氧化使细胞壁和细胞膜的通透性发生改变，破坏了细胞的内外物质交换的平衡，致使生物死亡。②破坏细菌的酶系统：当灭菌剂分子进入细胞体内，可直接作用于酶系统，干扰细菌的代谢，抑制细菌生长繁殖。③碱性作用：碱性（pH＝8）过氧乙酸溶液，使器械的表面不会粘贴有机物质，其较强的表面张力可快速有效地作用于器械的表面及内腔。

注意事项包括：①放置物品时应先放待灭菌器械，后放灭菌剂。②所需灭菌器械应耐湿，灭菌前必须彻底清洗，除去血液、黏液等残留物质，并擦干。③灭菌后工艺监测显示"达到灭菌条件"才能使用。

三、器械的清洗、包装、消毒和灭菌

正确的清洗、包装、灭菌是保障手术成功的关键之一，手术室护士应严格按规范流程对手术器械进行相应处理。

（一）器械的清洗流程及注意事项

1.器械的清洗流程

（1）冲洗：流动水冲洗。

（2）浸泡：将器械放入多酶溶液中预浸泡10min，根据污染程度更换多酶溶液，每天至少更换 1 次。

（3）超声清洗：将浸泡后的器械放入自动超声清洗箱内清洗 10min。

（4）冲洗：放入冲洗箱内冲洗 2 次，每次为 3min。

（5）上油：在煮沸上油箱内加入器械专用油进行煮沸上油。

（6）滤干：将上好油的器械放入滤干器中滤干水分。

（7）烘干：将器械放入烘干箱，调节时间为 5～6min，温度为 150～160℃。

2.清洗器械自我防护措施

应严格按照消毒供应中心个人防护要求进行穿戴防护措施。

3.器械清洗注意事项

机械清洗适用于大部分常规器械的清洗。手工清洗适用于精密、复杂器械的清洗和有机物污染较重器械的初步处理，遇复杂的管道类物品应根据其管径选择合适口径的高压水枪进行冲洗。精密器械的清洗，应遵循生产厂家提供的使用说明或指导手册。使用超声波清洗之前应检查是否已去除较大的污物，并且在使用前让机器运转 5～10min，排除溶解于内的空气。

（二）器械的包装

1.包装材料

包装材料必须符合 GB/T19633 的要求。常用的包装材料包括硬质容器、一次性医用皱纹纸、一次性无纺布、一次性纸塑袋，一次性纸袋、纺织物等。纺织物还应符合以下要求：为非漂白织物，包布除四边外不应有缝补针眼。

2.包装方法

灭菌物品包装分为闭合式与密封式包装。①闭合式包装适用于整套器械与较多敷料合包在一起，应有 2 层以上包装材料分 2 次包装。贴包外指示胶带及标签，填写相关信息，签名确认。②密封式包装如使用纸袋、纸塑袋等材料，可使用一层，适用器械单独包装。待包装物品必须清洁干燥，轴节打开，放入包内化学指示卡后封口。包外纸面上应有化学指示标签。

3.包装要求

（1）无纺布包装应根据待包装的物品大小、数量、重量，选择相应厚度与尺寸的材料，2 层分 2 次闭合式包装，包外用 2 条化学指示带封包，指示胶带上标有物品名、灭菌期及有效期，并有签名。

（2）全棉布包装应有 4 层分 2 次闭合式包装。包布应清洁、干燥、无破损、大小适宜。初次使用前应高温洗涤，脱脂去浆、去色。包布使用后应做到"一用一清洗"，无污迹，用前应在灯光下检查无破损并有使用次数的记录。

（3）纸塑袋封口密封宽度应≥6mm，包内器械距包装袋封口处≥2.5cm。密封带上应有灭菌期及有效期。

（4）用预真空和脉动真空压力蒸汽灭菌器的物品包，体积不能超过 30cm×30cm×50cm，金属包的重量不超过 7kg，敷料包的重量不超过 5kg；下排气式压力蒸汽灭菌器的物品包，体积不能超过30cm×30cm×25cm。盆、碗等器皿类物品，尽量单个包装，包装时应将盖打开，若必须多个包装在一起时，所用器皿的开口应朝向一个方向。摆放时，器皿间应用纱布隔开，以利蒸汽渗入。

（5）能拆卸的灭菌物品必须拆卸，暴露物品的各个表面（如剪刀和血管钳必须充分撑开），以利灭菌因子接触所有物品表面；有筛孔的容器，应将盖打开，开口向下或侧放，管腔类物品如导管、针和管腔内部先用蒸馏水或去离子水湿润，然后立即灭菌。

（6）根据手术物品性能做好保护措施，如为尖锐精密性器械应用橡皮套或加垫保护。

（三）器械的灭菌

（1）高度危险性物品，必须灭菌；中度危险性物品，消毒即可；低度危险性物品，消毒或清洁。

（2）耐热、耐湿物品灭菌首选压力蒸汽灭菌。如：手术器具及敷料等。

（3）油、粉、膏等首选干热灭菌。

（4）灭菌首选物理方法，不能用物理方法灭菌的选化学方法。

（5）不耐热物品如各种导管、精密仪器、人工移植物等可选用化学灭菌法，如环氧乙烷灭菌等，内镜可选用环氧乙烷灭菌、低温等离子灭菌、低温湿式灭菌器。

四、手术室的环境管理

手术室环境管理是控制手术部位感染的重要环节，目前手术室环境可分为洁净手术室与非洁净手术室两大类。洁净手术室因采用空气层流设备与高效能空气过滤装置，达到控制一定细菌浓度和空气洁净度级别（动态），无须进行空气消毒。而非洁净手术室在手术前后，通常采用紫外线灯照射、化学药物熏蒸封闭等空气消毒方法（静态）。

（一）紫外线照射消毒法

手术室常采用30W和40W直管式紫外线消毒灯进行空气消毒，同时控制电压至220V左右，紫外线吊装高度至1.8～2.2m，空气相对湿度至40%～60%，使消毒效果发挥最佳。紫外线照射消毒方式以固定式照射法最为常见，即将紫外线消毒灯悬挂于室内天花板上，以垂直向下照射或反向照射方式进行照射消毒。照射消毒要求手术前、后及连台手术间连续照射时间均大于30min，紫外线灯亮5～7min后开始计时。

（二）过氧乙酸熏蒸消毒法

一般将15%的过氧乙酸配制成有效浓度为0.75～1.0g/m³后加热蒸发，现配现用。要求室温控制在22～25℃，相对湿度控制在60%～80%，密闭熏蒸时间为2h，消毒完毕后进行通风，过氧乙酸熏蒸消毒法可杀灭包括芽胞在内的各种微生物。由于具有腐蚀和损伤作用，在进行过氧乙酸熏蒸消毒时，应做好个人防护措施。

（三）甲醛熏蒸消毒法

常温，相对湿度70%以上，可用25mL/m³甲醛添加催化剂高锰酸钾或使用加热法释放甲醛气体，密闭手术间门窗12h以上，进行空气消毒。由于甲醛可产生有毒气体，该空气消毒方法已逐渐被淘汰。

五、无菌物品的存放

（一）无菌物品存放原则

无污染、无过期、放置有序等。

（二）存放环境质量控制

保证良好的温度（＜24℃）、湿度（＜70％），每日紫外线灯空气消毒 2 次，每次≥30min。

（三）无菌物品存放方法

将无菌器材包置于标准灭菌篮筐悬挂式存放（从灭菌到临床使用都如此）。应干式储存，灭菌后物品应分类、分架存放在无菌物品存放区。一次性使用无菌物品应去除外包装后，进入无菌物品存放区。要求载物架离地 20～25cm，离顶 50cm，离墙远于 5～10cm，按顺序分类放置。

（四）无菌物品的有效期

无菌物品存放的有效期受包装材料、封口严密性、灭菌条件、存放环境等诸多因素影响。当无菌物品存放区的温度＜24℃，相对湿度＜70％，换气次数达到 4～10 次/h，使用纺织品材料包装的无菌物品有效期宜为 14d；未达到环境标准时，有效期宜为 7d。医用一次性纸袋包装的无菌物品，有效期宜为 1 个月；使用一次性医用皱纹纸、医用无纺布包装的无菌物品，有效期宜为 6 个月；使用一次性纸塑袋包装的无菌物品，有效期宜为 6 个月。硬质容器包装的无菌物品，有效期宜为 6 个月。

第三节　手术室消毒灭菌卫生学监测

手术室进行消毒灭菌卫生学监测是对已灭菌或消毒物品及环境的最有效管理措施，并有利于对手术室的消毒隔离工作进行监督和改进。

一、高压蒸汽灭菌效果监测

（一）物理监测

每次灭菌应连续监测并记录灭菌时的温度、压力和时间等灭菌参数。温度波动范围在±3℃以内，时间满足最低灭菌时间的要求，同时应记录所有临界点的时间、温度与压力值，结果应符合灭菌的要求。

（二）化学监测

高压蒸汽灭菌效果的化学监测包括放于包内的化学指示卡和放于包外的化学指示胶带，包内化学指示卡只能代表它所在这个包裹的灭菌情况，而不能通过锅内布点来反映其他包裹的灭菌效果。凡属高度危险性物品必须每包放入包内化学指示卡。指示卡长度严格按照要求。化学指示卡经卫生部批准后方可使用，同时不能用指示胶带代替，放置时要避免与水接触。贴于包外的化学指示胶带只说明有灭菌过程，但不能作为灭菌效果的判断指标。

结果判定：包外的化学指示胶带白色斜条纹图案全部变成黑色，说明经过灭菌处理。包内化学指示卡上黑色移动条移植标准线及线以上，表示包内灭菌正常，黑色移动条移至标准线以下，表示灭菌不合格，需要查找灭菌失败的原因并重新进行灭菌。

（三）B-D 测试

B-D 测试属于化学监测的其中一种，专门用于预真空灭菌机内冷空气团的监测。B-D 测试包为30cm（长）×25cm（宽）×25～28cm（高），重量4kg。B-D测试于每日灭菌前进行，测试前预真空灭菌机应进行预热。

（四）生物监测

生物监测指用国际标准抗力的细菌芽胞制成的干燥菌片，或由菌片和培养基组成的试管，即生物指示剂（BI）进行监测，是判断灭菌效果的直接指标，属于裁定性监测。高压蒸汽灭菌效果的生物监测选取嗜热脂肪杆菌芽胞作为标准菌株。高压蒸汽灭菌应每周进行1次生物监测。如有植入物，必须每锅进行生物监测。

结果判定：阳性对照组培养阳性，阴性对照组培养阴性，试验组培养阴性，判定为灭菌合格。阳性对照组培养阳性，阴性对照组培养阴性，试验组培养阳性，则灭菌不合格，同时应进一步鉴定试验组阳性的细菌是否为指示菌或是污染所致。其中阳性是指培养液颜色由紫色变为黄色，阴性是指培养液颜色不变色，为紫色。

（五）高压蒸汽灭菌器的安装、移位和大修后的监测

高压蒸汽灭菌器的安装、移位和大修后应进行物理监测、化学监测和生物监测。物理监测、化学监测通过后，生物监测应空载连续监测3次，合格后灭菌器方可使用。预真空（包括脉动真空）压力蒸汽灭菌器应进行B-D测试并重复3次，连续监测合格后，灭菌器方可使用。

二、环氧乙烷灭菌效果监测

（一）物理监测

每次灭菌应连续监测并记录灭菌时的温度、湿度、浓度、压力和时间等灭菌参数。灭菌参数符合灭菌器的使用说明或操作手册的要求。

（二）化学监测

每个灭菌物品包外应带有包外化学指示胶带，作为灭菌过程的标志。每包内最难灭菌位置放置包内化学指示卡，通过观察其颜色变化，判定其是否达到灭菌合格要求。

结果判定：包外化学指示胶带颜色由粉红色变为橘黄色，包内化学指示卡颜色由红褐色变为绿色，表示灭菌合格。

（三）生物监测

以枯草黑色变种芽胞制成生物指示剂，将一个生物指示剂放于一个20mL注射器内，去除针头和针头套，生物指示剂带孔的塑料帽应朝注射器针头处，再将注射器芯放于原位，注意不要碰到生物指示剂，再用一条全棉小毛巾2层包裹一同放入包装袋内。经一个灭菌周期后，取出生物指示剂，另加一支未灭菌对照组一起送往微生物实验室。每灭菌批次均应进行生物监测。

结果判定：置于36℃培养箱培养，对照组24h有菌生长；灭菌样品连续培养5d，全部无菌生长，监测结果为阴性，表示灭菌合格。

三、低温等离子体灭菌效果监测

（一）物理监测

每次灭菌应连续监测并记录每个灭菌周期的临界参数，如舱内压、温度、过氧化氢的浓度、电源输入和灭菌时间等灭菌参数。灭菌参数符合灭菌器的使用说明或操作手册的要求。

（二）化学检测

每个灭菌物品包外应带有包外化学指示胶带，作为灭菌过程的标志。每包内最难灭菌位置放置包内化学指示卡，通过观察其颜色变化，判定其是否达到灭菌合格要求。

结果判定：包外纸塑袋上化学指示胶带由棕红色变为橘黄色，包内化学指示卡由玫瑰红色变为黄色，且黄色比下方的对比色块淡，判断已达到灭菌合格要求。

（三）生物监测

以嗜热脂肪杆菌芽胞制成生物指示剂，应每天至少进行一次灭菌循环的生物监测。

结果判定：装有生物指示剂的化学指示顶盖颜色为金黄色、内容物仍为紫色，监测结果为阴性，表示灭菌合格；化学指示顶盖颜色为红色，内容物为黄色且混浊，监测结果为阳性，表示灭菌不合格。

四、空气净化效果监测

手术室应每月进行一次空气采样监测，最简单且最常采用的方法是平板暴露法，即利用微生物在空气中的自然沉降进行采样，用培养皿静置于室内采样经培养得出的细菌数，其单位为个/（φ9cm 皿·30min）或 cfu/（φ9cm 皿·30min）。此外还有空气微生物监测仪器、空气微生物采样器等监测方法。

（一）采样前手术室与人员的准备

（1）非层流净化手术室：在消毒处理后、操作前进行采样。采样前应关好门窗，在无人走动的情况下，静止 10min 进行采样。

（2）层流净化手术室：手术室洁净系统应已运行 15min，其他洁净系统应已运行 40min，室内无人情况下。

（3）采样人员：采样人员必须穿着无菌工作服，采样人数应≤2 人。

（二）采样培养皿的准备

用于测定的培养皿必须进行空白对照试验。培养皿测点数根据手术室的面积与级别而定。培养皿放置位置（可制作专用采样架）高度距离地面＞1m，距离墙面＞1m。培养皿下放置不小于 30cm² 的消毒垫布。

（三）采样测点

1. 非洁净手术室

小房间（室内面积≤30m²）设 1 条对角线，取 3 点即中心一点、两端各距墙 1m；大房间（室内面积＞30m²）设东、西、南、北、中 5 点，外周四点距离墙 1m。

2. 洁净手术室

百级净化手术室，手术区 5 点，周边区 8 个点；千级净化手术室，手术区 3 点，周边区 6 个点；万级净化手术室，手术区 3 点，周边区 4 个点。

（四）采样方法

将普通营养琼脂平板（直径为 9cm）放在手术间内各采样点处，采样高度为距地面 1.5m，采样时将平板盖打开，扣放于平板旁，暴露 30min，盖好立即送检。

（五）采样过程中的控制

采样应在手术室处于清洁、静止、密闭的状态下进行；培养皿放置妥当后人员迅速离开；采样过程中禁止人员进入，手术室门保持关闭状态；采样时间严格按照 30min 执行。

（六）注意事项

采样后必须尽快对样品进行检测，送检时间不得超过 6h，若样品保存于 1～4℃ 条件时，送检时间不得超过 24h。皿盖盖口向下搭放不得覆盖过多，以免影响效果。

（七）采样中常见的错误

采样前未开启机组或开机时间不足 30min；在刚做完手术的手术室内采样；采样时培养皿直接放置在地上；采样过程中有人员在室内走动；开着手术室门采样；采样时间超过 30min 等。

（八）监测标准

洁净手术室：空气细菌菌落总数≤200cfu/m³，未检出金黄色葡萄球菌、溶血性链球菌为消毒合格。

五、医疗用品消毒灭菌效果监测

手术室和供应室应每月对无菌物品及器械、消毒物品及器械进行微生物检测。采样应在消毒或灭菌后至有效期内进行。

（一）检测方法

用无菌方法将缝针、针头、手术刀片等小件医疗器械分别投入 5mL 的无菌氯化钠溶液中；对手术钳、镊子等较大的医疗器械采用无菌操作，用沾有无菌的 0.9% 生理盐水的棉拭子反复涂擦物体表面采样，尤其注意器械关节和内腔，并将无菌棉拭子投入 5mL 的无菌氯化钠溶液中，及时送检。

（二）结果判定

无菌物品及器械检测标准应无细菌生长。

六、化学消毒剂的监测

使用中的消毒剂、灭菌剂应进行生物和化学监测。生物监测，医院感染管理科对消毒剂每季度随机监测 1 次，使用科室对灭菌剂每月监测 1 次。化学监测，含氯消毒剂每日进行浓度监测，戊二醛浓度测试至少每周 1 次并有记录。

（一）含氯消毒剂浓度监测方法及判定

采用测氯试纸置于含氯消毒剂中片刻，取出，30s 内在自然光线下与标准色块比较，直接读出溶液所含有效成分浓度值。若时间超过 1min，试纸颜色会逐渐消退。测氯试纸应置于阴凉、避光、防潮处保存。

（二）戊二醛浓度监测方法及判定

从戊二醛浓度测试卡小瓶中取出一张测试卡，应立即旋紧瓶盖，将指示色块完全浸没于待测消毒液中，取出，将指示色块面朝上静置 5～8min，观察指示色块颜色变化，若指示色块变成均匀黄色，表示溶液浓度达到要求，若指示色块全部或仍有部分白色，表示溶液浓度未达到要求。戊二醛浓度测试卡开封后应在产品注明的有效期内使用。

七、物品与环境表面监测

选择在消毒处理后 4h 内进行采样。被采样面积<100cm²，取全部表面；被采样面积≥100m²，取100m²。物品表面监测包括包括器械车表面，手术床等物体表面。被采表面为四

处，每处面积为 5cm×5cm。取浸有无菌生理盐水的棉拭子 1 支，在 5cm×5cm 的标准规格板内横竖往返涂抹 5 次，并随之转动棉签，连续采样 1~4 个规格板面积，剪去手接触部分后将拭子投入肉汤试管内。投入前后将试管口在酒精灯外焰灼烧数秒，瓶塞塞紧。

八、手术人员手部皮肤监测

医护人员按外科洗手法洗手后立即进行采样。被检人五指并拢，用无菌生理盐水棉拭子一支在双手指屈面从指根到指尖往返涂擦两次（一只手面积约 30cm²），并随之转动采样棉拭子，剪去手指接触部分，将棉拭子投入装有 10mL 肉汤的试管内，同样在投入前后将试管口在酒精灯外焰灼烧数秒，瓶塞塞紧。监测标准见表 7-3。

表 7-3　各类物体表面、手术人员手部皮肤细菌菌落总数卫生标准

环境类别	范围	物体表面（cfu/cm²）	手术人员手部皮肤（cfu/cm²）
Ⅰ类	层流洁净手术室	5	5
Ⅱ类	普通手术室 供应室无菌区	5	5
Ⅲ类	供应室清洁区	10	10

九、紫外线消毒灭菌效果监测

紫外线灯强度每半年监测 1 次并记录，使用中的灯管照射强度不得低于 $70\mu W/cm^2$。日常应记录每次紫外线照射时间，照射时间应≥30min。开启紫外线灯 5min 后，将紫外线化学指示卡置于紫外线灯下垂直距离 1m 的中央处，有图案面朝上。照射 1min（紫外线照射后，图案正中央光敏色块由乳白色变成不同程度的淡紫色），观察指示卡色块的颜色，将其与标准色块比较，判断照射强度。紫外线化学指示卡应用避光纸保存，测试时注意个人防护，避免灼伤眼角膜和皮肤。

第四节　手术室应急情况处理

一、心搏骤停

心搏骤停是指各种原因（如急性心肌缺血、电击、急性中毒等）所致的心脏突然停止搏动，有效泵血功能消失造成全身循环中断、呼吸停止和意识丧失引起全身严重缺血、缺氧。一旦发生手术患者心搏骤停，手术团队成员应第一时间进行快速判断，并实施心肺复苏术。

（一）术中发生心搏骤停的原因

1. 各种心脏病

如心肌梗死、心肌病、心肌炎、严重心律失常、严重瓣膜疾病。

2. 麻醉意外

术中麻醉过深，或大量应用肌松剂，或气管插管引起迷走神经兴奋性增高，使原来有病变的心脏突然停跳。

3. 药物中毒或过敏

常见的如局麻药（普鲁卡因胺）中毒，抗生素过敏，术中血液制品过敏等。

4. 心脏填塞

心脏外科手术，如术中止血未完全或术中出血未及时引流出心包，易形成血块导致心脏填塞。

5. 血压骤降

如快速大量失血、失液，或术中过量使用扩血管药物（如硝普钠），可使手术患者血压骤降至零，心搏骤停。

（二）心肺复苏术的实施

心肺复苏术（CPR）是针对呼吸心跳停止的急症危重患者所采取的抢救关键措施，即胸外按压形成暂时的人工循环并恢复自主搏动，采用人工呼吸代替自主呼吸，快速电除颤转复心室颤动，以及尽早使用血管活性药物重新恢复自主循环的急救技术。若手术患者因心脏填塞引起心脏呼吸骤停应当马上实行手术，清除心包血块。心跳呼吸骤停急救有效的指标：触及大动脉搏动，收缩压 8kPa（60mmHg）以上；皮肤、口唇、甲床颜色由紫转红；瞳孔缩小，对光反射恢复，睫毛反射恢复；自主呼吸恢复；心电图表现室颤波由细变粗。

1. 迅速评估

如果为术中已实施麻醉监护的手术患者，可以通过监护仪实时监测数据和触摸颈动脉搏动，判断脉搏和呼吸，但不可反复观察心电示波，丧失抢救时机；如果为术中未实施麻醉监护的手术患者，则手术室护士或手术医生应迅速判断其意识反应、脉搏和呼吸情况，若手术患者意识丧失，深昏迷，呼之不应，医护人员用 2 个或 3 个手指触摸患者喉结再滑向一侧，于此平面的胸锁乳突肌前缘的凹陷处，触摸颈动脉搏动，检查至少 5s，但不要超过 10s，如果 10s 内没有明确地感受到脉搏，应启动心肺复苏应急预案。

2. 启动心肺复苏应急预案

如果麻醉师在场，手术室护士应配合麻醉师和手术医生一同进行心肺复苏术；如果为局麻手术患者，手术室巡回护士应当立刻呼叫麻醉师帮助，同时协助手术医生开始心肺复苏术。

3. 胸外按压及呼吸复苏

（1）胸部按压：抢救者站于手术患者的一侧，使手术患者仰卧在坚固平坦的手术床上，如果手术患者为特殊体位如俯卧位、侧卧位，手术团队应将其翻转为仰卧位，翻转时应尽量使其头部、颈部和躯干保持在一条直线上。抢救者一手的掌根放在手术患者胸部中央，另一手的掌根置于第一只手上，伸直双臂，使双肩位于双手的正上方。按压时要求用力快速按压，胸骨下陷至少 5cm，按压频率至少 100 次/min，每次按压后让胸壁完全回弹，尽量减少按压中断。

（2）开放气道，进行呼吸支持：如果手术患者已置气管插管，则应使用呼吸机或简易人工呼吸器进行呼吸支持。如果手术患者未置气管插管，则手术室护士应协助麻醉师或手术医生用仰头提颏法和推举下颌法两种方法开放气道，同时给予简易人工呼吸面罩呼吸支持，同时应尽快实施气管内插管，连接呼吸器或麻醉机。

仰头提颏法是指抢救者一手置于手术患者的前额，用手掌推动，使其头部后仰，另一只手的手指置颏附近的下颌下方，提起下颌，使颏上抬。推举下颌法是指抢救者同时托起手术患者左右下颌，无需仰头，当手术患者存在脊柱损伤可能时，应选择推举下颌法开放气道。

（3）胸内心脏按压：在胸外心脏按压无效的情况下，可实施胸内心脏按压。应用无菌器械，局部消毒，左第 4 肋间前外侧切口进胸，膈神经前纵形剪开心包，正确地施行单手或双手心脏按压术。一般用单手按压时，拇指和大鱼际紧贴右心室的表面，其余 4 指紧贴左心室后面，均匀用力，有节奏地进行按压和放松，60～80 次/min；双手胸内心脏按压，用于心脏扩大、心室肥厚者，术者左手放在右室面，右手放在左室面，双手掌向心脏做对合按压，余同单手法。切勿用手指尖按压心脏，以防止心肌和冠状血管损伤。术后彻底止血，置胸腔引流管。

（三）电除颤

部分循环骤停的手术患者实际上是心室颤动，在心脏按压过程中，出现心室颤动者随时进行电击除颤才能恢复窦性节律。

1. 胸外除颤

将除颤电极包上盐水纱布或涂上导电膏，一电极放在患者胸部右上方（锁骨正下方），另一电极放在左乳头下（心尖部），成人一般选用 200～400J，儿童选用 50～200J，第一次除颤无效时，可酌情加大能量再次除颤。

2. 胸内除颤

术中或开胸抢救时使用胸内除颤电极板，电极板蘸以生理盐水，左右两侧夹紧心脏，成人用10～30J，放电后立即观察心电监护波形，了解除颤效果。

二、外科休克

休克是一急性的综合征，是指各种强烈致病因素作用于机体，使循环功能急剧减退，组织器官微循环灌流严重不足，导致细胞缺氧和功能障碍，以致重要生命器官功能、代谢严重障碍的全身危重病理过程。休克分为低血容量性、感染性、心源性、神经性和过敏性休克5类。其中低血容量休克是手术患者最常见的休克类型，由于体内或血管内血液、血浆或体液等大量丢失，引起有效血容量急剧减少所致的血压降低和微循环障碍，如肝脾破裂出血、宫外孕出血、四肢外伤、术中大出血等均可造成低血容量性休克。

（一）低血容量性休克的临床表现

早期患者出现精神紧张或烦躁，面色苍白，出冷汗，肢端湿冷，心跳加快，血压稍高，晚期患者出现血压下降，收缩压＜80mmHg，脉压＜20mmHg，心率增快，脉搏细速，烦躁不安或表情淡漠，严重者出现昏迷，呼吸急促，发绀，尿少，甚至无尿。

（二）低血容量性休克的急救措施

休克的预后取决于病情的轻重程度、抢救是否及时、抢救措施是否得力。所以一旦手术患者发生低血容量性休克，手术室护士应采取以下护理措施，协助手术医生、麻醉师，共同对手术患者进行急救。

1. 一般护理措施

休克的手术患者送入手术室后，首先应维持手术患者呼吸道通畅，同时使其仰卧于手术床并给予吸氧；选择留置针，迅速建立静脉通路，保证补液速度；调高手术间温度，为手术患者盖棉被，同时可使用变温毯等主动升温装置，维持手术患者正常体温。

2. 补充血容量

低血容量休克治疗的首要措施是迅速补充血容量，短期内快速输入生理盐水、右旋糖酐、全血或血浆、清蛋白以维持有效回心血量。同时正确地评估失液量，失液量的评估可以凭借临床症状、中心静脉压、尿量和术中出血量等进行判断。因此休克患者术前必须常规留置导尿管，以备记录尿量；术中出血量包括引流瓶内血量及血纱布血量的总和，巡回护士应正确评估、计算后告知手术医生；在快速补液时，手术室护士应密切观察手术患者的心肺功能，防止急性心力衰竭；在给手术患者输注库血前，要适当加温库血，预防术中低体温的发生。

3. 积极处理原发病

（1）术前大量出血引起休克：如术前因肝脾破裂出血、宫外孕出血而引起休克的患者，进入手术室后所有手术团队成员应分秒必争，立即实施手术进行止血。

（2）四肢外伤引起休克：手术室护士事先准备止血带，并协助手术医生及时环扎止血带，并记录使用的起止时间。

（3）术中大出血：洗手护士在无菌区内做好应急配合，密切关注手术野，协助手术医生采取各种止血措施，传递器械、缝针时应确保动作迅速、准确。巡回护士应及时向洗手护士提供各类止血物品和缝针，与麻醉师共同准备并核对血液制品。

（4）剖宫产术中发生大出血：手术医生可以通过按摩子宫、使用缩宫素、缝扎等方式进行止血，巡回护士应及时准备缩宫素等增强子宫收缩的药物。如遇胎盘滞留或胎盘胎膜残留情况，洗手护士应配合手术医生尽快徒手剥离胎盘控制出血，若出血未能有效控制，在输血、抗休克的同时，行子宫次全切除术或全子宫切除术，巡回护士应及时提供洗手护士手术器械、敷料及特殊用物，并准确进行添加器械和纱布的清点记录。

4. 及时执行医嘱

在抢救手术患者的紧急情况下，巡回护士可以执行手术医生的口头医嘱，执行前必须复述，得到确认后方可执行。

5. 做好病情观察及记录

注意观察手术患者的生命体征，包括出入量（输血、输液量、尿量、出血量、引流量等）；记录各类抢救措施、术中用药及病情变化。

三、火灾

手术室发生火灾虽然罕见，但如果手术室工作人员忽视防火安全管理，操作不规范，仍然可能发生。因此手术室人员要充分认识到火灾的危险性，提高手术室火灾防范意识，防止发生火灾，并制订火灾应急预案，一旦发生火灾将损失降至最低。

（一）手术室发生火灾的危险因素

1. 火源

（1）手术室内各种仪器设备：如电刀、激光、光纤灯源、无影灯、电脑、消毒器等，当设备及线路老化、破损发生漏电、短路，接头接触不良，使用后忘记关闭电源等情况，均是手术室发生火灾的导火索。

（2）手术室相对封闭的空间：如果通风不良、湿度过低，特别是在秋冬季，物体间相互摩擦极易产生静电，遇可燃物或助燃剂即可能导致火灾。

（3）高危设备的使用不当：如高频电刀在使用时会产生很高的局部温度，输出功率越高，产生温度也越高，遇到高浓度氧和酒精时就会诱发燃烧。

2. 氧气

氧气是最常见的助燃剂，患者在手术过程中一般都需持续供养，故可造成手术室中局部高氧环境，特别在患者头部。而当术中面罩吸氧时，由于密闭不严造成无菌巾下腔隙中的氧达到较高的浓度，可燃物在此环境中很容易燃烧。

3. 可燃物

手术室内可燃物种类很多，如酒精、碘酊、无菌巾、纱布、棉球、胶布等，尤以酒精燃烧最常见，特别是酒精挥发和氧气浓度增大可造成一种极易燃烧的混合物，一旦有火源就能燃烧，严重者可引起爆炸。

（二）手术室火灾预防措施

1. 加强手术室管理

改进手术室的通风设备，防止氧气和酒精在空气中积聚浓度过高；定期对仪器设备、线路进行维护和检修；氧气瓶口、压力表上应防油、防火，不可缠绕胶布或存放在高温处，使用完毕立即关好阀门；制订手术室防火安全制度及火灾应急预案，手术室内放置灭火器材，保证消防通道通畅。

2. 加强术中管理

使用电刀时严格控制输出功率，严禁超出电刀使用的安全值范围；使用酒精或碘酊消毒时，不可过湿擦拭，待其挥发完全后再开始使用电刀；使用任何带电的仪器设备前，必须确定不处在高氧环境中，使用完毕后及时关闭电源；对需要面罩吸氧的手术患者，应尽量给予低流量吸氧。

3. 加强手术室人员的消防安全意识

树立防患于未然的观念，杜绝火灾隐患，防止发生火灾。组织全体医务人员学习一些基本的防火灭火安全知识，掌握灭火器材的使用方法。灭火器材有干粉、泡沫、二氧化碳，手术室配备的灭火器主要是二氧化碳灭火器，适合扑灭易燃液体、可燃气体、带电物质引起的火灾。

（三）手术室火灾应急预案及处理流程

1. 原则

早发现、早报警、早扑救，及时疏散人员，抢救物资，各方合作，迅速扑灭火灾。

2. 现场人员应对火灾四步骤（按照国际通用的灭火程序"RACE"）

（1）救援（rescue）：组织患者及工作人员及时离开火灾现场；对于不能行走的患者，采用抬、背、抱等方式转移。

（2）报警（alarm）：利用就近电话迅速向医院火灾应急部门及"119"报警，有条件者按响消防报警按钮，迅速向火灾监控中心报警；在向"119"报警时讲清单位、楼层/部门、起火部位、火势大小、燃烧物质和报警人姓名，并通知邻近部门关上门窗、熟悉灭火计划和随时准备接收患者；与此同时，即刻向保卫科、院办、主管副院长汇报，并派人在医院门口接应和引导消防车进入火灾现场。

（3）限制（confine）：关上火灾区域的门窗、分区防火门，防止火势蔓延。

（4）灭火或疏散（extinguish or evacuate）：如果火势不大，用灭火器材灭火；如果火势过猛，按疏散计划，及时组织患者和其他人员撤离现场。

3. 救助人员灭火、疏散步骤

救助人员接到报警到达后，立即采取以下步骤展开灭火和疏散。

（1）报警通报：立即通知所有相关领导、部门以及可能殃及的区域，要求相关人员到位，启动相应流程，做好灭火和疏散准备。

（2）灭火：①确定火场情况，做到"三查三看"。一查火场是否有人被困，二查燃烧的是什么物质，三查从哪里到火场最近；一看火烟，定风向、定火势、定性质，二看建筑，定结构，定通路，三看环境，定重点、定人力、定路线。②在扑救中，参加人员必须自觉服从现场最高负责人的指挥，沉着、机智、正确使用灭火器材，做到先控制、后扑灭。③抓住灭火有利时机，对存放精密仪器、昂贵物资的部位，应集中使用灭火器灭火，一举将火灾扑灭在初起阶段。④有些物品在燃烧过程中可产生有毒气体，扑救时应采取防毒措施，如使用氧气呼吸面罩，用湿毛巾、口罩捂住口鼻等。

（3）疏散：积极抢救受火灾威胁的人员，应根据救人任务的大小和现有的灭火力量，首先组织人员救人，同时部署一定力量扑救火灾，在力量不足的情况下，应将主要力量投入救人工作。

4. 疏散的原则和方法

主要包括：①火场疏散先从着火房间开始，再从着火层以上各层开始疏散救人；本着患者优先的原则，医院员工有责任引导患者向安全的地方疏散。即先近后远，先上后下。要做好安抚工作，不要惊慌、随处乱跑，要服从指挥；对于被火围困的人员，应通过内线电话或手机等通讯工具，告知其自救办法，引导他们自救脱险。②疏散通道被烟雾所阻时，应用湿毛巾或口罩捂住口鼻，身体尽量贴近地面，匍匐前进，向消防楼梯转移，离开火场；对火灾中造成的受伤人员，抢救人员应采用担架、轮椅等形式，及时将伤员撤离出危险区域。③禁止使用电梯，防止突然停电造成人员被困在电梯里。疏散通道口必须设立哨位指明方向，保持通道畅通无阻；最大限度分散分流，避免大量人员涌向一个出口，因拥挤造成伤亡事故。④疏散与保护物资：对受火灾威胁的各种物资，是进行疏散还是就地保护，要根据火场的具体情况决定，目标是尽量避免或减少财产的损失。在一般情况下，应先疏散和保护贵重的、有爆炸和有毒害危险的以及处于下风方向的物资。疏散出来的物资不得堵塞通路，应放置在免受烟、火、水等威胁的安全地点，并派人保护，防止丢失和损坏。

四、停电

手术室停电通常可分为由人为原因造成的停电和意外情况引起的停电。如维修线路、错峰用电、拉闸限电或打雷时保护性的关闭电源等人为原因导致的停电，应事先告知手术室，做好停电准备，保证手术安全。若由恶劣天气、火灾、电路短路等意外情况引起的手术室停电,虽无法事先预料,但要提高警惕,完善应急工作。

(一) 手术室停电预防措施

1. 按手术室建筑标准做好配电规划

医院及手术室系统应建立两套供电系统,当其中一路发生故障时,自动切换至备用系统,保障手术室及其他重要部门的供电。同时,医院及手术室还应备有应急自供电源系统,当两套外供系统全部出现故障时,可紧急启动,维持短时间供电,为抢修赢得时间,为患者的安全提供保障。

2. 加强手术室管理

每个手术间配备有足够的电插座,术中用电尽量使用吊塔与墙上的电源插座,少用接线板,避免地面拉线太多;电插座应加盖密封,防止进水,避免电路发生故障;每个手术间有独立的配电箱及带保险管的电源插座,以防一个手术间故障影响整个手术室运作;设备科相关人员必须定期对手术室的电器设备进行检测和维护;手术室严禁私自乱拉乱接电线;如发生断电应马上通知相关人员查明原因,防止再次发生。

3. 加强手术室人员的用电安全意识

制订防止术中意外停电制度、停电应急预案,组织学习安全用电知识,术中合理使用电器设备,防止仪器短路。

(二) 手术室停电应急预案及处理流程

1. 手术间突发停电

(1) 手术室人员立即报告科主任、护士长,电话报告医院相关部门。

(2) 巡回护士使用应急灯照明,保证手术进行,清醒的患者做好安抚工作。

(3) 断电后麻醉呼吸机、监护仪、微量输液泵等用电设备均停止工作,尽量使用手动装置替代动力装置,如呼吸机改手控呼吸,监护仪蓄电池失灵无法正常工作,应手动测量血压、脉搏和呼吸,以及时判断患者的生命体征,保证手术患者呼吸循环支持。

(4) 防止手术野的出血,维持手术患者生命体征稳定,如为单间手术间停电可以先将电刀、超声刀等仪器接手术间外电源;如为整个手术室的停电应立即启动应急电源。

(5) 关闭所有用电设备开关(除接房外电源的仪器),由专业人员查明断电原因,排除后恢复供电。

(6) 做好停电记录包括时间及过程。

2. 手术室内计划停电

(1) 医院相关部门提前通知手术室停电时间,做好停电前准备。

(2) 停电前相关部门再次与手术科室人员确认,以保证手术的安全。

(3) 问题解除后及时恢复供电。

第八章　消毒供应室护理

第一节　消毒供应中心管理制度

消毒供应中心（central sterile supplydepartment，CSSD）是医院内承担各科室所有重复使用诊疗器械、器具和物品清洗消毒、灭菌以及无菌物品供应的部门，在医院感染/医源性预防与控制中发挥着举足轻重的作用。医院 CSSD 管理模式分为集中式和分布式。集中式是将医院所有需要清洗消毒和灭菌的器械、器具和物品回收至消毒供应中心进行处理。分散型的特点为既有消毒供应中心，又有手术部消毒物品供应中心，也有的医院采用在手术室清洗、打包后送消毒供应中心（室）灭菌，使用物品由各个使用部门分别进行管理，消毒供应中心处于从属地位。20 世纪 80 年代以前，消毒供应中心称为供应室或消毒供应室，供应室或消毒供应室的主要任务是满足科室对玻璃注射器、针头、输液（血）器以及共享的导尿包、腰穿包等的需要；专科器械种类和数量较少，手术器械、妇产科、五官科、口腔等科室的诊疗护理器械以及急诊科的开胸包等，由手术室和各临床科室自行负责清洗包装，部分供应室或消毒供应室仅承担灭菌工作，输液热源反应及注射部位感染时有发生，有时甚至威胁患者生命。

加强医疗机构消毒供应中心的管理，可以从源头上预防和控制医源性传播工作，保障医疗安全。医疗机构应按照集中管理的方式，对所有重复使用并需要清洗消毒、灭菌的诊疗器械、器具、物品集中由消毒供应中心处理和供应，对一次性使用的医疗用品和卫生用品由消毒供应中心统一提供。医疗机构的消毒供应中心为其他医疗部门提供消毒供应服务，必须经辖区卫生行政部门审核、批准。医疗机构消毒供应中心的建设应当与其规模、任务和发展规划相适应，将消毒供应工作管理作为医疗质量管理的重要组成部分，保障医疗安全。医疗机构消毒供应中心的消毒工作必须符合《医院感染管理办法》与《消毒管理办法》的基本要求。特殊感染性疾病（破伤风、炭疽、朊毒体等）污染的器械应执行专门的操作规程和处理流程。

一、消毒供应中心工作制度
（1）在院长和相关职能部门的领导下进行工作。

（2）工作人员要有高度的责任心，着装整洁，服务热情，严格遵守供应中心各项规章制度。

（3）严格执行各项技术操作程序和标准。按照每月预算向有关科室请领器材，凡需要新添或改装医疗器械时，必须经院长或主管业务副院长批准。

（4）严格执行消毒供应中心人员的岗位职责培训和相关制度的培训工作。

（5）消毒或灭菌后重复使用的诊疗器械、器具和物品由消毒供应中心（CSSD）回收，集中清洗、消毒、灭菌和供应。对内镜、口腔诊疗器械以及朊毒体、气性坏疽以及突发原因不明的传染病的病原体污染的诊疗器械、器具及物品按照《医院消毒供应中心管理规范》由CSSD统一清洗、消毒、灭菌。

（6）执行质量管理追溯制度，完成质量管理的相关记录，保证供应的物品安全。

二、供应手续等回收规范

（1）实行下收下送办法，有计划的安排到各科室发放兑换物品，兑换中若有错误和损坏，应立即纠正和复核。

（2）各科室如需特殊器材，应预先订好计划，供应室定时收取，以便准备。

（3）各种用过的物品，由科室先行清洗后，再进入供应室。传染病者所用物品要严格进行消毒后单独交供应室处理。

（4）凡无菌物品超过规定时间或封口已被拆开者，一律不得再次使用。

（5）按预定计划将护理用一次性物品定时送至各科室。临时急用电话通知，供应室及时送到科室。

（6）不在诊疗区对污染的诊疗器械、器具和物品进行清点，采取封闭方式回收，避免重复装卸。

三、准备器材敷料规范

（1）包布、治疗巾或毛绒布、皱纹纸及洞巾必须清洁无损，有破洞时，要及时进行更换，每次用后一律换洗。

（2）金属器械每次清洗后上油，以免生锈损坏。

（3）玻璃类器皿应按规定冲洗、清洁。严格灭菌。

（4）刀、剪类锐利器械应与一般器械分开，单独包装保管。

（5）橡皮类物品应保存于阴凉地方，禁止折迭。

（6）各种穿刺针应做到清洁、通畅、锐利、无卷钩、无断裂、无弯曲。

（7）所有包装物品，必须挂牌标明品名、包装者与核对者编号，以便检查。

（8）敷料轻松、柔软、平滑易于吸水。所有毛边折在里面，无异物，大小适宜，使用前严格灭菌。

四、消毒灭菌工作规范

（1）采用高压蒸汽灭菌法，灭菌前检查包布必须是双层无破损，物品清洁，包扎严密，放置玻璃器材不得挤压，消毒员不得擅自离开，应严格掌握压力时间，以保证灭菌效果。灭菌完毕后，必须待气压表的指标下降至"0"处，方可打开锅门，以免发生危险，定期监测高压锅的灭菌效能并有记录，注意高压灭菌器的保养工作，每日使用前要洗刷1次，并按时维修。

（2）各类人员取无菌物品时，必须洗净双手，戴口罩、帽子，穿工作服。进入无菌区时，要更换衣裤及鞋。

（3）三区划分标志牌醒目，无菌物品和有菌物品严格分开放置，以免混淆。

（4）操作室每日空气消毒1次，每月做空气、细菌培养、消毒物品抽样培养，化验单保留。

（5）每周卫生大扫除 1 次，水池经常用消毒液擦洗。

（6）下班前认真检查水、电、高压锅阀门和门窗关闭情况，以确保安全。

（7）常用急救无菌物品，适量多备，以供"突发事件"发生时急用。

五、业务学习制度

（1）根据供应室工作性质，每月进行业务学习 1 次。

（2）学习与本专业有关的医学基础理论，专业知识及技术操作。

（3）学习新的消毒技术规范，更新知识，跟上消毒学科的不断发展。

（4）若有特殊情况，学习未能保证，应及时补课。

（5）对新引进的医疗仪器应熟练掌握使用、保养和清洁维护。

（6）认真完成护理部安排的各种业务学习，积极参加院内的考核考试。

六、消毒隔离制度

（1）消毒供应中心工作区应严格区分去污区、检查包装及灭菌区、无菌物品存放区，三区之间要设有实际屏障。

（2）进入消毒供应中心人员必须更衣换鞋，按规定的路线和入口进入，在制订区域中进行操作，外部人员未经许可不得进入操作区。

（3）物品由污到洁不交叉、不逆流。地漏应采用防逆溢式。污水应集中至医院污水集中处理系统。

（4）严格执行《医院消毒供应中心管理规范》要求，对诊疗器械、器具和物品进行处理。

（5）操作人员要认真进行消毒灭菌效果的监测，并做好登记。

（6）操作区域门、窗需保持关闭状态，人员进入要随手关门。

（7）去污区工作人员接触污染物品时应配备个人防护用具，包括圆帽、口罩、隔离衣或防水围裙、手套、专用鞋、护目镜、面罩等。并配备洗眼装置。

（8）被朊毒体、气性坏疽以及突发原因不明的传染病的病原体污染的诊疗器械、器具及物品要严格按照《医院消毒供应中心管理规范》要求的处理流程进行操作。

七、无菌物品保管制度

（1）灭菌后物品应分类、分架存放在无菌物品存放区。一次性使用无菌物品应去除外包装后，进入无菌物品存放区。物品存放架或柜应距地面高度 20～25cm，离墙 5～10cm，距天花板 50cm。

（2）物品放置应固定位置，设置标识。接触无菌物品前应洗手或手消毒。消毒后直接使用的物品应干燥、包装后专架存放。

（3）无菌物品储存有效期：①环境的温度低于 24℃、湿度低于 70%，机械通风每小时 4～10 次时，使用纺织品材料包装的无菌物品的有效期宜为 14d；未达到环境标准时，有效期宜为 7d。②医用一次性纸袋包装的无菌物品，有效期宜为 1 个月；使用一次性医用皱纹纸、医用无纺布包装的无菌物品，有效期宜为 6 个月；使用一次性纸塑袋包装的无菌物品，有效期宜为 6 个月。硬质容器包装的无菌物品，有效期宜为 6 个月。

（4）运送无菌物品的工具每天清洗和消毒并保持清洁干燥，当受到意外污染时，应立即进行清洁消毒，物品顺序摆放，并加防尘罩，以防再污染。

（5）无菌物品包装应密封完整，标明灭菌日期、灭菌合格标志，若包装破损不可作为无菌包。

（6）无菌物品、无菌包要保持清洁干燥，若湿包有明显水渍的不可作为无菌包。

（7）用化学指示胶带贴封或其中放有化学指示剂的包，在灭菌后应检查是否达到已灭菌的色泽或状态，未达到或有疑问者，不可作为无菌包使用。

（8）取出的无菌物品，掉落在地面或误放不洁之处或沾有水渍，均视为受到污染，不可作为无菌物品。

八、安全管理制度

（1）加强安全管理，杜绝事故发生。

（2）贵重仪器固定专人管理。

（3）贵重仪器必须挂牌，注明负责人和保管人。

（4）无菌与非无菌物品，要标记醒目、定点放置，不得混放。

（5）做好个人防护，在配制各种药物及做强酸强碱处理时，必须佩戴劳保用品。

九、质量管理制度

（1）建立健全各项质量管理制度，强化科室质量管理，加强质量意识教育。

（2）严格操作规程，各项物品的处理必须按照《医院消毒供应中心管理规范》执行。

（3）严格控制环节质量，对各种物品的处理，不定时抽查，落实各岗位责任制。

（4）发挥质检小组的作用，定期对工作质量进行认真检查，每月至少 2 次，及时回馈、及时记录和总结。

（5）积极配合医院护理部组织的质量考核工作，虚心接受有关质量回馈问题，并及时纠正不足之处。

十、质量监督制度

（1）消毒供应中心应设专职或兼职质量监督员。

（2）对购进的原敷料材料，消毒供应中心本身的半成品或成品质量进行监督。

（3）对各岗位操作规程执行情况，各种检测中操作方法的正确性进行监督指导。

（4）对各岗位尤其是灭菌岗位操作和记录进行核实审查。收集全院有关科室对供应室工作质量评价的信息，总结质量检查中的经验与教训，提出制订或修改各种操作规程、质量标准的意见供有关部门参考认定。

十一、差错事故防范制度

（1）对工作要有高度的责任心，工作时严肃认真，一丝不苟。

（2）严格执行各项操作规程，各类物品严格按照标准处理，各种包均须两人核对后包装。

（3）严格交接班制度，定点放置，做到"交的准""接的明"，每周大交班 1 次。

（4）各种物品器械定点放置，并保证性能良好，护士长合理安排，分清轻重缓急，有计划性，做到忙而不乱。

（5）对新调入的人员、实习同学、进修人员由专人带领，使其尽快熟悉工作。

(6) 高压的物品经监测不合格者，不允许进入无菌间，要重新灭菌。

(7) 消毒员在进行消毒工作前，要仔细检查仪器的性能，发现异常及时报告检修。

十二、供应室查对制度

(1) 准备器械包时，要查对品名、数量、质量和清洁度。

(2) 发放无菌物品时，要查对名称、消毒日期及灭菌效果。

(3) 回收用过的物品时，要查数量、质量、有无破损及清洁处理情况。

十三、热源反应追查制度

(1) 本制度由病房、消毒供应中心、制剂室共同遵守，设专人负责监督本制度执行。

(2) 发生热源反应后，由病房立即送检全套输液器及其中的药液和原瓶的存留液。

(3) 立即由护士登记"输液热源反应登记表"。

(4) 热源检验人员为判断热源原因，可根据需要抽检其他样品。被抽检单位不得拒绝。

(5) 由负责人分析热源原因，得出结论，提出防范措施，送交有关部门。

(6) 供应室每月将输液反应人次及热源反应原因进行汇总，上报护理部。

十四、消毒灭菌效果监测制度

(1) 消毒供应中心应配有质量监督员。

(2) 消毒后直接使用物品应每季度进行监测，监测方法及监测结果符合标准要求，每次检测 3～5 件有代表性的物品。

(3) 物理、化学、生物监测不合格的灭菌物品不得发放，并应分析原因进行改进，直至监测结果符合要求。

(4) 灭菌植入型器械应每批次进行生物监测，生物检测合格后，方可发放。

(5) 按照灭菌装载物品的种类，可选用具有代表性的 PCD 进行灭菌效果的监测。

(6) 蒸汽灭菌器必须进行工艺监测、化学监测和生物监测。每次消毒均应做工艺监测，并做具体详细记录，化学监测每包进行，生物监测每月 1 次，并保留监测结果。

(7) 预真空压力蒸汽灭菌器每天灭菌前进行 B-D 测试。

(8) 新灭菌器使用前必须先进行生物监测，合格后才能使用，对拟采用的新包装容器、摆放方式、排气方式及特殊灭菌方式也必须进行生物监测，合格才能采用。

(9) 每月空气、物体表面、医务人员手监测 1 次，并有记录。

十五、一次性医疗用品管理制度

(1) 医院所有一次性医疗用品，必须由国家规定统一招标，集中采购、运输、存放，使用科室不得自行购入。

(2) 医院采购一次性医疗用品，须向供货单位索要合格证，每次购置必须进行质量验收，符合标准后发放使用。

(3) 存放一次性无菌物品有追溯记录，记录其出库日期、名称、规格、数量、生产厂家、生产批号、灭菌日期、失效期等。

(4) 所有一次性物品应分类明确，包装完整，包内物品数量准确。

(5) 严格保管，库房存放，阴凉干燥，通风良好，存放于地板架上，离地面大于或等于 20cm，距房顶 50cm。

（6）对于一次性医疗用品用后必须毁型和无害化处理，严禁重复使用和回流市场。

十六、下收下送制度

（1）每日2次由当班护士将灭菌物品送到各个科室，同时要收回需处理的污染物品，工作人员要认真负责，服务热情。

（2）发放与回收要做到数目清楚，质地完好，若数量短缺，质量有损，即当面分清责任，事后妥善处理。

（3）各器械、穿刺针用后立即清水冲净血渍、污渍。否则供应室人员有权退回，暂不回收，传染患者使用物应由科室先做初步消毒处理后，标明记号，再交供应室做单独处理。

（4）各种器具包布不得用做其他用处。

（5）穿刺包与治疗包用后，由使用科室护士初步处理，将包内的器具如数清点更换。

（6）如在下收下送中与使用科室发生分歧，由双方护士长稳妥处理。

十七、污物回收制度

（1）各类需供应室回收的污染物品，必须经污物回收口回收。

（2）工作人员坚守工作岗位，回收污染物品时要仔细清点，账物相符，双方签字，以免误差。

（3）凡传染患者用过的物品，送供应室要有明确的标志，严格管理，定点放置，单独消毒。

（4）凡沾有脓血和药迹的物品，须经使用科室初步清洗或消毒后再回收。

（5）各科室自用的物品打包后，一律由清洁口进入供应室。

十八、清洁卫生制度

（1）供应室是医院内污染医疗器具的集散处，在完成日常工作后，务必坚持室内消毒制度。

（2）根据各房间的工作性质与房间大小的不同特点，灵活选用消毒方法，确定消毒时间，同时要适时做消毒效果监测。

（3）无菌室人员应严格遵守无菌原则，室内门窗及无菌柜要洁净无尘，每天用500mg/L含氯消毒液做地面消毒，空气净化1h。要定期做空气培养，并保留化验单。

（4）洗涤间各洗涤池，工作完毕将池内外洗刷干净，清理滤水口杂物，用500mg/L含氯消毒液消毒池内。空气消毒1h。

（5）各房间每日要进行卫生消毒，每周进行1次全室大扫除。

第二节　消毒供应中心的保障模式与布局

医院消毒供应中心承担着医院临床科室所有重复使用的诊疗器械、器具和物品的清洗、消毒、灭菌以及一次性无菌物品的供应保障任务，是医院感染控制的关键部门，随着医院感染控制工作的逐步完善和细化，对消毒供应中心的要求也日益提高，消毒供应中心在医院感染控制中的地位更显重要。建立并健全各项规章制度、操作规程、质控措施，确保临床医疗用品的安全，建立信息化管理，使物品供应流程更加便捷，物资管理更加经济科学。

一、保障模式

消毒供应中心主要承担医院各科室所需要的各种一次性耗材的供应以及重复用器械包、清洁类物品等。目前消毒供应中心存在两种管理模式：集中式供应管理与分散式供应管理。

（一）集中式供应管理模式

医院门诊、病房、手术室等所有科室使用后的医疗器械、器具，全部由消毒供应中心进行集中清洗、消毒、灭菌处理等，便于更加合理地利用资源，提高效率，也充分发挥了消毒供应中心的作用，减少二次污染，使医疗器械物品的处理流程更加规范化、专业化，提高临床护理质量和安全性。

（二）分散式供应管理模式

这种模式是在手术室或其他科室建立分散的消毒供应部，减少运输量，加快周转时间。但是分散的供应部在建筑布局方面很难达到规范要求，人员资质的配备难以保证，统一管理较为困难。

集中式供应管理模式是适应现代化医院的一种管理模式，能形成有效而规范的消毒、灭菌循环系统，减少污染扩散，简化操作流程，便于管理与质量控制，使医院消毒灭菌物品的管理规范化，利于医院感染的控制，提升医疗保障质量。集中式供应管理模式的实施，是消毒供应中心规范化建设的有效措施，也是促进消毒供应专业持续发展的基础。

二、建筑布局及设备设施

医院消毒供应中心的新建、扩建和改建，以国家卫生部颁布的关于医院消毒供应中心的规范原则，以提高工作效率、保证工作质量为前提，在经充分论证，达到 WS310.1-2009 的要求的基础上选址。

（一）消毒供应中心选址位置

消毒供应中心以接近手术室、产房和临床科室为宜，与手术室应有物品直接传递专用通道。周围环境应清洁、无污染源，区域相对独立，便于工作内部流水线的组织，避免干扰；内部通风及采光良好，墙壁、天花板无裂隙、不落尘，便于清洗和消毒，地面光滑，有排水道。

（二）中心区域管理

中心区的建筑面积应符合医院建设的有关规定，兼顾未来发展规划的需求。中心区分为工作区和辅助区，路线采取强制通过的方式，不逆行。

1. 工作区

工作区包括去污区、检查包装及灭菌区和无菌物品存放区。工作区域划分应遵循的基本原则如下。

（1）物品由污染区到清洁区，不交叉、不逆流。

（2）空气流向由清洁区到污染区，去污区保持相对负压，检查包装灭菌区保持相对正压。采用正压送风的方法，使三区的空气流动方向从洁净度高的区域流向洁净度低的区域。无菌物品存放区 $10\sim15Pa$，检查包装灭菌区 $5\sim10Pa$，去污区 $0\sim-5Pa$，生活办公区应低于检查包装灭菌区，高于去污区，有条件的可在无菌物品存放区及检查包装灭菌区安装层流装置。

（3）去污区、检查包装灭菌区及无菌物品存放区三区之间应设实体屏障，设物品传递通道。设污染物品接收区并分别设人员出入缓冲间，可设置参观玻璃走廊。

（4）缓冲间应设洗手设施，去污区工作区域应增设洗手设施和洗眼装置。采用非手触式水龙头开关。无菌物品存放区内不应设洗手池。

（5）工作区域的天花板、墙壁应无裂隙、不落尘，便于清洗和消毒；地面与墙面踢脚及所有阴角均应为弧形设计。电源插座应采用防水安全型。地面应防滑、易清洗、耐腐蚀；地漏应采用防返溢式。污水应排入符合环保要求的医院污水处理系统。

（6）整个布局区域应有明确的标识，安全通道保持畅通，防火装置完善。

（7）工作区域温度、相对湿度、机械通风的换气次数宜符合表8-1要求；照明宜符合表8-2要求。

表 8-1　工作区域温度、相对湿度及机械通风换气次数要求

工作区域	温度（℃）	相对湿度％	换气次数（次·h）
去污区	16～21	30～60	10
检查、包装及灭菌区	20～23	30～60	10
无菌物品存放区	＜24	＜70	4～10

表 8-2　工作区域照明要求

工作面（功能）	最低照度（lx）	平均照度（lx）	最高照度（lx）
普通检查	500	750	1 000
精细检查	1 000	1 500	2 000
清洗池	500	750	1 000
普通工作区域	200	300	500
无菌物品存放区域	200	300	500

2. 辅助区

辅助区包括工作人员值班室、更衣室、休息室、办公室、卫生间等。主要功能为保障工作人员必要的休息。

（三）消毒供应中心的设备设施

医院应根据消毒供应中心的规模、任务及工作量，合理配置清洗消毒灭菌设备及配套设施。

（1）应配有污物回收器具及清洗装置、分类台、手工清洗槽及相应清洗用品、压力水枪、压力气枪、超声清洗装置、烘干机等，配备的机械清洗消毒设备须符合国家有关规定。

（2）需配有压力蒸汽灭菌器、无菌物品卸载设备等。根据需要配备干热灭菌和低温灭菌装置，各类灭菌器须符合国家标准。

（3）需配有辅助照明装置和带光源的放大镜的器械检查台、包装台、器械柜、敷料柜、包装材料切割机、封口机及清洁物品装载设备等。此外还应配备灭菌物品存放设施及运送设施等。

（4）根据工作岗位的不同需要，需配备非手触式洗手、干手设施及个人防护用品配置齐全，包括护目镜、口罩、面罩、帽子、防护手套、防水衣或防水围裙、防护鞋等；在去污区应配置洗眼装置。

第三节　消毒供应中心的消毒隔离管理

消毒供应中心负责医疗器械的清洗、消毒、灭菌及供应，在保障供应质量的同时，既要防止以污染器械为媒介的致病菌感染和传播，又要避免消毒供应中心工作人员在工作过程中发生感染，因此消毒隔离的管理至关重要。

一、消毒供应中心感染预防、监测及控制

（一）消毒供应中心感染预防

（1）加强职业危害教育，统一规范和标准，普及"标准预防"的理念，建立科学规范的医疗行为和培养良好的医德医风和工作作风。

（2）建立职业防护管理制度，有监督、有组织、有报告、有措施、有落实。

（3）建立医务人员定期体检制度：体检同时，包括是否近期患过传染病、既往慢性病史的稳定状态，有无各种免疫接种史、是否有高危职业暴露。对新入职人员进行体检，建立健康档案。

（4）建立职业暴露报告、反馈制度，建立锐器伤、艾滋病、乙肝、丙肝病毒职业暴露处理预案。

（5）规范安全操作守则，培训医务人员严格执行操作程序，熟练掌握操作技能，提高防护意识。强化标准预防、呼吸道隔离的意识。

（6）正确洗手方法，是有效控制和减少医疗感染发生率最快捷、最有效的措施。

（7）提供足够的防护用品和设施，保证硬件的达标。

（二）消毒供应中心感染监测与控制

消毒供应中心的感染监测与控制是医院感染管理的重要组成部分，是现代疾病防治工作的两大支柱。从广义角度讲，凡是涉及医院感染的环节和因素都应进行监测。消毒供应中心的感染监测是医院感染监测的重要方面，工作质量直接关系到患者的医疗安全，工作人员应高度重视，为临床提供安全的灭菌物品。消毒供应中心除护士长是质量管理的责任人外，还应设立质量工作管理小组及感染监测护士。消毒供应中心感染监测护士，根据医院感染控制科的规划与标准实施感染监测工作，每个月按医院感染控制科的要求，对消毒供应中心进行感染监测并向护士长汇报。及时了解医院感染管理的新进展，了解消毒灭菌新进展，对清洗、消毒、检查、包装、灭菌的全过程进行常规定时监测和每天动态质量监测，同时对相关设备进行检验，及时修正，准确记录相关结果。

1. 清洗、消毒质量监测

清洗就是通过物理或化学方法去除污垢、微生物及有害物质。将被清洗物品上的有机物、无机物和微生物尽可能地降低到比较安全的水平。长期以来人们对需要进行消毒或灭菌

的医疗器械，只重视消毒、灭菌，而忽视清洗。清洗不彻底残留的有机物，将影响消毒因子的穿透性，从而影响消毒灭菌的效果。细菌死亡所产生的热原质耐高温，132℃不能彻底灭活，必须在清洗过程中去除。由此可见，消毒灭菌不能代替清洗。彻底清洗是对待消毒物品的最基本要求。如果清洗不彻底，医疗器械上残留的任何有机物都会在微生物的表面形成一层保护层，妨碍消毒灭菌因子与微生物的接触或延迟其作用，从而妨碍消毒与灭菌效果。因此，对去污区清洗环节、清洗设备进行质量监测是保证清洗质量的关键，监测内容包括以下几方面。

（1）所有清洗、消毒设备必须定期进行维护保养。

（2）物品应分类放置、规范装筐，区分手洗物品、机洗物品、特殊污染物品。

（3）对使用中的消毒剂、灭菌剂定期进行化学有效浓度的监测。

（4）设备的维护与保养应遵循生产厂家的使用说明或指导手册。

（5）监测清洗消毒器的物理参数及运转情况，并做好记录。

（6）对清洗消毒器的清洗效果可定期采用清洗效果测试指示物进行监测。当清洗物品或清洗质量发生改变时，也可采用清洗效果测试指示物进行清洗效果的监测。

（7）清洗消毒器新安装、更新、大修、更新清洗剂、改变装载方法等时，应遵循生产厂家的使用说明或指导手册进行检测，清洗消毒质量检测合格后，清洗消毒器方可使用。

2. 灭菌质量的监测

灭菌是指用化学或物理的方法杀灭或清除传播媒介上所有的微生物，使之达到无菌水平。灭菌是一个绝对的概念，通过灭菌处理后不存在任何存活微生物，经过灭菌处理的物品可以直接进入人体，灭菌是消毒供应中心最关键的环节，因此灭菌质量必须严格按照标准流程监测。

（1）工艺监测：每锅次灭菌必须监测灭菌过程的物理参数，包括温度、压力、时间，并达到规定的要求。

（2）化学监测：监测每一个包外化学指示卡，包内化学指示卡及批量化学指示物的监测。化学指示物的性状及颜色变至规定的条件即为合格，若未达到规定变化条件，则判定灭菌不合格。包外化学监测不合格的灭菌物品不得发放，包内化学指示物不合格的不得使用。

（3）生物监测：高压蒸汽灭菌设备每周1次，低温灭菌设备需每锅次进行。灭菌植入物及植入性手术器械需进行生物监测，监测方法参照《消毒技术规范》。生物监测不合格时，应尽快召回上次生物监测合格以来所有尚未使用的灭菌物品，重新处理，并应分析不合格的原因，改进后，生物监测连续3次合格后方可使用。

（4）整体检测：高压蒸汽灭菌设备和低温等离子灭菌设备定期进行物理、化学和生物监测。对高压蒸汽灭菌设备每日第1锅进行 B-D 测试，每锅次进行 PCD 批量监测，低温等离子灭菌柜除了物理监测、化学监测外，每锅次还应进行生物监测。

3. 环境空气、物体表面、工作人员手的监测

（1）空气的消毒效果监测：采用洁净技术净化空气的房间在洁净系统自净后与从事医疗活动前采样，未采用洁净技术净化空气的房间在消毒或规定的通风换气后与从事医疗活动前采样。室内面积≤30m²，设内、中、外对角线 3 点，内外点应距墙壁 1m 处；室内面积≥

30m²，设死角及中央5点，四角的布点位置应距墙壁1m处。采用仪器采样法或自然沉降法采样。(36±1)℃恒温培养箱培养48h，计数菌落数。

(2) 物体表面消毒效果的监测：用5cm×5cm灭菌规格板放在被检物体表面，用浸有无菌0.03mol/L磷酸盐缓冲液或生理盐水采样液的棉拭子1支，在规格板内横竖往返各涂抹5次，并随之转动棉拭子，连续采样4个规格板面积，被采面积＜100cm²，取全部面积；被采面积＞100cm²，取100cm²。剪去手接触部分，将棉拭子放入装有10mL无菌检验用洗脱液的试管中送检。充分振荡试管后，取用不同稀释倍数的洗脱液1.0mL接种平皿，将冷至40～45℃的熔化营养琼脂培养基每皿倾注15～20mL，(36±10)℃恒温培养箱培养48h，计数菌落数。

(3) 手和皮肤消毒效果的监测：用5cm×5cm灭菌规格板放在被检皮肤处，用浸有含相应中和剂的无菌洗脱液棉拭子1支，在规格板内横竖往返各涂抹5次，并随之转动棉拭子，剪去手接触部分，将棉拭子放入装有10mL含相应中和剂的无菌洗脱液的试管中送检。充分震荡试管后，用无菌吸管吸取1.0mL待检样品接种于灭菌平皿，每一个样本接种2个平皿，将冷至40～45℃的熔化营养琼脂培养基每皿倾注15～20mL，边倾注边摇匀，待琼脂凝固，置(36±1)℃恒温培养箱培养48h，计数菌落数。

医院各种场所空气、物体表面和医务人员手细菌总数卫生标准，见表8-3。

表8-3 医院各种场所空气、物体表面和医务人员手细菌总数卫生标准

环境类别	场所范围	卫生标准		
		空气（cfu/cm³）	物体表面（cfu/cm²）	手（cfu/cm²）
Ⅰ类	层流洁净手术室、病房	≤10	≤5	≤5
Ⅱ类	普通手术室、产房、婴儿室、隔离室、烧伤病房、ICU、供应室无菌区和早产儿	≤200	≤5	≤5
Ⅲ类	儿科病房、妇产科检查室、注射室、治疗室、急诊室、化验室、普通病房、供应室清洁区	≤500	≤10	≤10
Ⅳ类	传染科和传染病房	/	≤15	≤15

二、消毒供应中心的职业防护

消毒供应中心工作人员在进行整理、清洗复用医疗器械、物品时存在着职业暴露，极易受到病原体或含有病原体的污染物的沾染、损伤，或意外吸入等，造成感染伤害。因此，做好职业防护是控制感染的有效手段。

(1) 发生职业暴露后，按报告程序向护士长及感染管理科上报。

(2) 在回收诊断为传染病患者（SARS、气性坏疽、破伤风、禽流感等传染病）使用的复用重复使用医疗器械时应穿防护服，隔离鞋套，戴双层手套，戴防护屏和高效过滤口罩。

(3) 操作后应按要求洗手。工作过程中手套破损应立即脱掉，洗手后更换新手套。

(4) 禁止用手直接接触使用后的刀片和针头。

(5) 被沾湿的中单、治疗巾等敷料，放入黄色塑料袋内，做"特殊感染"标识，与其他

敷料分开放置。

（6）不同区域人员防护着装（表8-4）。①去污区：在该区缓冲间（带）更换专用鞋，做手卫生、戴圆帽、口罩，穿该区工作服、抗湿罩袍（抗湿围裙加抗湿袖套），戴手套，必要时戴防护面罩或护目镜。②检查包装及灭菌区：在该区缓冲间（带）更换专用鞋，做手卫生、戴圆帽、穿该区工作服，必要时戴口罩、手套。③无菌物品存放区：在该区缓冲间（带）更换专用鞋，做手卫生、戴圆帽、穿该区工作服。

表 8-4　消毒供应中心不同区域人员防护着装要求

区域	操作	圆帽	口罩	隔离衣（防水围裙）	专用鞋	手套	护目镜（防护面罩）
去污区	污染器械分类、核对、机械清洗装载	√	√	√	√	√	△
检查、包装及灭菌区	手工清洗器械和用具	√	√	√	√	√	√
	器械检查、包装	√	△		√	△	
	灭菌物品装载				√		
无菌物品存放区	灭菌物品装载	√			√	△#	
	灭菌物品发放	√			√		

注：√. 表示应使用；△. 表示可使用；#. 表示具有防烫功能的手套

（7）使用防护用品注意事项。①防护面罩（护目镜）：内面为清洁面，污染的手不能触及其内面，污染后应立即更换。②防湿罩袍或围裙：内面为清洁面，外面为污染面。当不能防湿或污染时应及时更换。③手套：手套外面为污染面，内面为清洁而，已戴手套的手不可触及未戴手套的手及手套的内面，未戴手套的手不可触及手套的外面。手套有破损或清洁面污染时应立即更换。④一次性防护用品不得重复使用；重复使用的各类防护品用后要清洗消毒处理。⑤脱卸防护用品后要做手卫生。

三、消毒供应中心工作人员手卫生

手卫生为洗手、卫生手消毒和外科手消毒的总称。手卫生是预防和控制医院感染最重要、最简单、最有效、最经济的方法，消毒供应中心作为医院感染控制的关键科室，应制定并落实手卫生的管理制度，配备有效、便捷的手卫生装置，定期开展工作人员手卫生的培训，保障洗手与手消毒的效果，提高工作人员手卫生依从性。

（一）洗手与卫生手消毒原则与指征

1. 洗手与卫生手消毒原则

当手部有血液或其他体液等肉眼可见的污染时，应用肥皂（皂液）和流动水洗手，手部没有肉眼可见污染时，宜使用速干手消毒剂消毒双手代替洗手。

2. 洗手指征

（1）直接接触患者前后，从同一患者身体的污染部位移动到清洁部位时。

（2）接触患者黏膜、破损皮肤或伤口前后，接触患者的血液、体液、分泌物、排泄物、伤口敷料之后。

（3）穿脱隔离衣前后，摘手套后。

（4）进行无菌操作、接触清洁、无菌物品之前，处理污染物品之后。

（5）接触患者周围环境及物品后。

（6）处理药物或配餐前。

（二）洗手的设备与方法

1. 配备合格的洗手与卫生手消毒设施

重点区域应配备非手触式水龙头，提倡用洗手液洗手，盛放皂液的容器为一次性使用，应配备干手物品或设施，避免二次污染，应配备合格的速干手消毒剂。

2. 流动水洗手

采用流动水洗手，使双手充分淋湿，取适量肥皂或者皂液，均匀涂抹至整个手掌、手背、手指和指缝，认真揉搓双手至少15s，应注意清洗双手所有皮肤，清洗指背、指尖和指缝，具体揉搓步骤见六步洗手法。

3. 六步洗手法

六步洗手法，见图8-1。

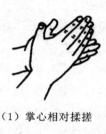 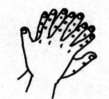 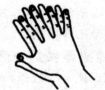

（1）掌心相对揉搓　　（2）手指交错掌心对手背搓擦　　（3）手指交错掌心对掌心搓擦

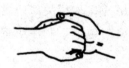 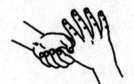 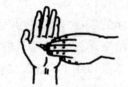

（4）两手互握互搓指背　　（5）拇指在掌中转动搓擦　　（6）指尖在掌心中摩擦

图 8-1　六步洗手法

（1）掌心相对，手指并拢，相互揉搓。

（2）手心对手背沿指缝相互揉搓，交换进行。

（3）掌心相对，双手交叉指缝相互揉搓。

（4）右手握住左手大拇指旋转揉搓，交换进行。

（5）弯曲手指使关节在另一手掌心旋转揉搓，交换进行。

（6）将5个手指尖并拢放在另一手掌心旋转揉搓，交换进行。

（三）手消毒方法

（1）严格按照洗手的揉搓步骤进行揉搓。取适量的速干手消毒剂于掌心，揉搓时保证手消毒剂完全覆盖手部皮肤，直至手部干燥。

（2）禁止佩戴手部饰物，指甲长度不超过指尖。工作人员遵照六步洗手法进行洗手或卫生手消毒，认真揉搓双手至少15s，应注意清洗双手所有皮肤。

（3）洗手池应每天清洁与消毒，手消毒剂采用一次性包装、非手触式手消毒剂的出液器。

（4）流动水下彻底冲净双手后，使用一次性纸巾、干净的小毛巾擦干双手。

（5）每个月对消毒供应中心各工作区工作人员手进行消毒效果的监测，监测方法如下。①采样时间：在达到消毒效果后，进行操作前采样。②采样方法：被检者五指并拢，用浸有含相应中和剂的无菌洗脱液浸湿的棉拭子在双手指屈面从指根到指端往返涂擦2次，一只手涂擦面积约30cm²，涂擦过程中同时转动棉拭子；将棉拭子接触操作者的部分剪去，投入10mL含相应中和剂的无菌洗脱液试管内，及时送检。③检测方法：将采样管在混匀器上震荡20s或用力震荡80次，用无菌管吸取1.0mL待检样品接种于灭菌平皿，每一样本接种2个平皿，平皿内加入已溶化的45～48℃的营养琼脂15～18mL，边倾注边摇匀，待琼脂凝固，置（36±1）℃温箱培养48h，计数菌落数。④细菌菌落总数计算方法：细菌菌落总数（cfu/cm²）＝平板上菌落数×稀释倍数/采样面积（cm²）。

（6）消毒效果应达到相应要求：卫生手消毒，监测的细菌菌落数应≤10cfu/cm²。

（四）消毒供应中心的5个洗手时机

洗手时机：①清洁区域前。②接触清洁物品前。③接触污染物品操作后。④完成一个工作环节后。⑤离开工作环境后。

四、特殊感染器械的处理

特殊感染病原体一般包括朊毒体、气性坏疽、突发不明原因病原体等，被特殊感染患者污染的器械、器具和物品，应遵守先消毒、再清洗、后灭菌的原则。特殊感染病原体污染的器械在回收、转运、清洗、消毒过程中会对环境、人员存在一定的危害。因此临床科室应尽量使用一次性的医疗用品。用后进行双层密封包装，并根据医疗机构相关部门的规定焚烧处理。必须使用复用器械、器具时，应由临床科室使用后双层密封包装，并注明感染性疾病的名称，由消毒供应中心处理，具体处理方法如下。

（一）准备

1. 操作者

工作人员在处理特殊感染的器械、器具、物品时应做好个人防护，穿工作服和防湿下袍、戴口罩、圆帽、护目镜或防护面罩、橡胶手套或防刺穿乳胶手套。

2. 用物

清洗剂、消毒剂、消毒容器、毛刷、棉签、网篮、高压水枪、高压气枪、超声清洗机、全自动清洗机等。

（二）操作

将回收的感染器械（器具）和物品，按病原体的不同选择相应的消毒剂进行浸泡消毒。严格控制浸泡时间，打开器械所有轴节和卡锁，完全浸没在液面下。

1. 朊毒体污染器械的处理

被朊毒体污染的器械浸泡于1mol/L。氢氧化钠溶液内浸泡60min，然后按照WS310.2中的方法进行清洗、消毒与灭菌，压力蒸汽灭菌应采用134～138℃，18min，或132℃，

30min，或121℃，60min，不应使用快速灭菌程序。清洗程序符合规定，参数设置湿热消毒应≥90℃，时间≥5min，或 A。值≥3000，严格进行器械清洗质量监测、物理监测、化学监测等，符合 WS310.3 规定。没有按正确方法消毒灭菌处理的物品应召回重新按规定处理，不能清洗和只能低温灭菌的，宜按照特殊医疗废物处理。

2. 气性坏疽污染器械的处理

被气性坏疽污染的器械，一般污染的应用含氯或含溴消毒剂 1 000～2 000mg/L，浸泡30～45min，有明显污染物时应采用含氯消毒剂 5 000～10 000mg/L，浸泡时间≥60min。参数设置湿热消毒应≥90℃，时间≥5min，或 A0 值≥3 000，严格进行器械清洗质量监测、物理监测、化学监测等，符合 WS310.3 规定。

3. 不明原因感染病原体污染器械的处理

应符合当时国家规定要求，执行国务院卫生行政主管部门组织制定的相关技术标准、规范和控制措施进行消毒。

4. 其他

器械消毒完毕，将结构复杂及管腔器械放入超声清洗机中清洗 5～10min，然后根据医院的条件选择清洗方式。特殊感染患者宜选用一次性物品，使用的清洁剂、消毒剂应每次更换，清洁工具使用后应进行消毒处理。回收人员严格执行职业防护相关规定，处理结束后，立即更换个人防护用品，进行手的卫生，避免造成周围环境的污染或自身职业暴露。

第四节　消毒供应中心分区管理

消毒供应中心环境应清洁，周围无污染，避免外界干扰，便于工作的组织，严格按照区域划分为：去污区、检查包装灭菌区、无菌物品存放区。

一、去污区

消毒供应中心去污区是对可重复使用的器械与物品进行回收、分类、清洗消毒的区域。

（一）人员职责

在护士长的领导下，在组长的监督指导下完成去污区的各项工作，需履行以下职责。

（1）严格按要求着装，仪表端庄，不化妆，不戴首饰；使用规范的文明用语，服务耐心、态度好，全方位树立消毒供应中心人员的形象。

（2）负责全院复用器械回收及回收后的清点、核查、记录、分类等工作，回收台干净整齐。应熟练掌握各类复用器械包的名称、包内器械名称、规格、数量及性能；按规范要求正确选用及佩戴个人防护用品，落实医院感染管理制度。

（3）根据复用器械材质、形状、精密程度选用清洗消毒方法，熟悉各种清洗方法的操作流程及注意事项，避免器械损坏和影响清洗质量。

（4）采用清洗消毒清洗器械时，根据不同的器械类型按要求装放在相应的清洗架上。如一般血管钳应打开关节穿到 U 形架上，有利于清洗干净齿锋部位；管腔器械应装放在管腔架上，有利于内外部达到有效的清洗消毒干燥。

（5）负责各种清洗设备的日常维护与保养，认真进行班前水、电、汽、清洗剂、润滑剂的检查，达到标准条件才能启动清洗消毒器。密切观察清洗消毒器运行状态，保证机器的正常运行。

（6）负责手工清洗的清洗剂、消毒剂等配制，并监测其有效浓度。

（7）及时发现器械清洗过程中出现的质量问题，采取相应的改进措施、不断完善清洗流程、提高清洗质量。每日应按规定及时处理手工清洗时使用的用具，每天操作完消毒干燥后备用。

（8）严格执行交接班制度，查对制度，做好器械及耗材的交接；负责去污区的卫生清洁工作，应执行去污区的管理制度。

（二）管理制度

（1）该区适用于重复使用后的医疗器械的回收、清点、核查、分类、清洗、消毒、干燥，应严格遵守"消毒供应中心医院感染控制管理制度"。

（2）去污区工作人员应在缓冲间遵循标准预防原则，按消毒供应中心去污区人员防护着装要求正确佩带个人防护用品，离开该区域应按六步洗手法洗手、更衣、换鞋、脱去个人防护用品。有效落实职业防护，该区人员应绝对固定，不应随意进入其他区域走动。

（3）对回收的可重复使用的诊疗器械进行清点、核查、分类、清洗、消毒、干燥等工作，应按技术操作标准中的步骤、方法、要求进行去污处理。对不同材质、不同状态、精密程度选用合适的清洗、消毒、干燥的方法。按操作程序、注意事项妥善的处理，达到有效的去污处理并保持器械的使用性能。

（4）各类清洗机中的专用筐架、周转车应配套使用，污物回收周转箱应密闭。使用后应清洗消毒干燥备用，手工清洗的用具、清洗池、容器应每天清洗、消毒、干燥存放。

（5）按规定班前班后应进行卫生清扫，清洗双手及卫生洁具，按要求消毒并记录。

（三）工作流程

（1）7：30接班。接夜班所收的器械包，清点器械，查对清楚。

（2）8：00回收治疗包。对下收回来的各类治疗包、治疗巾进行逐包查对清点，与下收人员核对汇总数据，并在条形码追溯系统中进行记录。①收消毒包：收病房送来的消毒包。按要求更换消毒口袋，消毒包外贴条形码标签，做好登记。清洗器械：将回收的器械进行分类整理，按照清洗机的装载量，装筐清洗。②器械装筐：将回收后的器械打开所有关节穿在"U形架"上或平放在器械筐内至装量2/3，碗、盘装放在架筐内。③装架：先洗器械，再洗碗、盘，如器械少要混洗时，要将器械筐放在上层、下层，装碗、盘的架筐放人中层，并转动清洗臂无阻碍。④开机清洗：开机前查看电、冷热水、酶剂、油剂是否达到标准要求，清洗臂自由无阻碍的旋转。关紧门按钮，接通电源，选择程序键，启动清洗机。

（3）11：30交班。与中班工作人员交接去污区工作。

（4）14：00接中午班所收的器械包。清点器械，查对清楚，接收科室需要更换的复用器械包。

（5）16：00进行特殊科室器械包的回收。

（6）17：30整理污染区，与夜班人员进行交接班。关闭清洗机的水、电、汽，下班。

（四）标准要求

保障复用污染器械的交接、清洗质量管理，防止医院交叉感染，定岗、定责。培训上岗准入机制，提高消毒供应中心复用器械管理质量。工作标准如下。

（1）去污区内工作人员着装要求：口罩、帽子、穿隔离衣、戴手套接收、清点复用器械。

（2）上岗前由去污区带教老师进行岗位工作指导、培训，经考试考核合格后方可准入上岗。

（3）严格执行污染复用器械的交接流程，分类放置；核查复用器械的物品名称、数量、完整性、功能，复刚器械有问题及时汇报，处理。

（4）回收复用器械通过追溯系统进行条码扫描，记录在计算机系统内。

（5）接收查对后将各器械关节打开，穿在U形架上，摆放在器械清洗篮筐内，弯盘、碗摆放在专用清洗架上，装载量控制在筐的2/3处。

（6）选择合适的复用器械清洗程序，进行器械清洗。

（7）不可随意到其他区域走动；若工作人员离开需脱下隔离衣洗手、换鞋。

（8）清洗程序。①预洗：5min，清洗消毒的预洗首先洗掉污染的血和分泌物。②清洗：加入多酶清洗剂和加热，40～60℃，15min。③漂洗：3min，冲去残留的清洗酶。④终末漂洗：12min。⑤消毒：93℃，5min。⑥干燥：115℃，15min进行干燥。

（9）清洗效果监测：按规定要求定期进行清洗效果监测，记录准确及时，妥善保存，便于追溯。

（五）监测指标及要求

（1）每个月进行清洗机的监测。

（2）每6个月进行清洗用水质的监测，并由微生物科出具报告。

二、检查包装灭菌区

工作人员对清洗后的器械在该区域进行分类、整理、保养、配备、包装与灭菌等技术操作。

（一）人员职责

（1）负责清洗、消毒及干燥后器械的整理、检查、保养、配备、包装、灭菌等工作。应熟悉掌握各类器械的维护与保养，按规范要求对每件器械进行检查、查看器械表面及其关节、齿牙处应光洁、无血渍、污渍、水垢等残留物质及锈斑器械、无损坏，功能完好。清洗质量不合格者重新清洗，锈蚀或损坏严重者应及时维修或报废。

（2）各类器械包在ERP系统中建立信息，并与条形码系统绑定。进入复用器械包管理与追溯系统，配包人员做好配包前物品准备工作。按照每天回收复用器械包的数量进行配置，确保包内容物的准确性。包包人员对每个器械包的包内容物进行数量、质量的检查，确定合格后再进行包装。

（3）负责包装人员应按标准中要求进行包装，包装完整、松紧适宜、包外标识明确。

（4）负责灭菌人员应经专业培训并持证上岗，熟练掌握各类灭菌设备的灭菌原理、性能要求、操作程序及常见故障排除，认真做好灭菌前的准备工作。

（5）应按照标准规定的灭菌器装载原则进行器械包、敷料包的装载。按灭菌操作原则进行灭菌操作，灭菌器在运行中，操作员应密切观察程序运行情况，如有异常及时处理。

（6）负责各类灭菌器的日常维护和保养，能够判断和排除灭菌设备常见的故障，不能及时排除故障的及时汇报。请专业维修人员进行维修，维修后应验证是否达到要求，并做好维修记录。

（7）在组长指导下做好工艺监测、化学监测、物理监测、批量监测、生物监测等，各项监测记录完善，保存完好，同灭菌器上打印的记录一起存放备案。

（8）应按照检查包装灭菌区的管理制度做好该区的各项工作。

（二）管理制度

（1）该区域适用于对清洗后的医疗器械的整理、检查、保养、配备、包装、灭菌等技术操作。

（2）进入该区域的人员应经过清洁区的缓冲间，并在缓冲间换鞋、更衣、戴圆帽，必要时戴口罩，按六步洗手法进行手卫生清洁后才能进入。

（3）经清洗、消毒、干燥后的复用器械应通过双扉的全自动清洗机在检查包装灭菌区一侧的门进入该区，未经过去污处理的器械不得进入该工作区。严禁与工作无关的物品进入该区，该区使用周转车辆不得随意出入，必须进入的需进行去污处理，清洁后方可进入，应保持该区的清洁度。

（4）检查包装人员应严格执行器械、器材、敷料及包装等质量控制，对每件器械、器材、敷料应进行检查，不合格品禁止使用。认真落实查对制度，确保包内容物准确无误。应按照 WS310.14-2009《医院消毒供应中心：清洗消毒及灭菌技术操作规范》中的要求对器械的查对与保养，包装的步骤、方法及要求，灭菌的办法及注意事项等技术操作流程进行工作。

（5）配包人员应根据每周使用的敷料、针线等配包类耗材的使用量合理请领与储存，保证供应，避免浪费。

（6）灭菌员应经过专业培训、持证上岗，认真按照相应的标准要求进行各类灭菌设备的操作。应掌握各类灭菌操作程序、灭菌参数、班前准备、灭菌器材装载等标准。应观察灭菌过程中的运行状况，发现异常应及时处理，认真履行岗位职责。

（7）该区域的主责管理人员应落实质量管理追溯系统，保证质量控制过程相关记录的完整性、真实性，出现质量问题能达到有效的追踪管理。应监督检查工作各环节的质量控制，督促该区人员落实规章制度、岗位职责、规范行为，出现质量问题应及时报告。

（8）保持该区域的环境卫生。

（三）工作流程

1.检查包装区

（1）8：00上班。按规定着装进入无菌物品存放区。①接收敷料：将已整理好的包布治疗巾分类摆放于敷料架及敷料柜内。②折叠敷料：整理包布，折叠治疗巾、孔巾，按照申请数量包装治疗巾包；对各个介入导管手术室申请的手术敷料包进行配置、包装。③接收清洗后器械：对清洗后的器械进行整理，检查是否清洗干净，功能是否完好，并分类摆放在器械盘上。对科室的单品器械进行封装。

（2）11：45 下班。

（3）14：00 上班。①根据每天回收器械包的数量在条形码追溯系统中打印标签。②检查配包用物品是否齐全。③器械包的配置：根据包内容物配置器械包，先配双器械包，再配单器械包，先配急救包，再配护理包。④包装：对包内容物进行检查，检查器械、各类针头使用性能及洁净度，然后按临床上使用要求把器械及物品按顺序摆放，先包内层治疗巾，再包外层无纺布，将带有失效期的条形码标签帖在包布的角口处，同类包放于一个待灭菌的筐内。

（4）15：00 物品准备。在器械包配置包装完成后进行配包用物品的准备工作，包括以下几种。①针头：包括胸穿针、骨穿针、9#针头、16#针头、钝针头、骨髓活检针，先用配制好的杰力酶洗涤剂泡10min，冲洗后进行挑选分类；压力冲洗，冲洗不通者取出；使用95%乙醇进行干燥；将 9#针头、钝针头装入试管内；16#针头别于纱垫上；胸穿针套硅胶管。②玻璃试管：将玻璃试管放于配制好的杰力酶洗涤剂泡10min，用软化水冲洗干净，烘干。③缝针、缝线：按急诊缝合包、眼缝合包、大静脉切开包、气管切开包所需缝针、缝线准备。④补充配包所需物品。

（5）16：00 对去污区下午清洗的器械进行整理并配备、包装。

（6）17：30 关闭灭菌柜，检查门窗、水、电、汽，准备下班。

2. 灭菌区

消毒灭菌工作程序如下。

（1）7：30 按规定着装进入清洁区。

（2）7：40 灭菌设备预热。接通总蒸汽源，打开排汽阀门，排除管道中的冷凝水，当听到排汽声，关闭排汽阀门；打开电源、总水阀门，打开灭菌器上的进汽开关、进水开关，蒸汽进入夹层预热。

（3）7：50 做B-D测试。每日晨采用B-D测试纸或B-D模拟测试系统来检测灭菌柜内空气排出效果，并做好记录及保存。打印灭菌曲线图。

（4）8：30 开始灭菌。B-D测试合格后，按《压力蒸汽灭菌操作规程》进行消毒灭菌，按照灭菌柜厂家提供的灭菌操作规程。认真做好每批监测记录，并保存打印的灭菌曲线图。

（5）10：40 对各专科手术包及临床科室的待灭菌物品进行灭菌（操作同上），同时对所有的待灭菌物品的条形码进行扫描，以备追踪查询。

（6）11：45 下班。

（7）12：30 对下午工作进行准备，并担任中午发放及回收的工作。

（8）14：00 包器械包，灭菌人员主要负责换药包、口腔护理包及会阴冲洗包等护理包的包装。

（9）15：00 对器械包及所有待灭菌物品进行灭菌，不能进行高温灭菌的应选择低温灭菌。

（10）17：20 关闭灭菌柜的水、电、汽。所有灭菌工作结束后，及时关闭灭菌柜上的蒸汽开关、水开关、压缩空气开关、电源开关，然后关总蒸汽开关，总水开关及总电开关。

（11）17：30 登记当天工作量，下班。

重点工作如下。

（1）每周二对灭菌柜进行保养维护，并进行记录。

（2）每天做 B-D 测试，每锅次做批量监测；每周一做生物监测，并保留记录及打印曲线图。

（3）认真观察灭菌柜运行过程，出现问题及时处理。

（4）设备出现故障及时联系相关部门维修，并在设备记录本上进行记录，大修后的设备应进行确认合格后投入使用。

（5）月底统计工作量，将所有的灭菌参数记录整理装订好上报护士长。

（四）工作标准

保障清洗后的复用器械的摆放、整理包装管理质量，定岗、定责，培训上岗准入机制，提高复用器械管理质量及灭菌质量。工作标准如下。

（1）工作人员着装要求：穿清洁区工作服、戴帽子、穿工作鞋，必要时戴口罩。

（2）岗前由检查包装灭菌区的带教老师进行岗位工作指导、培训，经考试考核合格后方可准入上岗。

（3）严格执行清洗后的复用器械的整理包装流程，核查复用器械的名称、数量、完整性、功能，器械有问题及时处理。

（4）目测检查复用器械清洗质量：器械表面光亮、关节灵活、无血渍、无锈斑，精细器械应在放大镜下检查：锐利器械尖端、剪刀的刃完好，剪刀应测试锋利，保障临床使用功能。

（5）按要求对有轴节的器械进行手工上油处理，保证器械轴节的灵活性，降低蒸汽灭菌对器械造成的损害。

（6）器械包的包装要求：无纺布或棉布类包装材料无破损、干净、整洁，采用双层包装，用条码标签固定并显示条码 6 项信息（包括打包人员、配包人员、灭菌日期、失效期、包外化学指示卡、器械包名称）。

（7）器械包重量≤7kg，敷料包重量≤5kg。对不符合要求的应重新处理。

（8）遵守消毒供应中心的各项规章制度，按照消毒灭菌原则，认真完成消毒供应中心的灭菌工作。

（9）严格按照消毒锅的打印纸所示数据真实记录消毒锅的数据，包括锅号、锅次、消毒次数、压力（kPa）、灭菌［温度上、下限，时间（灭菌所示具体时间）］。

（10）对每个待灭菌物品按要求检查物品的外包装完整、包外条形码标签等。

（11）按要求进行装载，根据灭菌物品选择适当的程序。

（12）定期对设备进行保养，出现故障及时报告并及时修理，杜绝带故障操作。

（五）监测指标及要求

（1）清洗质量监测：每个月随机抽取 3～5 个待灭菌的复用器械包，检查包内的所有物品并进行记录。

（2）灭菌质量监测：每个月随机抽取灭菌后的气管切开包 3 个，送至医院感染与疾病控制科做细菌学监测，并出具相关报告。

（3）每日晨第1锅进行B-D试验。

（4）每周一进行灭菌柜的生物监测。

（5）低温等离子灭菌设备每锅次进行生物监测。

（6）每锅次进行批量监测，每个灭菌物品外均有化学指示标签，进行化学监测。

（7）每天进行封口机密封效果的监测。

（8）每年由相关部门进行灭菌设备及安全附件的监测。

（9）监测中如出现问题及时报告，查找原因并及时解决。

三、无菌物品存放区

灭菌后的物品进入该区域，由工作人员检查合格后分类上架保存，进入发放状态。

（一）人员职责

（1）负责经灭菌后的物品的卸载、存放、发放、记录等工作。

（2）灭菌后器材进入无菌存放区检查批量监测合格后，应按照无菌器材卸载原则处理。经验收合格后应分类、分批、分架存放在无菌器材区内，一次性使用无菌器材应去除外包装后进入该区。

（3）按照无菌器材储存条件进行存放，接触无菌器材前应进行手卫生。

（4）负责进行每日无菌器材基数的清点，满足各类常规器材供应充足、及时，应严格执行发放查对制度，湿包、无标识包、过期包等禁止发放。

（5）保持无菌器材存放区干净、干燥，应无尘土、水迹。存放架、车应整齐清洁，避免无菌器材的污染。

（6）指导、督促、协调下送无菌器械包人员的发放工作，并保证所供应无菌器械包的质量。

（7）无菌器材发放时，应遵循先进先出、近期先出、远期后出的原则；发放一次性无菌器材时应核查包装的完整性及标识是否清晰，禁止将包装破裂、变质、发霉、过期的产品发出。

（8）严格执行交接班管理制度、查对制度，并认真及时、准确的记录交接班时清点各类器械的数量。

（9）应用沟通交流技巧协调好科内、外人员的人际关系，树立良好的服务形象。

（二）管理制度

（1）该区域是用于灭菌合格的尤菌医疗器械包、敷料包及去除外包装后的一次性无菌器材存放、发放的区域，为清洁区。

（2）该区人员相对固定，专人负责。其他无关人员不得入内；工作人员应经清洁区缓冲间换鞋、戴圆帽、着清洁区工作服，并进行手卫生处理后进入该区。

（3）经消毒灭菌后的器械包、敷料包应通过双扉的高压蒸汽灭菌柜在无菌物品存放区的一侧门进入，一次性无菌耗材通过专用传递窗进入，严禁未经过灭菌的器械及发出未使用的无菌包等进入该区。该区使用的周转车辆不得随意出入，所有器械包、敷料包经过专用发放通道进行发放，应保持该区的清洁度。

（4）工作人员在进行灭菌后器械包、敷料包的卸载时首先检查批量监测是否合格，再认真榆查每个无菌包的包装完整性、包的干湿程度、包外指示物色泽情况、包外标识日期是否正确，批量监测等是否合格，确认合格后分类放置在存放架上，并做好标识。

（5）达到存放标准，温度控制在 24℃ 以下，湿度 70％ 以下，棉布包装有效期为 14d；一次性医用皱纹纸、医用无纺布包装的无菌器材有效期为 3 个月；一次性纸塑袋包装及硬质容器的灭菌器械有效期为 6 个月。

（6）无菌器械包、敷料包发放时应遵循先进先出、近期先发、远期后发的原则进行发放，并严格执行消毒供应中心的查对制度。

（7）各类急救器械包和常规器械包应保持 2d 的周转基数，根据临床需求情况随时调整各类包的基数。每天认真清点各类器材，确保满足临床的供应。

（8）认真进行发放记录，发放记录应具有可追溯性。

（9）每日进行卫生清扫，存放区任何地方应无尘土。

（10）其他均按消毒供应中心管理制度要求执行。

（三）工作流程

1. 上午工作

（1）按着装要求上岗，与夜班人员进行交接班。按器械包基数清点复用器械包。按基数清点一次性耗材，检查科室特殊物品发放的情况。

（2）按回收来的总数为下送工作人员进行复用器械包的发放。

（3）处理科室借条并进行登记。

（4）对灭菌后的物品进行检查、分类、上架保存。

（5）发放科室自取的器械包、消毒包。交接发放室工作。

2. 下午工作

（1）发放科室自取的器械包、消毒包。

（2）消毒出锅物品、上架并进行物品的分类放置。

（3）清点复用器械包和一次性物品，统计当天工作量，与夜班工作人员进行交接班。

（四）工作标准

（1）工作人员按要求着装。

（2）各类物品分类放置，合理摆放。

（3）灭菌结束后。认真检查批量监测是否合格，卸载时检查灭菌包外化学指示卡的变色情况，有无湿包、破损、标识不清、标签丢失等情况。合格者可分类上架，不合格品需退回检查包装灭菌区重新处理。

（4）一次性无菌物品需去除外包装后进入该区。

（5）传递窗为互锁式，所有物品通过该通道进行发放，不发放时处于关闭状态。

（6）无菌器械包、敷料包发放时应遵循先进先出、近期先发、远期后发的原则进行发放，并严格执行消毒供应中心的查对制度。

（7）发放记录完善，可追溯。

（8）室内卫生清洁。存放区任何地方应无尘土。

（五）监测指标及要求

（1）每锅次灭菌结束后，检查批量监测的变色情况，与标准变色卡比对，不合格时告知灭菌人员。

（2）检查每个灭菌包的包外化学指示卡变色情况，及包的完整性、密闭性、干湿度。各类物品基数正确。

四、一次性无菌库房

消毒供应中心负责全院一次性无菌医疗耗材的供应。在一次性无菌库房储存，库房管理人员应按需采购，不积压、不浪费，严格验收、摆放合理、符合规范，保证安全的一次性无菌耗材在临床科室使用。

（一）人员职责

（1）负责医疗器械、医用敷料、及一次性使用无菌耗材的申请、验收、入库、发放等工作。

（2）负责每批到货器材的验收，应按要求检查外包装、品名、规格、型号、灭菌方式、灭菌日期、失效日期、灭菌标识等项目。对更换生产企业的产品应验收大、中、小包装的包装材质、包装标识、产品质量等，合格后验收入库。

（3）每批产品按《一次性使用无菌器材管理规范》进行逐项登记。第三方面检验报告合格后，进入发放状态。各类器材分类、分批存放在距地面20cm高的地板架上。距墙面5～10cm，距屋顶50cm。发放时应按先进先出、后进后出、近期先出、远期后出的原则。

（4）负责各类器材周转量的补充。随时观察各类器材的使用量，并做好备货计划，满足临床使用需求。

（5）每天按科室申请耗材的品名、规格、数量打印下送单据。统计后给各下送车发放，与下送车人员当面清点。确定下送耗材的品名、规格、数量的准确性。

（6）每个月按规定的时间进行盘库，对每个品种，每个规格的产品都应进行清点，清点后应与账面核实，与ERP系统内的数量核实，是否做到账物相符，如出现误差应进行追溯，找出原因。

（7）对各科室反映的产品质量问题及时进行调查，将不合格品现象向护士长汇报并及时处理。定期对临床科室发放满意度调查表，以便更好地为临床服务，提高工作质量。

（8）保持室内达到干净、整齐、干燥、不乱堆废弃物。

（二）管理制度

（1）医院所用一次性使用无菌医疗用品必须统一采购，临床科室不得自行购入和试用。一次性使用无菌医疗用品只能一次性使用。

（2）医院感染管理办公室认真履行对一次性使用无菌医疗用品的质量监测、临床应用和回收处理的监督检查职责。

（3）医院采购的一次性无菌医疗用品的三证复印件应在医院感染管理办公室备案，即医疗器械生产许可证、医疗器械产品注册证、医疗器械经营许可证。建立一次性使用无菌医疗用品的采购登记制度。

(4) 在采购一次性使用无菌医疗用品时，必须进行验收，与生产企业和经营企业相一致，查验每箱（包）产品的检验合格证，内外包装应完好无损，包装标识应符合国家标准。

(5) 医院设置一次性使用无菌医疗用品库房，建立出入库登记制度，按失效期的先后存放于阴凉干燥、通风良好的物架上，禁止与其他物品混放，不得将标识不清、包装破损、失效、霉变的产品发放到临床科室使用。

(6) 临床使用一次性无菌医疗用品前应认真检查，若发现包装标识不符合标准，包装有破损、过期和产品有无不洁等不得使用；若使用中发生热原反应、感染或其他异常情况时，应立即停止使用，并按规定详细记录现场情况，必须及时留取样本送检，均应及时报告医院相关部门。

(7) 医院发现不合格产品或质量可疑产品时，应立即停止使用，并及时报告药品监督管理部门，不得自行做退货、换货处理。

(8) 一次性使用无菌医疗用品使用后，按《医疗废物管理条例》规定处置。

(9) 负责医院临床各个病区的一次性无菌低值耗材的发放工作。按照种类齐全、保障供应、合理周转、杜绝积压的原则，在 ERP 系统上做物资请领计划，及时在网上提交到采购中心。

(10) 每批到货检查外包装、灭菌方式、灭菌日期、失效日期等项目，合格后接收并登记到货日期及灭菌批号等信息。

(11) 一次性无菌器材分类、分批存放在距地面 20cm 地板架上。离墙 5cm，距天花板 50cm。

(12) 一次性无菌器材按要求监测合格后进入发放状态，发放时按到货批次先进先出、后进后出的原则，保证无过期、破损、霉变器材。

(13) 每日严格按科室的申请进行下送单的打印，统计科室发放数量，并按统计数量为下送车进行物品发放，要求数量准确、质量合格。

(14) 每个月底进行库存盘点，做到数目准确、账物相符。

(15) 对在临床使用中出现的不合格物品按照不合格物品召回制度实施并做好记录。

(16) 对临床反映的一次性物品的问题及时处理并上报护士长。

（三）工作流程

1. 无菌库房工作流程

1）上午工作

(1) 交接班，按规定着装上岗，整理库房。

(2) 按预留打印下午下送物品的单据，巡视库房物品是否充足，各种物品是否摆放到位，对清洁敷料架上的物品补齐用量。

(3) 打一次性耗材下送单，并按工作点分发、装订单据，统计发放总量。

(4) 按科室预留打第 2d 下送单据，按各工作点统计总数。

2）下午工作

(1) 发放第 2d 下送空针类耗材。

（2）进行厂家来货验收、登记，按请领采购订单数量进行核对。

（3）按打印预留的订单，对下送车进行发放，当面清点，保证品名、规格、数量的准确。

（4）检查库房的门窗，关好水电，交班。

2．下收下送工作程序

（1）按着装要求上岗，按各个工作点的下送人员要求进行一次性耗材物品的下送工作。

（2）下送各个病区单元的预留空针类耗材，专人负责下送手术室请领的一次性物品的耗材。

（3）整理下送车、装配下午各个工作点及病区下送的一次性耗材。

（4）装配第 2d 各个工作点的下送空针类耗材。

3．注意事项

（1）每天上午下送空针及输注类耗材。

（2）每周一、三、五下送敷料及换药包类耗材。

（3）每周二、四下送痰管类及采血管类耗材。

（4）每周二、日下送营养袋。

（四）工作标准

（1）按照种类齐全、保障供应、合理周转、杜绝积压的原则及时在 ERP 系统上做物资请领计划，及时在网上提交到采购中心。

（2）每批到货检查外包装、灭菌方式、灭菌日期、失效日期等项目，合格后接收并登记到货日期及灭菌批号。

（3）一次性无菌器材分类、分批存放在 15～20cm 地板架上，离墙 5cm，距天花板 50cm。

（4）一次性无菌器材按要求监测合格后进入发放状态，发放时按到货批次先进先出、后进后出的原则，保证无过期、破损、霉变器材。

（5）每日严格按科室的申请进行下送单的打印，统计科室发放数量，并按统计数量为下送车进行物品发放。要求数量准确、质量合格。

（6）将科室申请的耗材在规定时间内按质按量送至科室。

（7）每个月底进行库存盘点，做到数目准确、账物相符。

（8）对在临床使用中出现的不合格物品按照不合格物品召回制度实施并做好记录。

（9）对临床反映的一次性物品的问题及时上报护士长。

（五）监测指标及要求

（1）一次性无菌耗材到货时每批次需有相关监测报告方可入库。

（2）未提供监测报告的对每批次随即抽取 3 个样本送至医院感染与疾病控制科进行细菌学监测，合格后方可发放。

（3）医院感染与疾病控制科每季度到消毒供应中心一次性无菌库房进行无菌物品的抽检工作。

五、专科供应部

消毒供应中心除承担所有重复使用医疗器械的清洗、消毒、灭菌及供应管理工作外，还保障临床特殊专科物品的消毒供应需求。为方便快捷的工作，消毒供应中心下设专科供应部（如手术室供应部、口腔科供应部）等，按消毒供应中心的工作流程、工作标准、岗位职责统一制定，工作人员隶属于各专科。设备、设施、实施属地化管理。

（一）业务管理

消毒供应中心负责进行业务监督，定期进行工作质量考评。对质量问题进行持续质量改进。指导各类设备的使用、日常维护、监测、记录等工作。医学工程中心负责仪器设备定期校验。

（二）人员培训

从事消毒供应工作的护理人员，必须经过特殊岗位专业培训，经考核合格后方可上岗，消毒员需经国家特种行业专业培训，并考核合格后持证上岗，对从业人员定期进行专科业务培训和考核。

（三）规范工作区域

各专科供应部按规范进行工作区域的划分，要求建筑布局合理，洁污分开，人流、物流不交叉、不逆流。工作区域按要求着装，落实标准预防原则，做好职业防护。

参考文献

[1] 魏晓莉. 医学护理技术与护理常规 [M]. 长春：吉林科学技术出版社，2019.

[2] 张纯英. 现代临床护理及护理管理 [M]. 长春：吉林科学技术出版社，2019.

[3] 王芳. 实用护理操作指南 [M]. 长春：吉林科学技术出版社，2019.

[4] 庄丽娟. 护理管理学 [M]. 杭州：浙江大学出版社，2018.

[5] 靳红君. 基础护理 [M]. 长春：吉林科学技术出版社，2017.

[6] 迟琨. 新编临床护理学理论与操作实践 [M]. 长春：吉林科学技术出版社，2019.

[7] 王菊萍. 常见病护理技术与操作规范 [M]. 长春：吉林科学技术出版社，2018.

[8] 王英. 临床常见疾病护理技术与应用 [M]. 长春：吉林科学技术出版社，2019.

[9] 张应丽. 实用妇产科疾病诊断与护理 [M]. 长春：吉林科学技术出版社，2019.

[10] 蒙黎. 现代临床护理实践 [M]. 北京：科学技术文献出版社，2018.

[11] 胡昌俊. 临床医学与护理概论 [M]. 昆明：云南科技出版社，2014.

[12] 赵霞. 临床外科护理实践 [M]. 武汉：湖北科学技术出版社，2017.

[13] 席明霞. 内科疾病护理常规 [M]. 北京：科学技术文献出版社，2018.

[14] 伍海燕，贺大菊，金丹. 临床护理技术实践 [M]. 武汉：湖北科学技术出版社，2017.

[15] 马文斌，黄正美. 外科护理实训指导 [M]. 西安：西安交通大学出版社，2018.

[16] 杨荣娟，李晓，巴春贺. 内科学临床诊疗及护理 [M]. 武汉：湖北科学技术出版社，2017.

[17] 郭华丽，平萍，李娜. 内科临床治疗及护理技术 [M]. 武汉：湖北科学技术出版社，2017.

[18] 张丽萍. 临床护理管理学 [M]. 北京：科学技术文献出版社，2018.

[19] 石翠玲. 精编护理操作技术 [M]. 上海：上海交通大学出版社，2017.

[20] 宋美茹. 最新内科护理精要 [M]. 天津：天津科学技术出版社，2018.

[21] 沈燕. 现代临床护理精要 [M]. 北京：科学技术文献出版社，2018.

[22] 孙平. 实用临床护理实践 [M]. 天津：天津科学技术出版社，2018.

[23] 谷业云. 实用护理技术与临床 [M]. 上海：上海交通大学出版社，2018.

[24] 徐姝一. 临床护理新思维 [M]. 北京：科学技术文献出版社，2018.

[25] 蔡华. 现代产科护理精要 [M]. 天津：天津科学技术出版社，2018.